**THOMAS BRUCKNER**
WUNDERSUCHE

# THOMAS BRUCKNER

# WUNDER SUCHE

## VON HEILERN, GEBLENDETEN UND SCHARLATANEN

PICUS VERLAG WIEN

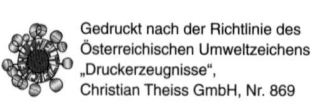

Gedruckt nach der Richtlinie des
Österreichischen Umweltzeichens
„Druckerzeugnisse",
Christian Theiss GmbH, Nr. 869

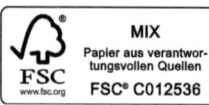

MIX
Papier aus verantwor-
tungsvollen Quellen
FSC® C012536

Grafische Gestaltung: Dorothea Löcker, Wien
Druck und Verarbeitung:
Christian Theiss GmbH, St. Stefan im Lavanttal
ISBN 978-3-7117-2067-2

Informationen über das aktuelle Programm
des Picus Verlags und Veranstaltungen unter
*www.picus.at*

# INHALT

# VORWORT

Die Behauptung, meine Tumordiagnose sei ein Geschenk des Himmels gewesen, wäre eine glatte Lüge. Die Entscheidung allerdings, deswegen alternative Heiler aufzusuchen, erwies sich als goldrichtig. Nie zuvor in meinem Leben konnte ich auch nur annähernd ebenso außergewöhnliche und intensive Erfahrungen machen wie in jenen zwei Jahren, in denen ich mich auf die Suche nach Menschen begab, denen unerklärbare heilende Kräfte nachgesagt werden.

Niemals hätte ich mich ohne Notsituation Phänomenen ausgesetzt, deren Existenz ich im Vorfeld schlicht und einfach als Hirngespinste realitätsferner Träumer abgetan hätte. Niemals hätte ich mich von philippinischen Wunderheilern, an deren Händen noch Blut von vorigen Operationen klebte, operieren lassen, niemals mich für einige Zeit in eine sektenhaft anmutende Gemeinschaft integriert, um Heilung von deren mit Geistern kommunizierendem Führer zu erhoffen, niemals Voodoo-Priester und Voodoo-Könige in Afrika aufgesucht und in Erwägung gezogen, für meine Gesundung Hühner, Hunde und Katzen zu opfern, niemals einen brasilianischen Geistheiler, nachdem er mir mittels lediglich angedeuteten Wischers über meine Stirn über Tage hinweg eine völlig neue Sinneswahrnehmung schenkte, ein weiteres Mal aufgesucht, niemals den Weg zu Aura- und Hellsichtigen, Pendlern, Kartenlegern und sonstigen Menschen, denen außergewöhnliche, unerklärliche Fähigkeiten nachgesagt wurden, gefunden. Niemals hätte ich den Willen, die Ausdauer und auch Courage besessen, mich auf diese befremdliche Welt ohne klare Konturen einzulassen.

Auf vier Kontinente führte mich meine Suche nach Heilung. Zig Menschen, denen allesamt außergewöhnliche heilende Fähigkeiten nachgesagt werden, begegnete ich dabei, und aufgrund meiner gesundheitlichen Ausnahmesituation ließ ich mich tiefer auf sie ein, als mir das als Gesunder je möglich gewesen wäre. Mit Respekt, Offenheit und der mir maximal möglichen Unvoreingenommenheit ließ ich die jeweiligen Heilungsmaßnahmen und Behandlungsmethoden über mich ergehen, doch neben Patient blieb ich immer auch nüchterner Beobachter, nie wollte ich meine Sinne durch blinden Glauben trüben lassen, nie den leichtgläubigen Chronisten mimen. Oft war daraufhin Mystisches schon nach kurzer Zeit entzaubert. Oft, aber nicht immer. Denn so manches blieb verwunderlich und mit rationalen Zugängen nur bedingt erklärbar. Einiges blieb, ich muss es eingestehen, unbegreiflich. Somit ist ein Buch entstanden, das mehr als bloß Produkt eines Aufdeckerjournalisten ist und mehr auch als die Niederschrift eines unkritischen, auf Gesundheit hoffenden Realitätsverweigerers. Vielmehr handelt es sich um Aufzeichnungen eines Menschen, der sich aus einer Notsituation heraus mit Herz und Hirn gleichermaßen an die Grenzen des Erklärbaren heranwagte, um neue Erkenntnisse und Gesundheit zu erlangen. Ob und wieweit dies gelungen ist, davon erzählt dieses Buch.

# JOÃO DE DEUS

*Abadiânia, Brasilien*

Um mein Vorhaben, alternative Heiler aufzusuchen anstatt mich operieren zu lassen, nachvollziehen zu können, muss ich auf ein Erlebnis zurückgreifen, das Jahre zurückliegt, in eine Zeit, als die Sonne für mich noch vom leuchtend blauen Himmel strahlte und sämtliche Herausforderungen meines Lebens flauschigen weißen Wattewolken glichen und nicht dunklen, bedrohlichen Gewitterwolken, wie nach dieser Tumordiagnose. Damals bat mich ein Freund, der an einer unheilbaren Krankheit litt, ihn zum mächtigsten Heiler der Welt, zu João Teixeira de Faria nach Brasilien, zu begleiten. Zwar hatte ich zu dieser Zeit noch keinerlei Erfahrung mit Themen wie diesen, aber ich war interessiert, und nachdem ich mich ein wenig mit João und seinem Wirken auseinandergesetzt hatte, konnte ich kaum glauben, dass jemand, der noch alle Tassen im Schrank hat, diese Theorien ernst nehmen könnte. Aber trotzdem oder vielleicht gerade deshalb spielte ich auch gleich mit dem Gedanken, ein Buch über diesen außergewöhnlichen Menschen zu schreiben, ein kritisches Buch, eines mit Besinnung auf den Hausverstand. Denn so etwas fand ich nirgends.

João Teixeira de Faria wird von seinen Anhängern João de Deus genannt, ins Englische übersetzt heißt das nicht weniger als John of God, Johann von Gott also. Der Mann aus Brasilien gehört zweifellos zu den großen Mysterien der Menschheit. So behandelt er nicht etwa drei, sieben oder dreißig Personen an einem einzigen Tag, sondern bis zu tausend Menschen. Tausend Menschen. Pro Patient nimmt er sich dabei oft nur

Bruchteile einer Sekunde Zeit. Er begibt sich dabei in eine Art Trancezustand und überlässt sowohl seinen Körper als auch sein Bewusstsein Geistern von bereits Verstorbenen. Sein Erscheinungsbild verändert sich durch die Besitznahme der fremden Geister oft dramatisch. Mal tritt er rau und bestimmt auf, dann wieder dominieren gutmütige Gesichtszüge sein Antlitz, voller Fürsorglichkeit, manchmal ist er auch dermaßen gebrechlich, dass er gestützt werden muss. Er wirkt dann, als ob er selbst Hilfe bräuchte und nicht wie ein Mensch, der anderen Menschen helfen könnte.

Aber das sind bloß nichtssagende Äußerlichkeiten, denn unabhängig von seinem Erscheinungsbild stecken seltsame Kräfte in seinem Körper, sobald die Geistwesen Besitz von ihm ergriffen haben. Insider erkennen allein an Joãos Wesensveränderung, welcher verstorbene Geist gerade in ihm wohnt. König Salomon oder Dr. Augusto de Almeida, um nur zwei zu nennen. Insgesamt wirken über dreißig verschiedene Wesenheiten durch John of God, allesamt waren sie außergewöhnliche Menschen in ihrer letzten Inkarnation in der physischen Welt. Dr. Oswaldo Cruz zum Beispiel war zu Lebzeiten für die Ausrottung des Gelbfiebers in Brasilien verantwortlich und wirkte an einer Vielzahl von wissenschaftlichen medizinischen Experimenten mit. Angeblich war er ein Mensch mit hoher Selbstdisziplin. Wenn er heute mit João verbunden ist, kommt es nicht selten vor, dass er undisziplinierte Besucher mit Strenge maßregelt.

Nun könnte man all das als Hirngespinste eines Sonderlings abtun, und jeder vernünftige Mensch wird das wahrscheinlich auch reflexartig tun. Denn den Verdacht, dass da bei John of God etwas Pathologisches mit im Spiel sein könnte, kann man niemandem verdenken, und selbst Menschen mit lediglich laienhaftem medizinischem Wissen kommt wohl nur allzu leicht das Krankheitsbild multiple Persönlichkeitsstörung in den Sinn. Menschen dieses Schlages haben abwechselnde Vorstellungen von sich selbst. Sie ändern ihre Identitäten, sind einmal Lehrer, dann wieder Mechaniker, Polizist oder Hure. Und je nachdem benehmen, fühlen oder denken sie auch, je nach angenommener Identität, teils völlig unterschiedlich. Im Filmklassiker »Das geheime Fenster« mimt Johnny Depp eine derartige Person. Depp killt darin sein gesamtes nahes Umfeld, ist sich dessen aber nicht bewusst, sondern fürchtet sich selbst vor dem mysteriösen Mörder. Er weiß bis zuletzt nicht, dass er selbst der Mörder ist. Und tatsächlich können sich auch im echten Leben Menschen mit multipler Persönlichkeitsstörung oft nur schemenhaft oder eben gar nicht an das Handeln der jeweils anderen, ihnen innewohnenden Persönlichkeiten erinnern.

Allesamt Symptome, die durchwegs auch Joao de Deus nachgesagt werden. Auch er jongliert mit verschiedenen Wesen herum, die angeblich seinen Körper besetzen. Auch er kann sich, nachdem er wieder er selbst ist, an nichts erinnern, befindet sich in einer Art Schlummerschlaf und weiß nicht, was er in dieser Zeit getan hat. Handelt es sich also auch bei João bloß um einen Menschen mit massiven psychischen Auffälligkeiten?

Verlockend wäre dieser Ansatz. Weil diese Erklärung nicht nur die naheliegendste und logischste sondern zweifelsohne auch die angenehmste Antwort wäre. Wunderbar ließe sie sich in unser Denken integrieren, ließe sich einfügen in unser herkömmliches Weltbild wie ein Puzzleteil, das dem finalen Bild letztlich mehr Ordnung schenkt. Aber John of Gods Wirken wirkt wie ein Puzzleteil, das nirgendwo hineinpasst, es sprengt herkömmliche Vorstellungen über unsere Welt.

Nicht wegen der Tausenden Menschen, die mittlerweile seit Jahrzehnten wöchentlich zu ihm pilgern und um Hilfe bitten, nicht wegen der mittlerweile Millionen Patienten, von denen er vielen helfen konnte. Und auch nicht wegen der angeblichen sekundenschnellen, meditativen Heilungen. All das ist verwunderlich, aber keineswegs als ernsthafter Angriff auf die Parameter unseres weltlichen Selbstverständnisses zu werten. Massen können sich täuschen, Menschen können sich schier Unglaubliches einreden, und selbst die außergewöhnlichste Heilung versetzt heutzutage keinen Arzt mehr ins Staunen, auch weil die Wirkkraft des Placeboeffekts und der menschlichen Selbstheilungskräfte längst erwiesen ist und in Zweifelsfällen immerzu als mögliche Erklärung bereitsteht. Nein, all das ist es nicht. Es sind jene sichtbaren Operationen, die John of God dreimal in der Woche, in Brasilien in dem kleinen Örtchen Abadiânia, vor Hunderten Zeugen durchführt, die wirken wie nicht von dieser Welt.

Mit einem Skalpell schneidet er bei diesen Operationen tief ins Fleisch der Patienten und reißt mittels sonderbaren Haken gallertartige Geschwülste aus den Wunden, er schabt mittels Küchenmesser am Auge des Hilfesuchenden herum, oder, und das repräsentiert die vielleicht sonderbarste Darbietung, er rammt die Klingen einer Schere so weit in die Nasenlöcher der Patienten, bis nur noch die Griffe sichtbar sind, und dreht die Schere danach wie einen Kreisel mehrmals um sich selbst, bevor er sie wieder aus den Nasenlöchern des Betroffenen zieht. Blut tropft dann zumeist aus den Nasen der Behandelten, die seltsam verstört wirken. Aber angeblich sind all diese Behandlungen absolut schmerzfrei, obwohl João de Deus ohne Narkose arbeitet. João de Deus wirkt während dieser Tätigkeiten eigenartig abwesend, Mimik und Gestik erscheinen auf das Wesentliche reduziert, sein Gesichtsausdruck gleicht jenem eines Sedierten, eines Menschen, dessen bewusste Wahrnehmung so stark gedämpft ist, dass er fremdgesteuert scheint.

Aber es wird noch mysteriöser. Während João operiert, kommt es vor, dass sein Blick nicht seinen Händen folgt, sondern auf andere Menschen oder Dinge gerichtet ist. João schabt dann zum Beispiel mit dem Skalpell die Pupille eines Patienten ab und blickt währenddessen die ganze Zeit zu seinem Assistenten, um ihm bereits detaillierte Anweisungen für den nächsten Patienten zu geben. Und hin und wieder operiert er mit verbundenen Augen, als Beweis quasi, dass nicht er operiert, sondern fremde Wesenheiten durch ihn wirken.

Man kann sich all das ansehen. Auf YouTube gibt es eine Vielzahl von Videos davon. »Videos?«, ruft der Kritiker, »auf Videos kann man alles türken.« Stimmt. Wer so denkt, ist mir Bruder im Geiste. Auch ich habe so gedacht. Das war vor sieben Jahren. Mit der Klarheit eines Bodenständigen, dessen Glaube lediglich in weltlichen und beweisbaren Errungenschaften wurzelte, flog ich nach Brasilien, um Antworten zu finden. Anfangs spiegelte das Erlebte meine Vorstellungen wider. Ein Haufen esoterisch angehauchter Menschen, deren Streben Erleuchtung und nicht Wissen galt und Unerklärliches höherhielt als sämtliche beweisbare Realitäten. Die ersten Tage in dem brasilianischen Dörfchen Abadiânia verstrichen zäh wie dickflüssige Lava kurz vor der Erstarrung. Täglich stellte ich mich in die Hunderte Menschen zählende Schlange, die sich durch sakrale Gebäude schlängelte, um mich nach Stunden des Wartens ein Sekündchen vor John of God zu wissen. Der saß mit eigenartiger Körperhaltung und wirrem Blick in einem hölzernen Stuhl und winkte mich jedes Mal durch, ohne sichtbar von mir Notiz zu nehmen. Sechsmal trottete ich an ihm vorbei, und es hätte wahrscheinlich keinen Unterschied gemacht, wenn anstelle von John of God mein Nachbar, mein Hund oder ein bunt bemalter Hydrant mir gegenüber gestanden wäre. Nichts Außergewöhnliches war zu spüren. Keine besondere Schwingung, keine besondere innere Rührung und auch keine spirituelle Erleuchtung, kein mattes Fünkchen davon. Ich spürte nichts. Gar nichts. Ich erinnere mich, dass ich nach einer solchen endlosen Prozession an meinen Freund die Worte verlor, dass die Massen, die hier auf Hilfe hoffen, die sichtbare Bankrotterkärung jeglicher menschlichen Intelligenz symbolisierten.

Ich war verärgert über so viel blinden Glauben. Und die Anschauungen so mancher Besucher trieben mir Zornesfalten auf die Stirn. Beispiel gefällig? Anna aus Wien, eine etwa sechzigjährige Frau, gepflegtes Äußeres, modisch funkelnde Markenhandtasche auf ihrem Schoß. Was macht sie hier? Braucht sie Hilfe? Nein, wo denke ich hin. Anna war hier, um Energie zu tanken. Sie ist selbst Heilerin und spirituell wie auch menschlich längst am Ziel, längst erleuchtet und somit angekommen im Nirwana, im ewigen Paradies. Wie sie meinte, hat sie sich aus freien Stücken und nur aus Menschenliebe zu einer weiteren Inkarnation auf Mutter Erde entschieden. Die Gute opferte sich quasi bloß für die dumpfe Allgemeinheit, für uns Minderentwickelte. Und weil sie das tat, brauchte sie sich nicht mehr an allgemeingültige Regeln und Moralvorstellungen zu halten. Bei Warteschlangen stellte sie sich nicht hinten an, sondern ordnete sich an einem für sie passenden Platz ein, das Essen in der Selbstbedienung ließ sie sich von »Freunden« bringen, und sie konnte ihren Mund nicht halten, gefragt oder nicht versorgte sie jeden mit Ratschlägen. Und wo war der Aufschrei? Nirgends. Niemand stieß sich an ihr. Man ließ sie gewähren, und so manche Hilfsbedürftige folgten ihr wie willenlose Schafe.

»Wo Licht ist, gibt es Schatten«, begründete mein Reisebegleiter seine Toleranz und demonstrierte Wertfreiheit in Reinkultur, die mir in diesen Tagen allerdings irgendwie aufgesetzt erschien, weil das Bestreben, ein guter, wertfreier Mensch zu sein, in Abadiânia förmlich durch die Luft schwirrte und gleichgesetzt wurde mit »auf dem richtigen Weg sein«, auf dem Weg nämlich zur Heilung. Und natürlich war Heilung das, was die meisten Menschen hier erhofften, manche auch ganz offensichtlich dringendst benötigten. Die meisten hier waren krank. Und auch wenn die Augen der meisten seltsam hoffnungsvoll strahlten, stand manchen das Leid bereits ins Gesicht geschrieben oder hatte sich in ihre Körperhaltung gefressen.

Aber ich war damals noch ein durch und durch gesunder Mann mit Hang zum Desperado, und nach sechs belanglosen Begegnungen mit John of God beschloss ich, den größten Heiler auf unserer Erde auf den Boden der Tatsachen zurückzuholen. Es war Montag, der 13. Oktober 2010, dreizehn Uhr dreißig, als ich mich das siebente Mal in die Menschenschlange einreihte und einen Zettel in Händen hielt, auf dem folgende Worte standen: »Ich glaube, Sie sind ein Scharlatan, und bitte um einen Beweis für Ihre überirdischen Kräfte.« Ich war nervös, diese Zeilen waren nicht weniger als ein direkter Angriff auf seine Integrität. Eine Kriegserklärung an alles, wofür er stand. Was, wenn er wirklich mit der Geisterwelt in Verbindung stand und mich bestrafte für meine Unverschämtheit, mich verwünschte oder besetzte?

Fragen, die ich mir im Vorfeld natürlich stellte, letztlich aber verwarf, denn jeder, der ehrlich ausschließt, dass ein Mensch mit verstorbenen Seelen kommunizieren kann, oder dass Geister durch geliehene Körper Wunder wirken können, der konnte so ein Vorgehen nur gutheißen und jegliches Zögern vor diesem Schritt wäre Indiz für Nichtüberwindung abergläubischen Gedankenguts. Ich war kein Hasenfuß. Nur noch drei Menschen vor mir. In wenigen Sekunden würde João mit ihnen fertig sein. Dann stand ich vor ihm. Ein Mann Mitte sechzig. Schwarzes Haar. Wuchtiger Körper. In seinem Stuhl lag er mehr, als er saß. Seine Augen waren halb geschlossen und derart verdreht, dass nur noch das Weiße sichtbar war. Den Kopf hielt er schief, seine wenigen Bewegungen wirkten unkoordiniert und fremdgesteuert. Ich legte meine rechte Hand in seine. Die Helferin las meine zuvor ins Portugiesische übersetzte Frage vor. »Ich glaube, Sie sind ein Scharlatan, und bitte um einen Beweis für Ihre überirdischen Kräfte.« Die Sekunden verstrichen in Zeitlupe, und ich registrierte, dass ich ein entschuldigendes Gesicht aufsetzte. John of God blieb regungslos. Er kritzelte etwas auf einen Zettel und übergab diesen der Helferin. Sie sagte mir, dass ich in der ersten Reihe, praktisch direkt vor John of God, Platz nehmen, meine Augen schließen und meditieren solle. Anschließend würde ich bei einer sichtbaren Operation assistieren, hieß es noch. Und da saß ich nun, erste Reihe fußfrei, und versuchte zu meditieren. Aber es gelang nicht. Also öffnete ich, entgegen der Anweisung, meine Augen und beobachtete das Treiben um mich. Wahrlich Sonderbares spielte sich da ab.

Außer mir schienen nahezu alle in andere Sphären abgedriftet zu sein. Gleich neben João wirbelte eine junge Brasilianerin ihre Arme wild in der Luft herum, fiel unvermittelt völlig in sich zusammen, um neuerlich ihre Arme in Richtung Himmel zu schleudern. Die ganze Zeit ging das so. Aufbäumen und in sich Zusammenfallen, wieder und wieder. Dazu seufzte und grunzte und stöhnte sie rhythmisch. Ein anderes Mädchen warf seinen Kopf von einer zur anderen Seite, immer im Halbkreis, unentwegt. Die meisten aber schlummerten dahin, schienen in einer Art Zwischenwelt.

Wie ich später erfahren sollte, handelte es sich bei vielen dieser Menschen auch um Medien, die allesamt das Wirken von John of God unterstützten, indem sie für einen hohen Energielevel in der Casa de Dom Inácio, wie die Kirche genannt wird, sorgten. Rund um João saßen deshalb Menschen mit besonders starken medialen Kräften. Meine Blicke klebten an ihnen. Die zwei Aufforderungen der Helfer, meine Augen geschlossen zu halten, um den Energiekreislauf nicht zu unterbrechen, schoss ich einfach in den Wind. Verstohlen beobachtete ich das Treiben. Und dann kam, was kommen musste.

John of God erhob sich von seinem Stuhl und wankte, sichtlich in Trance, auf mich zu. Ich drückte mich fest in die Kirchenbank, schloss noch schnell, wie ursprünglich verlangt, meine Augen, und als ich schon glaubte, noch einmal ungeschoren davongekommen zu sein und durch meine halb geöffneten Lider blinzelte, sah ich seine flache Hand auf meinen Kopf zukommen. Ein leichter Wischer über meine Stirn, bloß so im Vorbeigehen. »Und was soll das?«, wollte ich noch fragen. Ging aber nicht. Ging gar nicht. Mein Oberkörper klappte energielos zusammen, bis er flach auf den Oberschenkeln zu liegen kam, meine Arme baumelten reglos von meinen Schultern, mein Kopf hing über meinen Knien. Ich versuchte, mich wieder aufzurichten, aber ich schaffte es nicht.

Panik. Was war passiert? Mein Herz schlug bis zum Hals, auf meiner Stirn stand kalter Schweiß. Ich atmete schwer, fürchtete zu kollabieren, Angst in mir, Angst, Angst, Angst. Ich glaubte, verrückt zu werden. Litaneiähnliches Gemurmel setzte ein, wurde lauter und lauter, füllte bald den ganzen Saal. Hunderte Menschen beteten in portugiesischer Sprache. Für mich? Ich verstand kein Wort. Eigentlich verstand ich überhaupt nichts mehr. Wollte bloß schreien vor Angst, aber auch das gelang nicht. Also versuchte ich ruhig zu atmen und meine Gedanken zu ordnen. Ruhig Thomas, ruhig.

Ich konnte zählen. Ich konnte rechnen. Ich wusste, wo ich war. Ich wusste, wer ich war. Fakten memorieren, ja, das ging. Aber ich hatte keine Macht über meinen Körper mehr, kauerte auf meinen Knien in Demutshaltung. Keine Ahnung wie lange schon. Längst haderte ich mit meiner Frage und meinem Ungehorsam. Da verstummte das Beten. Ich hörte, wie die ersten Menschen den Saal verließen. Der Raum schien sich zu leeren. Niemand kümmerte sich um mich. Irgendwann spürte ich wieder Kraft in meinen Körper fließen. Langsam konnte ich den Kopf wieder heben, dann den Oberkörper aufrichten, aufrecht sitzen. Auf schwachen Beinen stakste ich hinaus aus dem Saal. Ich brauchte Frischluft, wollte weg von hier, wieder einen klaren Kopf bekommen. Eine Helferin kam auf mich zu und sagte mir, dass ich am nächsten Tag bei einer sichtbaren Operation helfen sollte. Meine Begeisterung hielt sich in Grenzen.

Draußen empfing mich mein Freund. »Was war los da drinnen?«, fragte er. Und während wir im Garten auf einer Parkbank saßen, und ich zu erklären versuchte, was passiert war, hielt ich jäh inne. Da war es wieder. Da kroch schon wieder etwas in mich, etwas, das stärker war als mein eigener Wille. Mein Freund blickte mich entgeistert an, woraufhin ich mich vor ihn hinkniete und mich mit gefalteten Händen für seine Freundschaft bedankte. Peinlich berührt schaute er um sich, versuchte seine Irritation über mein Verhalten mit der Handvoll rundumstehender Beobachter zu teilen. Suchte Verbündete für sein Fremdschämen. Ich wäre ja selbst am liebsten im Boden versunken vor Scham, aber ich konnte nicht anders, ich hatte kein Kommando über mich. Mein Wille war wie gelähmt, beobachtete lediglich, was mit mir geschah, ohne Möglichkeit der Beeinflussung. Wie eine Kobra, die ihren Körper ferngesteuert Richtung Himmel schlängelt, sobald der Schlangenbeschwörer den ersten Ton anstimmt. In den nächsten Stunden kam und ging die fremde Kraft völlig willkürlich. Mal war mein Wille Herrscher über mich, dann wieder gab eine fremde Macht die

Richtung vor. Mal war ich Subjekt, mal Objekt, mal Schlangenbeschwörer, dann wieder willensschwache, folgsame Schlange. Etwas bestimmte über mich, keine Ahnung wer oder was.

Aber es wurde noch schlimmer. Ich sah keine Menschen mehr, sondern nur noch schemenhaft deren Gestalten. Energien um mich, bloß noch Energien. Wie die aussahen? Keine Ahnung. Denn ich sah nicht mit meinen Augen, sondern mit meinem Körper. Oder meiner Seele? Da war kein Unterschied mehr zwischen sehen und spüren, die Grenze war aufgehoben, das eine war wie das andere. Sehen hieß spüren und spüren wiederum sehen. Alles war ganzheitlich, irgendwie. Nur noch Energiefelder um mich, gute und schlechte, und hin und wieder auch bedrohliche. Und während ich all das wahrnahm, beobachtete ich mich trotz alledem auch noch selbst. Staunend, aber vor allem ungläubig und mit einer gehörigen Portion Sorge.

Denn meine Wahrnehmungen wurden immer wilder und sprengten längst nicht mehr nur meine bisherigen Erfahrungswelten, sondern auch meine mutigsten Fantastereien. Alles schien mit allem verbunden. Die Vögel mit den Pflanzen und den Menschen und dem Wind, der durch die Blätter strich und die Wolken durch die Lüfte trug. Zwischen allem lag eine gewisse Spannung, die für diesen Zusammenhalt sorgte (wie unter einer Tauchglocke). Und auch ich war Teil des Ganzen, ein kleines Rädchen im komplexen System. Auch ich war mit allem verbunden, konnte alles um mich beeinflussen, bloß mittels Gedanken. Und da glaubte ich erstmals, die geistige Welt ansatzweise zu begreifen. Warum in ihr vieles so unkonkret erscheint, so schwammig und erratisch. Willkürlich fast, auf den ersten Blick. Das scheint an den Verbindungen zu liegen, die sind nicht starr wie ein unnachgiebiges Stahlseil, sondern eher weich, wie ein zartes, elastisches Gummibändchen, das mit allem verknüpft ist und so seine Umwelt sanft und kaum spürbar beeinflusst. Und so führte ich mein Umfeld wie ein Regisseur seine Schauspieler. Der Vogel, der unter dem Strauch saß, sollte aufs Dach hinauf, die Katze wieder aus meinem Blickfeld verschwinden, und der Mann, der mich schon seit Tagen nervte und gerade auf mich zukam, an mir vorbeiziehen ohne Worte. Und die Welt fügte sich meinen Vorstellungen wie von Geisterhand. Nicht direkt und eindeutig. Der Vogel hüpfte noch hierhin und dahin, pickte noch auf dem Boden herum, folgte nicht stur meinen Gedanken, dann aber entfaltete er seine Schwingen und landete genau da, wo ich ihn haben wollte, und so war es auch mit der Katze, die noch geraume Zeit unter einer Bank herumlungerte, sich dann aber streckte und gemütlich durch den Garten stolzierte und hinter einem Strauch aus meinem Blickfeld verschwand. Und der Mann? Der wurde von einem Bekannten abgefangen, übersah mich glatt, während er zweimal an mir vorbeiging. Und so prophezeite ich meinem Freund die unmittelbare Zukunft um uns, um dazwischen auch immer wieder einmal vor ihm niederzuknien aus Dankbarkeit für seine Freundschaft. Das meiste traf ein, wenn auch über Umwege. Denn auch in der geistigen Welt gibt es offensichtlich Grenzen, ist nicht alles möglich, gibt es Abhängigkeiten und undurchschaubare Entwicklungen, zumindest hatte ich damals diesen Eindruck.

Insgesamt fühlte ich mich in dieser Zeit tief verbunden mit jenem Menschen, den ich zuvor so vehement angezweifelt hatte. John of God war mir plötzlich eine Art Seelenbruder. Ich glaube tatsächlich, dass ich in dieser Zeit die Welt ähnlich erlebte wie er und spürte, welch enormen Belastungen und Strapazen die Besetzungen für den ganz normalen Menschen João Teixeira, für seinen Geist und Körper bedeuten mussten. Ich verstand seine seltsame Mimik und seine eigenartigen Bewegungen während der Behandlungen. Alles ergab Sinn, alles war verständlich, ergab ein rundes Bild, konnte gar nicht anders sein. Mir war, als hätte sich vor meinen Augen ein Schleier gehoben.

Aber längst wollte ich die Gardinen wieder zuziehen, den Film abschalten, den roten Notfallknopf drücken, der alles abrupt beenden würde. Denn die Nacht war ein einziges Desaster. Ich träumte, fantasierte, lief im Halbschlaf durch den Raum. Etwas zwang mich auf die Knie, wieder und wieder. Ich musste beten, beten, beten. »Vater unser, dein Reich komme, dein Wille geschehe …« Das half ein wenig. Am Morgen fühlte ich mich wie ein Wrack. Kraftlos, verzweifelt und nicht mehr ganz bei Sinnen. Es war nicht auszuhalten. Also lief ich wieder in die Casa, wartete endlos, trat wieder vor João und bat um Wiederherstellung meines ganz normalen Geisteszustands. Seinen Anweisungen folgte ich dieses Mal penibel. Wieder sollte ich auf dem gleichen Sitz wie tags zuvor Platz nehmen. Wieder sollte ich meditieren, beten, in mich gehen und meine Augen geschlossen halten. Und dieses Mal versuchte ich all das so intensiv wie mir nur möglich, ich flehte sogar um meinen alten Gemütszustand, und dann, nach rund zwei Stunden, entwich eine Art weißer Lichtstrahl meinem Kopf, und ich war wieder der Alte. Tränen rannen mir über die Wangen vor Erleichterung und aus Dankbarkeit für die Wiederauferstehung meines eigenen Willens und vielleicht auch aus Überforderung, natürlich konnte ich all das Erlebte nicht einordnen.

Doch die Lektion war damit noch nicht vorüber. Das tags zuvor von João de Deus angekündigte Assistieren bei einer Operation war noch ausständig. Mit einem Glas in der Hand stand ich neben John of God auf einer kleinen Bühne. Um uns Hunderte Menschen, viele mit Videokameras und Fotoapparaten. Vor uns drei Menschen, die sichtbar operiert werden sollten. João strich mit der flachen Hand über das Gesicht einer Person, die sackte sofort zusammen, zwei Helfer stützten den nun kraftlosen Körper. Mit dem Skalpell setzte João einen etwa drei Zentimeter langen Schnitt, quer über die Brust der Frau, danach riss er eine Art weißes Knorpelgewächs aus der kaum blutenden offenen Wunde. Dann nähte er die Wunde mit einer einzigen Schlinge wieder zusammen. Abschließend strich er noch mit der Hand über diese Stelle. Die Blutgerinnung stoppte sofort, der Schnitt schien fast verheilt, lediglich eine leichte Rötung war noch sichtbar. Zwei weitere Personen wurden noch direkt vor mir operiert. Ein Mann wurde am Rücken aufgeschnitten, einer Frau die Schere in die Nase gerammt. Im Wesentlichen sah ich, was ich zuvor schon auf zahlreichen YouTube-Videos gesehen hatte, nur eben live und aus nächster Nähe. Ich konnte den Angstschweiß riechen, die Anspannung spüren und selbst das angestrengte Schnaufen von João während der Operationen entging mir nicht. Wie nicht anders zu erwarten, konnte ich keinerlei Handlungen erkennen, die eine Erklärung geliefert hätten. Aber etwas verwunderte mich doch. Bei der zweiten Operation war mir ständig das Sichtfeld verstellt. Das irritierte mich. Denn wenn ich schon extra zwecks Beweisführung von den Geistern auf die Bühne geführt wurde, um einer sichtbaren Operation beiwohnen zu dürfen, warum sorgten sie nicht auch für ein freies Sichtfeld? Das wäre doch bloß logisch. Doch noch bevor ich die Frage in meinem Kopf richtig fassen konnte, stand auch schon die Antwort parat. Die Erfahrungen der letzten Nacht brachten mir die Erkenntnis: Wer in der geistigen Welt nachvollziehbare Logik erwartet, überschätzt den begrenzten menschlichen Geist gewaltig. Aber nichtsdestotrotz freute ich mich über meine Zweifel, bewiesen sie mir doch, dass ich tatsächlich wieder ein Stück weit der Alte war.

Trotzdem musste ich mir eingestehen, dass nach all den seltsamen Vorfällen in Brasilien mein agnostisches Gedankengerüst für einige Zeit gehörig ins Wanken geriet. Wieder in Wien sprach ich deshalb mit ausgewählten Personen über meine Eindrücke in Brasilien. Psychologen, Geistliche, Ärzte und Hypnotiseure. Die Erklärungen waren jedoch allesamt unbefriedigend, spiegelten zumeist lediglich das jeweilige Weltbild meines Gegenübers wider. Niemand schaffte es, über den eigenen Tellerrand hinauszublicken. Auch ich nicht. Meine psychischen Abwehrmechanismen erfüllten fast unmerklich ihre Funktion. Verdrängung, Verleugnung und Intellektualisierung retteten mein herkömmliches Weltbild und halfen mir über die schwierige Anfangszeit hinweg. Und den Rest erledigte die Zeit. Jahr für Jahr wurde die Erinnerung an die seltsamen Geschehnisse in Abadiânia ein wenig blasser, und letztlich blieb neben einer außergewöhnlichen Story, die mich innerlich kaum noch aufwühlte, lediglich eine einzige ernstzunehmende Erkenntnis übrig: Beweise führen nicht (zwangsläufig) zum Glauben. Zugegeben eine banale Erkenntnis in Anbetracht des Ausmaßes meiner Erlebnisse.

Aber eine, die mich über Jahre hinweg gut und ohne gravierende Veränderungen meines Lebensplans leben ließ, trotz dieser nicht einordenbaren Erfahrung. Nach diesem kurzen Ausreißer in eine Welt ohne klare Konturen verlagerte ich mein Interesse wieder auf die weltliche Ebene, dahin, wo Ordnung herrscht, eins und eins immer zwei ergibt und der Verstand die Zügel in Händen hält. Die Idee, ein kritisches Buch über den Wunderheiler John of God zu verfassen, war natürlich längst vom Tisch. Weder hatte ich das Verlangen, jemals wieder zu João zu fliegen, noch einen inneren Drang, die Grundfesten meines Denkens neuerlich einer bedrohlichen Erschütterung auszusetzen. Der Glaube fordert die »Kreuzigung des Verstandes«, bringt es der dänische Philosoph Søren Kierkegaard auf den Punkt. Warum hätte ich das tun sollen? Ich war gesund, ich war glücklich, mir war nicht langweilig und auch eine echte Lebenskrise war nicht auf meinem Radar. Ich hatte mein Leben im Griff, es gab keinen Grund für einen Schritt ins Ungewisse.

# WHATEVER HAPPENS, HAPPENS FOR A GOOD REASON

*Die Diagnose*

»Herr Bruckner, Sie haben einen tischtennisballgroßen Tumor im Kopf, und bei Ihrem Blutbild deutet einiges auf Leukämie hin«, eröffnete mir der Arzt wenige Minuten nach der Erstuntersuchung. Mit Erstaunen stellte ich fest, dass ich völlig ruhig blieb. Fast so, als ginge es nicht um mich, sondern um jemand anderen, einen Fremden, mit dem mich nichts verbindet. Das Gebläse des Computers surrte, im Hintergrund flüsterte eine Schwester mit einer Kollegin, es roch nach Desinfektionsmittel, meine Freundin blickte ins Leere. All das registrierte ich beiläufig, denn mein Hauptinteresse galt meinem Gegenüber, dem Arzt. Seine Augen klebten auf mir, und der zweite Satz, den er an mich richtete, erschien mir als einigermaßen verwunderlich. »Sie haben Glück, dass ich einen Blick auf Ihr Blutbild geworfen habe, ich bin Experte, manchmal passieren mir solche Glückstreffer«, sagte er. Zweimal das Wörtchen Glück beim Verkünden einer Krebsdiagnose, das hielt ich doch für eine recht sonderbare Wortwahl.

Noch in der gleichen Nacht wurde ich stationär aufgenommen. Ich teilte mein Zimmer mit drei übergewichtigen, von Krebsleiden gezeichneten Männern. Ich lag auf der Ersten Medizinischen Abteilung, der Onkologie. Mein Status: Krebspatient, Leukämie und Kopftumor. Schmerzmittel tropften in meine Venen, und meine gesamte Situation erschien mir unrealistisch oder irreal. Eine Woche vorher war ich noch voll im Leben gestanden. Ich hatte aus einem illegalen Flüchtlingslager an der griechisch-mazedonischen Grenze berichtet, das zwangsgeräumt worden war. Es war abenteuerlich gewesen, und ich hatte Sinn in meiner Tätigkeit gesehen. Ich hatte mich wohl gefühlt. Und jetzt? Krebs? Tumor in meinem Kopf und Leukämie? Die Realität war inakzeptabel, aber in der Nacht schlich sich das Unannehmbare in mein Bewusstsein. Ich lag im Krankenbett, warf mich von einer zur anderen Seite, nickte irgendwann erschöpft ein, erwachte bald darauf wieder, völlig gerädert, ohne Bewusstsein über meine derzeitige Situation. Nur langsam kroch die Realität durch meine Gehirngänge und riss mich dann doch schlagartig aus meinen Träumen: »Leukämieverdacht und Tumor in meinem Kopf. Kein Albtraum, sondern Realität.« Wieder und wieder war ich konfrontiert mit dem Desaster, zigmal alleine in dieser einen Nacht. Im Nebel des Halbschlafs, zwischen Traum und Wirklichkeit kämpfte sich das Ungewollte in mein Bewusstsein.

Ich erinnere mich, wie ich mich um vier Uhr am Morgen aufraffte, mit schweren Schritten den langen, klinisch sauberen Gang, an dessen Ende eine Glasfront freie Sicht auf den wolkenlosen Sternenhimmel freigab, entlangschlurfte und in den Himmel starrte. Der Nordstern funkelte in der Ferne, der große Wagen stand über mir, die Sterne leuchteten hell, jeder an seinem Platz, wie seit Millionen Jahren. Bis dato hatten mich Gestirne nie berührt, aber in diesem Moment, der mir meine Vergänglichkeit so eindeutig spiegelte, bekam das Dauerhafte, vermeintlich Immerwährende eine für mich bislang ungeahnte Magie. Ich stand da vor der verglühenden Unendlichkeit und spürte Tränen über meine Wangen rollen.

Die nächsten zehn Tage musste ich im Krankenhaus verbringen und eine Reihe von unangenehmen Untersuchungen über mich ergehen lassen. Aber nach zwei Wochen der Ungewissheit gab es einen Grund zum Durchatmen. Nach einer

Beckenkammbiopsie, dabei wird Knochenmark aus dem Beckenknochen gezogen, eine sehr schmerzvolle Untersuchung, war der Leukämieverdacht vom Tisch. Anscheinend hatte ich auf einer meiner Reisen einen seltsamen Virus eingefangen, der mein Blutbild derart desaströs zugerichtet hatte. Langsam kehrte meine Kraft wieder und das Fieber verging. Die Kopfschmerzen jedoch blieben. Und leider bestätigte sich der andere Teil der Erstdiagnose, der Hirntumor wurde zur Gewissheit. Aber auch da hätte es durchaus schlimmer kommen können. Keine Metastasen, mit großer Wahrscheinlichkeit gutartig. Fachbezeichnung Meningeom. Ein Tumor, der von der Außenhirnrinde ins Kopfinnere wächst und da in erster Linie Platzprobleme verursacht. Manche Menschen werden blind dadurch, andere bekommen epileptische Anfälle, bei manchen bleiben Folgen auch völlig aus. »Falxmeningeom hochparietal mit Infiltration des Sinus sagittalis superior« hieß die korrekte Bezeichnung in meinem Fall. Durchzuführende Maßnahme: Extraktion.

Dabei wird nach Hautschnitt und Aussägen des Schädelknochens die Hirnhaut geöffnet und anschließend der Tumor entfernt. Danach wird die vorher eröffnete, zum Teil entfernte Hirnhaut plastisch verschlossen. In manchen Fällen, so auch in meinem, ist eine vollständige Entfernung allerdings nicht möglich, weil der Tumor direkt an eine lebenswichtige Gefäßversorgung grenzt. Lediglich Teile des Tumors können entfernt werden. Das Aufklärungsgespräch passierte in imponierender Nüchternheit. Eine OP sei unumgänglich, besser heute als morgen, hieß es. Die eingeholte Zweitmeinung vom diesbezüglichen Spezialisten eines anderen Spitals bestätigte die durchzuführende OP, räumte mir aber bezüglich Dringlichkeit ein halbes Jahr ein. Erstmals kam mir die Idee, die Zeit für alternative Heilungswege zu nutzen. Ein Lichtblick!

Zu Hause versank ich trotzdem in eine depressive Stimmung. Ängste und Sorgen überlagerten meinen Optimismus, und mehr und mehr wurden mir meine nun eingeschränkten Möglichkeiten bewusst. An das bisherige Leben eines Reisenden, der den Globus nach Abenteuern absucht und darüber schreibt, war vorerst nicht mehr zu denken. Die Strapazen, Ungewissheiten und Unsicherheiten, die diese Art des Lebens zwangsläufig mit sich bringen, wurden mir in dieser Zeit erstmals bewusst. Die Person, die diesen Lebensweg beschritten hatte, war couragiert, selbstbewusst und trug ein gewisses Maß an Abgebrühtheit in sich. Nichts von dem fühlte ich noch in mir. Die Diagnose »Hirntumor« hatte mir mein Selbstbewusstsein geraubt. Und auch mein Selbstbild zerstört. Zudem hatte ich den Fehler gemacht, im ersten Schock mein Herz auf der Zunge zu tragen und jedem, der es wissen wollte, von meinem Dilemma zu erzählen. Lief ich jetzt durch meine Heimatstadt, so ähnelte das einem Spießrutenlauf. Ungewohnte Blicke lagen auf mir, Gespräche verliefen seltsam eintönig, und bei nahezu jeder Begegnung stand für mich die Frage im Raum: »Wissen die, dass ich einen Tumor habe?« Ich war vom Weltreisenden zum bedauerten Leidenden geworden, zumindest in meinen Gedanken. Und dann waren da ja auch noch die Kopfschmerzen. Ständig waren die da. Ein dumpfes Gefühl im Kopf, ausgehend von jener Stelle, an der sich der Tumor befand. Oft war mir schwindlig, ich fühlte mich unkonzentriert und hatte Gleichgewichtsprobleme. Oder bildete ich mir all das nur ein? Spielte mir die Psyche einen Streich? Ich entschied, dass meine Kopfschmerzen bloß Einbildung waren, oder zumindest versuchte ich das.

Nach einigen Wochen beschloss ich, sämtliche Projekte des Jahres abzusagen. Auch die geplante Reportage über den längsten Grenzzaun der Welt zwischen Indien und Bangladesch musste ich schweren Herzens canceln. Als Erklärung diente meine gesundheitliche Situation. Sekunden nach dem Versenden der Mails hatte ich Showkat Shafi am Ohr. Showkat Shafi, ein indischer Fotograf, mit dem mich eine lange Freundschaft verband und mit dem ich schon einige Reportagen für den internationalen Sender Al Jazeera gemacht hatte, informierte sich genau über meinen Zustand und schickte dann die richtigen Worte in meinen Gehörgang. Er erinnerte mich an meine innere Stärke und daran, dass ich schon die ganze Welt bereist, viel Leid gesehen und schlimme Schicksale beobachtet habe und dass ich deshalb ja wissen müsse, was das Leben einem abverlangt. »Alles Menschenmögliche versuchen, seinen Überzeugungen treu bleiben, und der Rest liegt in Gottes Hand«, lieferte er auch gleich die Antwort. Er beendete seinen Monolog mit den Worten: »Whatever happens, happens for a good reason.« Ein Spruch, der uns schon bei einigen gemeinsamen Erlebnissen begleitet und zum Herumalbern motiviert hatte.

Zu meiner eigenen Verwunderung krochen Showkats Worte, die man wohl auch in jedem Kalender finden könnte, ins Ohr, wie handwarmes Öl. Ich spürte in diesem Moment, dass ich etwas verstanden hatte, das zwischen den Zeilen stand und von den einzelnen simplen Bedeutungen der zusammengefügten Wörter losgelöst war. Wahrscheinlich fußte dieses neue Verständnis auf dem Umstand meiner völlig neuen Lebenssituation. Vielleicht lag der Reiz und Anstoß aber auch daran, dass Showkat Inder war und seine Worte auf Englisch zu mir rüberrasselten. Vielleicht hat mich diese Internationalität aus meiner klein gewordenen Welt bugsiert.

Jedenfalls war ich wieder befeuert. Es war, als wäre ich wieder angeknipst, motiviert. Ich wollte wieder Autor meines eigenen Lebens sein. Raus aus der Opferrolle, hin zum Gestalter oder zumindest Mitgestalter. Die Fragen, die beantwortet werden mussten, lagen auf der Hand. Wie kann ich wieder gesund werden? Welche Vorteile und Möglichkeiten verschafft mir die derzeitige Lebenssituation? Und zuallererst die wohl analytische Frage: Weshalb habe ich überhaupt diesen Tumor, warum ich?

Die Antwort insbesondere darauf bereitete mir Kopfzerbrechen. Meine erste Theorie war mutig, um nicht zu sagen selbstgefällig. Kann es sein, dass ich bloß meine eigene Theorie, nämlich dass Krankheit nichts mit falschem Denken zu tun haben muss, untermauern wollte? Dass man durchaus ein glücklicher, in sich ruhender, ausgeglichener Mensch sein kann und trotzdem todkrank werden? Wie oft habe ich mit Menschen insbesondere aus der Alternativszene darüber gestritten, wie oft habe ich mich über deren banale Sichtweise, dass jeder Krankheit ein persönliches Defizit zugrunde liegt, mokiert? Diese Stigmatisierung von Kranken war mir immer schon ein Graus. War ich tatsächlich Fleisch gewordener Beweis für meine Überzeugung? So nach dem Motto: He, herschauen ihr Klugscheißer, ich bin es, ich war glücklich, ich führte ein selbstbestimmtes Leben, es hat mir an nichts gefehlt, und was habe ich jetzt davon? Einen Hirntumor, ha, ha – ich hab's euch doch gesagt, das ist möglich, ich bin der Beweis. War ich eine Art selbstloser Märtyrer, der seine Gesundheit für die Wahrheit verschenkte? Die Antwort darauf war eindeutig: Nein. So viel Pathos hielt selbst ich nicht aus. Also musste ich weitersuchen.

Mit der Zeit strömten neue Antworten in mich. Ich hatte weder Termine noch sonstige Verpflichtungen, ich hatte Zeit im Übermaß, und meine Gedanken kreisten zumeist um mich selbst und meinen Gesundheitszustand. Ich war auf mich zurückgeworfen. Mir wurde bewusst, dass ich vor meiner Diagnose ein Getriebener war. Ein Erlebnisjunkie, der, wenn er nicht auf Reisen war, trotzdem immer unterwegs sein musste und nie daheim sein konnte. Die Füße hochlagern und einen

Tag blaumachen, niemals. Nach acht Uhr am Morgen aufstehen und bis Mittag brunchen – ohne mich. Menschen, die spazieren gingen oder auf einer Parkbank saßen, verursachten ein Mitleidsgefühl in mir. Aber ich war kein Sklave des kapitalistischen Systems. Nie jagte ich dem Geld hinterher, selten gesellschaftlichem Status. Niemand von außen diktierte meine Welt, der Peitschenjunge saß in meiner Seele und forderte ein sinnerfülltes Leben. Diese chronische Sinnsuche forderte mich unentwegt, hielt mich auf Trab und verursachte letztlich einen innerlichen Dauerstress und Unruhe. Und Stress, darüber herrscht in Fachkreisen Konsens, bietet den perfekten Nährboden für die Geißel der Menschheit, Krebs, und die Entstehung von Tumoren. Wie oft hatte ich das Gefühl, etwas zu versäumen und nicht die richtigen Erfahrungen zu machen? War ich eine Woche in Äthiopien, dachte ich, länger bleiben zu müssen, um etwas Echtes und Wahrhaftiges erkennen zu können. Verbrachte ich mehrere Monate an ein und demselben Platz, hielt ich die Eintönigkeit und das immer Gleiche nicht aus. Was auch immer ich unternahm, zumeist vermutete ich woanders intensivere und für meine persönliche Entwicklung wichtigere Erfahrungsmöglichkeiten. Ein Spießrutenlauf. So viele Möglichkeiten, so viele Freiheiten. Welcher ist der richtige Weg? Chronischer Entscheidungsstress.

Doch die Tumordiagnose legte meinem Geist Zügel an, denn der unbestreitbar sinnhafte Weg lag nun so klar und eindeutig vor mir, wie eine Oase in der Sahara einem Dürstenden den Weg weist. Mehr als alles andere wollte ich diese Herausforderung annehmen und wieder gesund werden. Sämtliche Ebenen meinen Seins wollten das. Mein Es, mein Ich und mein Über-Ich, geeint wie selten zuvor und ausgerichtet auf ein einziges Ziel – wieder gesund werden. Diese Eindeutigkeit schenkte mir Ruhe.

Ruhe, die selbst die in naher Zukunft anstehende Kopfoperation nicht trüben konnte. Mehr noch, ich begann mich mit der Krankheit zu verbünden. Der Tumor wies mir den Weg, er schützte mich vor Überanstrengung, falschen Themen und meldete sich mit einer bestimmten Art von Kopfschmerzen, wenn ich nicht genug auf mich achtete. Mir war, als wäre ich mir selbst auf der Spur und meinem Wesen näher als je zuvor. War dieser Tumor nicht auch ein Geschenk des Himmels? Oder weniger pathetisch, eine Chance? Ja, okay, das klingt immer noch nach Phrasendreschen. Trotzdem, das waren meine Gedanken. Die seit langer Zeit in meinem Kopf nistende Idee, alternative Heiler aufzusuchen, entflammte wieder. Geistheiler, Wunderheiler, Handaufleger, Wender – all diese aus naturwissenschaftlicher Sicht nicht geklärten, geschweige denn beweisbaren Phänomene, bewegten seit Langem meinen Geist. Und der Hirntumor eröffnete mir neue Perspektiven, erschien mir als unbestechliche Beweisgrundlage für die Echtheit jedweder Behandlungsmaßnahme oder eben deren Unseriosität. Heiler, die behaupten, sie könnten mit bloßem Auge Organe in anderen Körpern sehen, hellsichtige Menschen, Aura- und Chakrasichtige, oder auch jene, die Energiestörungen fühlen können, könnten an mir ihre Fähigkeiten beweisen. Natürlich würde ich im Vorfeld nichts von meinem Leiden verraten. Das müssten die Herrschaften schon selber entdecken. Mein Plan war simpel, und ich hoffte, damit die Scharlatane von jenen Menschen, die tatsächlich außergewöhnliche Fähigkeiten in sich tragen, trennen zu können. Als Journalist war ich auf Recherchen und Beobachtungen reduziert, jetzt als Patient war ich zudem Versuchsperson, ein unbestreitbarer Mehrwert. Alleine die Vorstellung weckte meine Lebensgeister.

Rund ein Jahr plante ich für dieses Projekt ein. Bevor ich mit meinen Plänen begann, hoffte ich darauf, von meinen Ärzten eine Art Freifahrtschein zu erhalten. Das auf analytischem Denken und nachweisbaren Fakten basierende Vorgehen der modernen Medizin entspricht weitestgehend auch meiner persönlichen Lebensphilosophie. Kein aufgeklärter Mensch kann heute die Erfolgsgeschichte der westlichen Gesellschaft abgekoppelt von der modernen Medizin sehen. Die erbrachten Leistungen sprechen eine überdeutliche Sprache. Das Okay der Schulmedizin war mir dementsprechend wichtig. »Sie werden an einer OP nicht vorbeikommen«, meinte der Arzt gelassen. Keine Gefühlsregung, keine deutbaren Zwischentöne, keine Prognosen. Einfach nur Fakten. Wunderheiler? Geistheiler? Eigene Wege gehen? Ernährungsumstellung? Mir selbst schienen meine Überlegungen ein wenig lächerlich, als ich den Arzt damit konfrontierte. Natürlich hielt dieser nichts von meinem Vorhaben, keinen Kommentar war es ihm wert. Wahrscheinlich hätte ich sagen können, dass ich mir ab jetzt jeden Tag einen Wackelpudding auf den Kopf setze und damit einen Samba tanze, und Gottvater Doktor der Medizin hätte mit ähnlicher Nüchternheit reagiert. Die der Schulmedizin oft vorgehaltene Reduktion des Menschen auf eine Maschine, die das große Ganze, das Gesamte, den Menschen mit all seinen Gefühlen, Gedanken, Ängsten und Hoffnungen ausklammert, spürte ich in diesem Moment erstmals eindeutig. Und diese Reduktion störte mich. Ich war doch mehr als eine Patientenakte, gefüllt mit empirischen Daten, mehr als nur Körper. Niemand interessierte sich für meine Gedanken und Gefühle und meine Individualität. Eigentlich paradox, ausgerechnet jener Kulturkreis, der Individualität als höchstes Lebensziel ausgerufen hat, tritt diese im Krankheitsfall mit Füßen. In letzter Konsequenz erschien mir der mechanistische Ansatz, kranke Menschen ähnlich wie funktionsgestörte Autos wiederherzustellen, indem man den fehlerhaften Teil findet und durch einen funktionstüchtigen ersetzt, ein wenig eingeschränkt. So eindimensional wollte ich nicht denken. Ich wollte mich als jemanden sehen, der die Naturgesetze wenn schon nicht überwinden, so doch deren Grenzen ausloten und erkennen möchte. Und als mein Sicherheitsnetz verstand ich trotzdem die Schulmedizin. Denn sollten sich meine Hoffnungen als leere Fantastereien entpuppen, würde sie mir mit großer Wahrscheinlichkeit auch noch in einem Jahr helfen können. Das Projekt konnte gestartet werden, jetzt war ein Paket geschnürt, auf dem mein Name zu stehen schien. Meine ersten Schritte führten mich zu Heilern in näherer Umgebung, weil mich längere Reisen zu diesem Zeitpunkt schlichtweg überfordert hätten.

# DER KARTOFFELBAUER UND SEIN SECHSTER SINN

*Waldviertel, Österreich*

Ein Bauer war der erste Heiler, den ich nach meiner Diagnose aufsuchte, ein Kartoffelbauer aus dem Waldviertel. Eine Freundin erzählte mir von diesem Mann. »Herr Stangl«, sagte sie, »hat einen Draht in andere Dimensionen, der weiß mehr als mittels Vernunft erklärbar ist.« Menschen aus seiner näheren Umgebung würden ihn deshalb bei Lebensfragen und in schwierigen Lebenssituationen um Rat und Hilfe bitten. Auch wenn sie oder auch bloß ihr Hund, Ochse oder Meerschweinchen gesundheitliche Probleme hatten, machten sie sich auf den Weg zu Herrn Stangl. Der wisse immer, was zu tun sei, bei Mensch und auch bei Tier. Er lege die Hände auf, spüre Schwingungen, frage das Universum, finde Lösungen. Und heile. Herr Stangl stehe in Verbindung mit etwas Höherem, er sei zweifelsohne ein besonderer Mensch, ein bodenständiger zudem, ohne den geringsten Hang zum Selbstdarsteller. Er könne mir mit Sicherheit sagen, ob der Tumor operiert gehöre oder eben nicht, gab sich die Freundin optimistisch. »Such ihn doch auf«, meinte sie mit Nachdruck, »was soll schon passieren?«

Zu meiner eigenen Verwunderung sollte mir ausgerechnet dieser sonderbare Mensch in Erinnerung bleiben. Eigentlich unlogisch, denn die Informationen, die mir über Herrn Stangl vermittelt wurden, glichen in etwa jenen Informationen, die ich auch über zahlreiche andere Menschen, die sich der heilenden Zunft zugehörig fühlten, erhalten hatte. Im Wesentlichen war es immer das Gleiche: Irgendwer kannte irgendwen, der irgendwelche besonderen Kräfte in sich tragen und dadurch wunderliche Dinge vollbringen würde. Und auf genauere Nachfrage hin füllte zumeist betretene Stille den Raum, oder man erntete vorwurfsvolle Blicke, so nach dem Motto: »He du Kopfmensch, du bist ja wohl selber schuld an deinem Leid, wenn du alles zerdenken musst und infrage stellen.«

So auch bei Herrn Stangl. Kannte meine Freundin ein einziges, detailgenaues Beispiel eines Menschen, dem geholfen worden war? Wusste sie, was Herr Stangl da überhaupt anstellt oder zumindest wie er selbst seine Fähigkeiten erklärt? Nein, wusste sie natürlich nicht. Interessierte sie auch gar nicht. Und so ist es immer, wenn es um dieses Thema geht. Viel Unkonkretes und wenig Konkretes. Niemanden scheinen Fakten zu interessieren. Das verwunderte mich. So wie mich auch die Vielzahl der praktizierenden Heiler verwunderte. Alleine in meinem näheren Umfeld war mir bereits nach einwöchiger Recherche ein knappes Dutzend Namen geläufig. Beinahe jedes Dorf scheint eine mehr oder weniger kuriose Alternative zum herkömmlichen Schulmediziner zu haben, und dieses Phänomen beschränkt sich keineswegs, wie man vielleicht vermuten könnte, lediglich auf den ländlichen Raum, nein, auch in urbanen Gefilden tummeln sich allerhand Menschen, denen übersinnliche Kräfte nachgesagt werden, oder die zumindest selbst von ihren außergewöhnlichen Fähigkeiten überzeugt sind. Und das im einundzwanzigsten Jahrhundert, dreihundert Jahre nach der Aufklärung, mitten in Europa. Menschen, die dieser Tätigkeit nachgehen, werden in Österreich übrigens dem Berufsstand des Humanenergetikers zugeordnet. Ein freies Gewerbe, das weder Ausbildung noch sonstige Qualifikation verlangt. Jeder darf quasi anwenden, was er zu können glaubt. Da zeigt sich Vater Staat überraschend tolerant. Handauflegen?

Ist okay. Geister austreiben? Klar doch. Gesundbeten? Kein Problem. Heilen mittels Purzelbäumeschlagen? Ja, warum denn nicht, um Gottes willen? Alles gut und alles rechtens, aber wehe dem, der seinen Klienten mittels evidenzbasierter Therapiemethode Leid abnehmen will. Nein, nicht als Humanenergetiker, das ist ihnen per Gesetz verboten.

Und trotzdem existieren laut Wirtschaftskammer rund achtzehntausend angemeldete Humanenergetiker allein in Österreich. Das bedeutet, dass in diesem Land mehr Humanenergetiker als Allgemeinmediziner herumlaufen. Und da sind jene Heiler, die ihre Künste ohne Registrierung anbieten, noch nicht einmal mit eingerechnet.

Dachte ich also vor meiner Beschäftigung mit diesem Thema, dass das Hauptproblem darin bestehen würde, genügend alternative Heiler ausfindig zu machen, so stellte sich schnell heraus, dass es genau andersrum war. Nicht die Nadel im Heuhaufen war zu suchen, sondern die richtige Nadel aus einem Haufen voller Nadeln, die auf den ersten Blick hin nicht voneinander zu unterscheiden waren, womit unweigerlich eine noch unbeantwortete Frage im Raum stand – was sprach für Herrn Stangl, welche Überlegungen hievten den Kartoffelbauern aus dem Waldviertel in die Poleposition? Gab es da Argumente? Nein, die gab es nicht. Es gab bloß ein Gefühl. Und dieses vermittelte mir, dass Herr Stangl der Richtige war. Nicht der Beste, nicht der Erfolgreichste, vielleicht auch nicht einmal der Vielversprechendste, einfach nur der Richtige für mich in meiner Lebensphase. Die Tumordiagnose hatte mir den Boden unter den Füßen weggezogen und mich gehörig ins Wanken gebracht. Ich fühlte mich unsicher, hatte kein Selbstvertrauen, und Situationen, die ich früher nicht einmal als potenzielle Herausforderungen registriert hätte, überforderten mich nun. Also musste ich behutsam mit mir umgehen, Erfahrungen sammeln und Schritt für Schritt tiefer eintauchen in diese für mich noch fremde Welt der alternativen Heiler. Ein Bauer aus dem Waldviertel, der auch Meerschweinchen behandelt, schien mir interessant und harmlos gleichermaßen. Von so einem Menschen konnte doch keine Gefahr ausgehen? Vielleicht würde er mir helfen können, vielleicht auch nicht, nie aber, und da war ich mir sicher, mich überfordern, das war mir wegen meines labilen Zustands wichtig.

Ich tippte seinen Namen in die Google-Suchleiste, und was da zum Vorschein kam, war ein weiterer Pluspunkt für Herrn Stangl, denn er war dem Internet noch fremd. Ein weißes Blatt im World Wide Web, das kommt im einundzwanzigsten Jahrhundert, dem Zeitalter allgegenwärtiger Omnipräsenz, einer Auszeichnung nahe. Wie viele Heiler, Schamanen und Wender konnte ich bei meinen bisherigen Recherchen schon im Netz bewundern? Professionelle Websites und makellose Webauftritte unter Berücksichtigung aller erdenklichen, werbepsychologisch relevanten Finessen, die schon im Vorfeld eher Werbeprofis als Heiler dahinter vermuten ließen. Offensichtlich pfiff Herr Stangl auf all das und hatte diese Form der Anbiederung nicht nötig. Seine beiden einzigen Vermittlungskanäle schienen jene zu sein, durch die auch ich von ihm erfahren hatte, und die schon seit Urzeiten fast zwangsläufig das Gewerbe des Heilers befeuern: die Gerüchteküche und die Mundpropaganda. Und dann hatte ich wieder einmal stärkere Kopfschmerzen, Angst strömte in mich und die Frage, ob ich mich nun operieren lassen sollte oder nicht. Warum nicht Herrn Stangl fragen, warum eigentlich nicht?

Ich griff zum Handy und wählte Herrn Stangls Telefonnummer. Eine Festnetznummer. Die Frau am anderen Ende der Leitung sprach Dialekt. Eine ganze Weile hörte ich sie aus der Ferne ihren Mann rufen. Nach einigen Minuten hatte ich ihn am Hörer, wir vereinbarten einen Termin, gleich für den nächsten Vormittag. »Druck Anga 17 in dei Navi«, sagte er. Um Klarheit zu schaffen, buchstabierte ich das Wort. A wie Anton, N wie Nordpol. G wie Gustav. »Nix Gustav«, unterbrach Herr Stangl, »Anga, gonz normal«, sagte er, verabschiedete sich und weg war er. Anga stellte sich letztlich als Anger heraus.

Tags darauf rollte mein silberner Seat mit Tempo achtzig zwischen grünen Wiesenlandschaften und schwarzen Äckern, tiefer und tiefer hinein ins ländliche Waldviertel. Wie graue Bänder lagen die Straßen auf dem hügelig geschwungenen Land. Verschlafene Dörfer ruhten in Senken, zumeist gelb gestrichene barocke Kirchtürme überragten Häuseransammlungen. In der Ferne hingen Nebelschwaden über dunklen Wäldern. Am Himmel standen schwere graue Regenwolken. Raues, mystisches Waldviertel. Die Temperaturanzeige auf meinem Armaturenbrett zeigte lediglich elf Grad an. Joe Cocker brummte aus meinem Radio, und meine Aufmerksamkeit driftete langsam vom Außen zum Innen. Anfangs registrierte ich noch die Bauern, die mit Pflügen tiefe Furchen aus schwarzer, dampfender Erde in ihre Äcker rissen, die Stromleitungen, die hier großteils noch auf hölzernen Masten hingen, und auch den Bussard, der in der Wiese hockte wie ein Hase, sah ich klar und deutlich. Doch mit Fortdauer der Fahrt übernahm schleichend mein inneres Auge die Regie. War es nicht Lessing, der die Suche nach der Wahrheit höher einschätzte als ihren tatsächlichen Besitz, weil dieser letztlich bloß träge, stolz und ruhig mache und somit jegliche Weiterentwicklung unmöglich? Mit Verwunderung stellte ich fest, dass die Aussicht, einem Menschen zu begegnen, der angeblich Fragen beantworten konnte, die meinen Kopf schon lange plagten, meinen Geist eher blockierte als ihn zu beflügeln. Kommt es nicht einer Bankrotterklärung gleich, von einem wildfremden Menschen entscheidende Antworten für sein Leben zu erhoffen? Als würde man sich selbst anschummeln? Und so sinnierte ich dahin über die Wahrheit und den goldenen Weg zu ihr und letztlich schälte ich lediglich zwei Fragen aus meinen Gedankengängen, die einzigen zwei Fragen, die ich einem Allwissenden oder einer höheren Instanz aufgrund meiner damaligen Situation hätte stellen wollen: Warum habe ich diesen Tumor? Und: Was kann ich tun, damit er wieder verschwindet? Mehr wollte ich nicht wissen, den restlichen Ungereimtheiten des Lebens wollte ich selbst auf die Spur kommen, mit eigener Intuition und eigenen Sinnen, ohne Hilfe von Erleuchteten, ohne Menschen wie Herrn Stangl.

Aus den unendlichen Weiten meiner Gedankenwelten glitt ich langsam zurück in die banale Realität, die sich mir nun in Form totaler ländlicher Einschicht auftat. Die Adresse Anger 17 lag in einer Senke, ein Bauernhaus stand dort, eingezwängt unter anderen Bauernhäusern, umgeben von Wiesen und Feldern. Zwei Hunde bellten, als ich aus dem Auto stieg, in der schräg abfallenden Einfahrt stand ein Traktor samt Kipper, aus dem Kartoffeln hinunter auf ein Förderband purzelten. Frau Stangl, in traditionell großmütterlicher Tracht mit Schürze und Kopftuch, kontrollierte gemeinsam mit ihrem erwachsenen Sohn die eingebrachte Ernte. Noch bevor ich grüßen konnte, sah ich eine Figur, die mich an einen verzogenen Schrank mit windschiefen, offenen Flügeltüren erinnerte, auf uns zuschaukeln. Wirres, in alle Richtungen stehendes graues Haar, hellblaues verschmiertes T-Shirt, speckige Khakihose, braune abgelatschte Crocs an den Füßen, weißer Kübel in der Hand. Herr Stangl. »Glei herg'funden?«, rief er mir zu, reichte den Kübel seiner Frau, und dann verharrten wir ohne weitere Belanglosigkeiten auszutauschen in stiller Eintracht hinter dem

Kipper, aus dem Stück für Stück Kartoffeln purzelten. Minutenlang taten wir nichts, redeten nicht, hörten bloß das Rattern des Förderbands, rochen den erdigen Geruch, der in der Luft lag, und beobachteten die auf dem Förderband davontanzenden Erdfrüchte. Als ich schon fürchtete, die geballte spürbare Bodenständigkeit würde meinen freien Geist verschlucken, legte Herr Stangl seine Hand auf meine Schulter und wies mich ins alte Bauernhaus hinein. Dunkel und eng waren die Gänge in dem verwinkelten Haus, intensive bäuerliche Gerüche strömten in meine Nase, Gewänder unterschiedlichster Art und von mehreren Generationen hingen kreuz und quer von der Kleiderablage herunter. »Wos host denn für a Problem, wos wüllst denn wissen?«, fragte Herr Stangl in großväterlichem Ton, während wir uns auf einer zerschlissenen Couch in einer Art Bauernstube nebeneinander niedersetzten. Bevor ich mein Anliegen vorbrachte, bat ich um eine kurze Erklärung seiner Fähigkeiten. Man will ja wissen, mit wem man es zu tun hat. Das sah Herr Stangl genauso, und schon fand ich mich inmitten seiner Lebensgeschichte wieder.

Begonnen hat alles mit einem Maurer in den siebziger Jahren, der beim Hausbau half und konnte, was viele können – mittels Wünschelrute Wasserquellen aufspüren. Herr Stangl, der Techniker und Lkw-Fahrer, interessierte sich für dieses Phänomen, begleitete zwei-, dreimal den Maurer, und zu seiner eigenen Überraschung konnte alsbald auch er Wasser erfühlen, allerdings brauchte er nicht einmal eine Rute dafür. Er breitete einfach seine Hände aus wie Jesus Christus und schon spürte er die unterirdischen Quellen in seinen Fingern jucken. Und mit den Jahren wuchsen die Kräfte des Herrn Stangl weiter und weiter. Alsbald fühlte er Eiseskälte am Rückgrat sterbenskranker Tiere, legte seine Hände auf und bemerkte, dass er mittels fein dosierter Körperspannung schwächelnde

Tierkörper wieder stärken und somit oft auch heilen konnte. »Des muasst g'sehn hobn, wia die Viecha wieder aufhupfn, wia erna 's Wassa aus de Augen schiaßt vo de Schmerzen, des g'hobt hobn«, sagte Herr Stangl nicht ohne Stolz. Er erklärte mir, dass man nicht primitiv sein dürfe, um so etwas bewirken zu können und auch nicht verkrampft. Und dass er sich ständig weiterentwickle, immer feinfühliger werde, was sich selbst in seinem Essverhalten niederschlage.

Früher hat Herr Stangl beim sonntäglichen Schweinsbraten nämlich am liebsten das fette Fleisch gegessen, mit der Zeit wollte er dann nur noch das magere und jetzt mochte er überhaupt kein Fleisch mehr. Jetzt aß Herr Stangl nur noch »Wurscht«. Auch Bier trank er nur noch äußerst selten. All das war ihm selbst unerklärlich. »Da Mensch is a interessantes Wesen«, sagte er mit mystischem Unterton. Dann sagte er für eine Weile gar nichts mehr. Wir saßen auf dieser alten, verlotterten Couch so nah nebeneinander, dass sich unsere Knie berührten, und als sich unsere Blicke für einen kurzen Moment trafen, war mir das ein bisschen peinlich. Wir beide, in trauter Zweisamkeit. Stille füllte jetzt den Raum. »Oiso, wos wüllst wissen, warum bist do?«, fragte er dann. Nachdem ich ihm entgegen meinem Vorhaben von meinem Dilemma mit dem Tumor berichtet hatte, schielte Herr Stangl seltsam an mir vorbei und erklärte, dass er sich die Sache jetzt genau anschauen und mir dann die ungeschminkte Wahrheit mitteilen werde, auch wenn sie noch so dramatisch sei, er werde nichts vor mir verheimlichen. »Weil, wos hot, des hot's«, begründete er seinen fundamentalen Wahrheitsglauben.

Dann rieb er seine Hände aneinander und fuhr anschließend mit seiner rechten flachen Hand über mein Haupt, in etwa so wie man einem Esel über den Kopf streicheln würde, stoppte allerdings abrupt ungefähr dort, wo sich der Tumor laut Röntgenbild befand, und verharrte an dieser Stelle. Zufall? Mich machte das ein wenig stutzig. Schweiß tropfte von meinen Achseln. Was, wenn mir jetzt offenbart wird, dass ich sofort operiert werden muss? »Ein Tumor«, sagte Herr Stangl, »zerstört die natürliche Schwingung, so etwas spüre ich.« Und seine Hand klebte an meinem Hinterkopf, ziemlich genau an der richtigen Stelle, noch immer. Ich verspannte mich zunehmend. Wenn auch nicht mein Schicksal, so lag zumindest meine Tagesstimmung in Herrn Stangls Händen. Eine negative Diagnose vom ersten aufgesuchten Alternativheiler wäre wirklich das Letzte, was ich in meiner Situation brauchen konnte. Herr Stangl brummte jetzt leise, wie ein alter, satter Bär. Da läutete das Haustelefon, draußen am Gang. Schwupps sprang Herr Stangl auf, trippelte auf den Gang hinaus und telefonierte schnell mal ein paar Minütchen. Irritiert blieb ich auf der Couch sitzen, von Schweiß durchnässt, von Zweifeln geplagt. Hinter dem Fenster in meinem Rücken lagen Ziegen auf einem Heuhaufen, rund ein Dutzend Haustauben gurrte und flatterte in dem kleinen Vierkanthof herum, zwei kleine Hunde dösten in der Sonne vor einem Schuppen. Ein Bauernhofleben wie aus einem Bilderbuch. Aber deshalb war ich nicht hier. Wo blieb Herr Stangl? Das sei einer seiner Lehrbuben gewesen, erklärte dieser, als er sich wieder neben mir niederließ, die Hand wie zur Segnung wieder auf meinem Kopf abgelegt. Fünfzehn Lehrbuben hat er im Laufe seiner Karriere als Seher und Heiler schon ausgebildet. Er fährt mit ihnen an Kraftplätze, lässt sie spüren und sensibilisiert sie Schritt für Schritt für feine Schwingungen. Nicht alle hätten die Fähigkeit dazu, viele aber schon, meinte er. Der jetzige Lehrling sei talentiert, sei fünfundfünfzig Jahre alt und heiße Waltraud. Ja, Waltraud war eine Frau, so wie alle seine bisherigen Lehrbuben Frauen waren, die jüngste fünfundvierzig. Herr Stangl schwieg jetzt und begann wieder zu brummen. Seine Konzentration hatte sich anscheinend wieder auf mein Problem verlagert. »Hmmm, wennst mi frogst«, brummte er dann, »der Kopf g'fallt ma, die Spannung passt.« Zweifel lagen noch in seinem Brummton. »Na, i würd da nix machen lassen, der Kopf passt«, gab er sich Sekunden später überzeugt. Maximal eine mit Wasser gefüllte Zyste könne das sein, und die würde irgendwann einfach zerplatzen.

Er fügte dann noch hinzu, dass ich ihm glauben könne, denn selbst vom eigenen Dorf kämen die Leute zu ihm, und das sei ja bekanntlich das Schwierigste, in der unmittelbaren Heimat was gelten. Ich bemerkte, dass ich trotz aller Kuriosität der Situation über die positive Diagnose durchaus erleichtert war. Bevor sich Herr Stangl an meiner zweiten Schwäche, meiner Blase – ich hatte damals eine Blasenentzündung – zu schaffen machte, sprang er ein weiteres Mal auf, wie vom Floh gebissen, und trippelte hinaus auf den Gang. Telefon. »Na, du muasst die fremde Energie loswerden, lass kaltes Wasser über deine Handrücken rinnen, donn passt des wieder.« Wer war's? Lehrbub Waltraud wusste nach einem Krankenbesuch nicht, wie sie mit der aufgenommenen Energie umgehen sollte.

Herr Stangl war kein Gelehrter, aber um eine Antwort trotzdem nie verlegen. Vom Intellektuellen bis zum Gewöhnlichen hatte er schon allen geholfen. Und die Gewöhnlichen waren in Herrn Stangls Augen oft die Gescheiteren, weil sie ein stabiles, natürlich gewachsenes Fundament hätten und nicht nur ein angelesenes, das löchrig würde, wenn man zwei-, dreimal nachfrage. Herrn Stangl zeichneten eine Mischung aus Lebenserfahrung, universellem Interesse und dieser besondere Draht zu einer anderen Dimension aus. Und seine Liebe zu Inspektor Columbo. Auch von dem hatte er sich viel abschauen können, wie er betonte. Ohne Zweifel, diese etwas zerfledderte Erscheinung, das unrasierte Gesicht, die verzogene Physiognomie, all diese typischen Äußerlichkeiten, die den Fernsehkommissar auszeichnen, konnten Herrn Stangl auch nicht abgesprochen werden. Fehlte nur noch der Trenchcoat. Allerdings, anders als der amerikanische Inspektor, der sein Gegenüber zumeist durch ein besonders zögerliches Verhalten aushebelte, bestach Herr Stangl durch Einfachheit und Klarheit. Herr Stangl war klar wie reines, kaltes Wasser.

Vom Meditieren hielt er nichts. »Entweder bin ich wach oder ich schlaf«, sagte er, wenn man sich danach erkundigte. Oben oder unten, schwarz oder weiß, Lüge oder Wahrheit. In Herrn Stangls Welt gab es wenige Fragezeichen. Also was war mit meiner Blase? Herrn Stangls Hand landete auf meinem Bauch. Der Brummton füllte wieder meine Gehörgänge. Die Wirbel waren die Missetäter, die drückten auf meinen Bauch. Mittels Energiearbeit brachte er meine Wirbelsäule wieder in Reih und Glied. Dies passierte anscheinend dermaßen fein, dass ich davon nichts spürte. Nur dass es unter seiner Hand nicht wärmer wurde, verwunderte mich. Die Behandlung dauerte dieses Mal rund zehn Minuten.

Zum Abschluss marschierten wir noch hinaus in den Gang, vorbei am Telefon, das dieses Mal stillhielt, hin zu einer alten, steil nach oben verlaufenden dunklen Holzstiege. Herr Stangl positionierte sich auf der ersten Stufe, ich stand rücklings vor ihm. Er umfasste mich im Rautekgriff unter den Achseln. Dreimal tief durchatmen, kommandierte er. Schon bei eins hievte er mich hoch, es knackste hinter meiner Brust. So, jetzt passt wieder alles, zeigte sich Herr Stangl zufrieden. Beim Rausgehen fragte ich nach meinen Schulden. Zehn Euro. Ich wollte mehr geben. »Nein, wos es wiegt, des hot's«, lehnte er ab und bat mich tunlichst keine Propaganda für ihn zu rühren, er habe genug anderes zu tun.

Tags darauf läutete der Wecker früh am Morgen, und noch bevor ich ihn zum Schweigen bringen konnte, spürte ich auch schon wieder diesen lästigen Druck im Hinterkopf, gerade stark genug, um meinem Bewusstsein ständig auf den Geist zu gehen. Ein Schmerz gefangen in der Dauerschleife meines Denkens. Herrn Stangls Heilungsversuche hatten mich davon also nicht befreien können. Natürlich hatte ich das auch nicht erwartet. Ich bin kein Einfaltspinsel. Aber etwas war doch passiert. Etwas Wesentliches. Ich spürte es schon nach wenigen Sekunden Zusammensein mit Herrn Stangl und mit Fortdauer der Begegnung wurde es stärker und stärker. Mein Selbstvertrauen. Es war wieder da. Und wuchs im Minutentakt. Auch mit dem Wissen, einen Tumor im Kopf zu haben, konnte ich also tough genug auftreten, um mich meinem Gegenüber nicht völlig ausgeliefert zu fühlen. Das war zu diesem Zeitpunkt, als ich wie eine Schildkröte mit eingezogenem Kopf der Außenwelt begegnete, vielleicht wichtiger als der mächtigste, mystischste Heiler, der mich in dieser Phase wahrscheinlich sowieso völlig überfordert hätte. Nein, Herrn Stangls Bodenständigkeit und Direktheit waren kongeniale Medizin in meiner Phase. Und auch seine Überzeugung, dass es sich bei dem diagnostizierten Tumor lediglich um eine Zyste handle, beruhigte mich, obwohl ich natürlich nicht ernsthaft daran glaubte. Aber irrationales Denken sei ohnehin ein untrügliches Merkmal der menschlichen Spezies, habe ich irgendwo einmal gelesen. Die nächsten Monate sollten diese Annahme bestätigen.

# DER GÖTTLICHE CLOWN
# UND SEINE GEFÄHRTIN

*Mostviertel, Österreich*

Neben individueller Terminvereinbarung mittels Anruf stand Wender Davids Zuhause Hilfesuchenden jeden Mittwoch des Jahres auch ohne Voranmeldung für Behandlungen offen. Zwischen neun und siebzehn Uhr konnte man ohne Anmeldung bei ihm zu Hause vorbeikommen und auf göttliche Heilung hoffen. »Christus-Energie« und »Delphin-Energie« durchströmen angeblich den Mann aus dem Schwarzwald, der sich Wender David nennt. »Zuerst war es nur David, später Delphin-Licht-Arbeit, dann Delphin-Energie, Christus-Energie«, stand da in weißer Schrift auf hellgrünem Hintergrund auf seiner durchaus professionellen Homepage. Ein schwerer Autounfall hatte den ehemaligen Maschinenschlosser auf den richtigen Weg gebracht und zum spirituellen Heiler werden lassen. David bot auch noch ein besonderes Extra. Auf Wunsch kam er mit seinem Wender-Mobil vorbei. Heilung im Wohnmobil, einmal etwas anderes. Davids Homepage war informativ und professionell, und ich beschloss, ihn aufzusuchen.

Ich ließ noch einige Mittwoche verstreichen, doch die Vorstellung, durch »Christus-Energie« geheilt zu werden, hatte sich in meinem Kopf festgesetzt. Ich setzte mich ins Auto und eine gute Stunde später stand ich auf einem großen geschotterten Parkplatz, kurz vor der Ortschaft Allhartsberg im Mostviertel. Ein Schloss lag vor mir. Helle Kieselwege durchschnitten den gepflegten grünen Rasen. Schilder wiesen mir den Weg. »Wender David. Öffnungszeiten Mittwoch 9–17 Uhr«, stand darauf.

In der Ferne, zwischen Nebengebäuden, wahrscheinlich die ehemaligen Stallungen des Hauses, und Hauptschloss, saßen drei Figuren auf Plastikstühlen um einen weißen Tisch herum. Grüne abgenutzte Filzmatten bedeckten den Schotterboden unter ihren Füßen. Sie rauchten und hatten lange Haare. Sie erinnerten mich an Hippies. Ich kam näher, da stand auch schon einer vor mir. Bloßfüßig. »Wen suchst du?«, fragte er. Den Wender David. »Der bin ich«, antwortete er. Wir lachten. Und verstanden uns sofort. Ein quirliges Kind Mitte fünfzig mit grauen gekräuselten Haaren und Bartstoppeln im Gesicht stand mir gegenüber. Wender David wirkte auf den ersten Blick wie einer jener Menschen, die ewig in Indien herumgereist waren und mit der Leistungsgesellschaft schon vor Jahrzehnten gebrochen hatten. Nur dass die Nüchternheit, die üblicherweise Menschen dieses Schlags früher oder später überkommt, bei David noch nicht Einkehr gefunden zu haben schien. David sprühte vor Witz und Lebensfreude.

Ich begrüßte die beiden anderen Personen. Die Frau aus der Runde irritierte mich sofort. Sie hatte seltsame Augen und einen starren Blick. Als ich ihre Hand schüttelte und sich unsere Blicke trafen, jagten Blitze durch meinen Sehnerv. Als hätte mich ein elektrischer Schlag erwischt. Ich glaube, in diesem Moment hat es mir den Kopf sogar ein wenig zur Seite gerissen. Eigenartig. Aber vielleicht bildete ich mir all das nur ein.

Minuten später war ich eingetaucht in eine Märchenwelt. Dicke, farbenfrohe Wände umgaben mich, glitzernde Girlanden baumelten von der Decke. Mit Gold- und Silberfäden gesäumte Tücher und Decken hingen da und dort. Kerzen schmückten den Raum. Im Ofen knisterte verbrennendes Holz. Nichts erschien konventionell in diesen Räumen, sogar die Wände selbst wirkten eher harmonisch und weich als streng geradlinig. Davids Wohnung erinnerte mich an eine orientalische Schmuckschatulle – warm, farbenfroh, glitzernd und bunt. Eine kitschige, gemütliche Höhle mit allerlei hoffnungsvollen Engels- und Heiligenbildern ausgeschmückt. David saß mir im Lotussitz auf einem Fauteuil gegenüber, ich hatte es mir auf einer Couch, über der indische Decken ausgebreitet lagen, bequem gemacht. Wir redeten über Gott und die Welt. Bald redete nur noch David. Er war ein guter Erzähler.

Der Heiler Wender David, geboren 1959, gelernter Maschinenschlosser, lebte über dreißig Jahre ein normales, fast biederes Leben. Er war ein unauffälliges Kind, dessen Vater jeden Sonntag mit ihm und seinem Bruder Schießübungen im eigenen Keller absolvierte. Nicht ohne Folgen. Sein achtzehnmonatiger Militärdienst glich einer Heldenzeit. Waffen waren Davids Domäne. Egal ob Pistole, MG oder Panzerfaust, er traf mit jeder Waffe ins Schwarze. Das Angebot, als Scharfschütze für das Militär Dienst zu tun, schlug er aus, weil er auch weiterhin sein normales Leben in vollen Zügen genießen wollte, ohne auf etwas verzichten zu müssen. Er mochte die Welt, die auf Konkurrenz setzte, weil er überzeugt davon war, dass er in diesem System nicht nur bestehen, sondern sich sogar zu den Siegern würde zählen können. David hatte alles. Freundin, guten Job mit Aufstiegschancen und Selbstvertrauen. Und dann kam der 7. Mai 1992. Muttertag. Die Eltern waren abgeliefert, es war schon spät, Dämmerung hatte sich übers Land gelegt und David raste mit seinem Auto zurück nach Hause. Der Hirsch, der bei dieser Fahrt in sein Auto sprang, war sofort tot. Das Auto hatte einen Totalschaden und David eine Erleuchtung. »Ein helles Licht durchstrahlte mich und mein gesamter Lebensplan strömte in mich, ich wusste meine Bestimmung, ich war ein Heiler«, erzählte David, der diesen Tag als den wichtigsten seines Lebens bezeichnete. Von einem Moment auf den anderen sah David nicht bloß Grobstoffliches, sondern auch all jene feinstofflichen Phänomene, die es nicht zu fester Materie geschafft hatten. Energien, die Menschen, Tiere und Pflanzen umschwirrten, Geister, Zwerge und Kobolde, David sah sie alle klar und deutlich.

Er war jetzt hellsichtig, hellhörig, hellfühlig, und sein Wissenskanal war gefüllt mit universellem Wissen. Der weiße Lichtstrahl hatte ihn in eine andere Ebene gehievt, all seine Wahrnehmungskanäle waren geöffnet. Eine heillose Überforderung. Ging er in die Stadt, konnte es passieren, dass er plötzlich alle Gedanken, die in den Hirnen der Menschen um ihn herumspukten, wahrnahm. Regelmäßig antwortete er seinem jeweiligen Gegenüber noch bevor dieses die entsprechende Frage formuliert hatte. Mehr und mehr verwirrte Gesichter säumten seinen Lebensweg. Es war zum Verrücktwerden. Die Wahrnehmungen, die Visionen, der Kopf voll mit Eindrücken aus fremden Welten. Doch langsam lernte David seine Fähigkeiten zu kontrollieren. Er begann, seine Visionen und Wahrnehmungen als Realitäten hinzunehmen und folgte seinem Lebensplan, so wie er ihm in der Unfallnacht vermittelt worden war. Und siehe da, die Dinge begannen sich zu fügen, ein Rad griff ins andere wie von Geisterhand. »Ab einer gewissen Ebene wird das Leben zu einer Art Spiel mit unbegrenzten Möglichkeiten«, sagte David.

Nichts könne ihn mehr erschüttern, sagte er. Nichts. Terroristische Attentate ließen seinen Herzschlag genauso unbeeinflusst wie Folterungen im Auftrag der amerikanischen Regierung und Hungersnöte in Afrika. Nicht weil er all dem gleichgültig gegenüberstünde, sondern ganz im Gegenteil, weil er verstanden habe, dass der Mensch Vater seines Schicksals sei ohne Wenn und Aber. Selbst, als es um sein eigenes Leben ging, blieb er unbeeindruckt. Eine Leukämiediagnose kostete ihn einen Lacher. Er forderte lediglich einen neuerlichen Bluttest. Bald stand ihm ein verwirrter Arzt gegenüber. Fehlbefund, doch keine Leukämie. »Das stand nicht in meinem göttlichen Plan«, sagte David und lachte drauf los wie ein Schelm.

Er saß vor mir und wirkte wie die Laissez-faire-Variante eines strengen indischen Yogis. Schlampiger Schneidersitz statt korrekter Lotushaltung, lautes Lachen statt zurückhaltenden Schmunzelns, Jeansklamotten statt bequemer Yogakleidung. Und trotzdem konnte man ihm eines nicht absprechen: Authentizität. Dieser Mann war echt wie Bargeld. Und Leichtigkeit umschwirrte sein gesamtes Wesen. Er schwebte über den weltlichen Dingen, wie eine Feder im Wind. Mir kamen diese Yogis in den Sinn, dich sich angeblich mittels Meditation derart in Trance versetzen können, dass sie Zentimeter über dem Boden schweben. Ähnlich über den Dingen schwebend wirkte auch David, obwohl er natürlich fest an der Sitzgarnitur klebte.

Und hatte ich geglaubt, das Gespräch könnte nicht skurriler werden, so straften mich die nächsten Minuten Lügen. Ich erfuhr jetzt, dass die Bibel lüge und dass Jesus nicht am Kreuz gestorben sei, sondern seinen Lebensabend in Indien mit zwei Frauen und einer Handvoll Kinder verbracht habe. David wurde dies in einer Meditation vermittelt. »Ich bin ein Sohn Gottes«, sagte er, »so wie Jesus.« Er heile durch ihn. Er sehe durch ihn. Er fühle durch ihn. Aber auch ich sei ein Sohn Gottes, so wie jeder Mensch, nur die meisten spürten das nicht mehr. Er aber sei sich dessen bewusst. Wir redeten schon über eine Stunde. Vom Vorraum hörte ich Stimmen von anderen Heilungssuchenden, die geduldig auf ihre Behandlung warteten. Mir war das ein wenig unangenehm. David nicht, warum auch, sah er doch die Welt mit Gottes Augen.

»Siehst du, was ich habe?«, unterbrach ich ihn, als er sich wieder einmal zerkugelte über die Leichtigkeit des Seins. »Warum bin ich hier?«, nutzte ich den Moment der Stille. Falten zogen auf Davids Stirn auf wie Wellen, die übers Meer rollen. »Ich sehe alles«, sagte er, »all deine Leiden und all deine Freuden.« Aber er dürfe mir nichts sagen, weil sein Chef es ihm verbiete, fügte er hinzu. Welcher Chef? Davids Kinn sank Richtung Brust, während sein Blick sich gen Himmel hob. Wie ein Hündchen, das reumütig zu seinem Herrchen hochschaut, wirkte er jetzt. »Gott«, sagte er, »Gott.«

Wir lachten jetzt beide. Wir schauten einander in die Augen und lachten. Wie zwei Spitzbuben lachten wir. Meine Kopfschmerzen waren verflogen, ein derart außergewöhnliches Gespräch ließ mich tatsächlich meine ernste Situation vergessen. David meinte dann noch, dass ich, was auch immer ich gehabt hätte, geheilt sei, diese Wirkung habe er nun einmal auf Menschen, die ihn aufsuchen. Dies sei seine Gabe. Freilich stellte sich auf Nachfrage heraus, dass diese Heilung nur passiere, wenn der Kranke reif genug für die Wiedererlangung der Gesundheit sei. Sei das nicht der Fall, so könne niemand etwas machen, sagte er, auch er nicht. Ich musste an die Bibel denken. An das Matthäus-Evangelium, an den Psalm mit dem Gelähmten.

»Jesus sagte zu dem Gelähmten: Steh auf, nimm deine Tragbahre und geh nach Hause!

Und der Mann stand auf und ging heim.

Als die Leute das sahen, erschraken sie und priesen Gott, der den Menschen solche Macht gegeben hatte.«

Wie diese Verse wohl lauten würden, wenn David und nicht Jesus die Worte an den Gelähmten gerichtet hätte?

David: »Steh auf, nimm deine Tragbahre und geh nach Hause.« Der Gelähmte versucht erfolglos aufzustehen und sagt schließlich enttäuscht: »David, ich kann nicht.« David: »Anscheinend bist du noch nicht so weit. Komm nächste Woche wieder.«

Meine Zweifel an Davids Fähigkeiten waren vom zarten Gänseblümchen, das sich zögerlich und zaghaft in die Welt

Raum geschaffen hatte, zum massiven Mammutbaum gewaltigen Ausmaßes angewachsen. Aber war er wirklich ein Scharlatan? Würde jemand, der keinerlei übersinnliche Kräfte in sich wähnt, derart unvernünftig auftreten? Ohne den Versuch, seine mangelnden Fähigkeiten zumindest mit einer guten Show, sei es nun durch Handauflegen, In-Trance-Fallen oder was auch immer, zu kaschieren? So wie diese philippinischen Wunderheiler, die mit bloßen Händen Tumore aus Körpern holen. Egal ob da mit Schweineblut und Tierorganen hantiert wird, die Performance dieser Kunstheiler ist derart überzeugend, dass man vor Ort seinen Augen mehr vertraut als dem Verstand, was wiederum den Nährboden für solch außergewöhnliche Entwicklungen bietet. Und somit oft auch Heilungen herbeizaubert. Alleine schon durch den allseits bekannten Placeboeffekt. Längst weiß man, dass dessen Wirkung in unmittelbarem Zusammenhang mit dem Glauben und der Erwartungshaltung an die vollzogenen Maßnahmen steht. Je stärker dieser Glaube, desto wahrscheinlicher die Wirkung. Je mehr Sinneskanäle gefüttert werden, umso größer die Chance auf Heilung. Wir glauben, was wir sehen, was wir hören und was wir fühlen. Und wenn uns dann noch jemand in überzeugender Manier die richtigen Informationen mitliefert, dann sind wir einer Heilung durch Placebo schon sehr, sehr nahe. Aber warum machte David nichts dergleichen? Er wusste doch sicher darüber Bescheid. Als ich ihn mit meinen Bedenken konfrontierte, sagte er: »Glaub mir, Heilung passiert völlig unspektakulär und bloß so nebenbei.«

Ich habe einen Hirntumor, artikulierte ich ähnlich trocken den Grund meines Besuchs bei ihm. Und was passierte da mit David? Entdeckte ich da einen Funken von Überraschung? Ich glaubte, genau das an seinen Pupillen erkannt zu haben, die sich für einen Sekundenbruchteil erweiterten, bevor sie wieder auf Normalgröße schrumpften. »Da werde ich meine Freundin hinzuziehen, die ist eine begnadete Seherin«, sagte er dann. Ihr Eintritt veränderte die Atmosphäre. Die Frau von vorhin saß mir jetzt gegenüber. Lange Haare, schwarzer Pullover mit kitschigem Ornament, grüne Weste, Brille und wieder diese seltsamen Augen. Seltsame Schwingungen streiften meinen Körper. Nichts Greifbares. Vielleicht Einbildung.

Sie sah schräg an mir vorbei. Ich versuchte, ihren Blick einzufangen. Zack! Da war er wieder, der elektrische Schlag, der sich wie ein ganz kurzes Blackout anfühlte. Wenige Bruchteile einer Sekunde dauerte dieses Knockout. Was war das? Noch einmal suchte ich ihren Augenkontakt. Wie ein Boxer, der, nachdem er zu Boden gegangen ist, wieder aufspringt, bereit für eine neue Runde. Nur dass mein Gegner eine Frau war, eine Frau Mitte fünfzig, die gemütlich im Fauteuil saß, mit zurückgelehntem Oberkörper, die Hände hinterm Nacken verschränkt hatte und mich nicht einmal richtig ansah.

»Er sieht mehr als er wahrnimmt«, sagte sie dann zu David, der nun rechts von mir Platz genommen hatte. Ich konnte seinen Atem riechen, dermaßen nah war er mir. Die Frau stellte im unteren Wirbelbereich eine Blockade fest, dann auch im Halswirbelbereich. David legte seine rechte Hand auf die jeweiligen Stellen und schnaufte dreimal. »Du fühlst die Energie«, erklärte er. Und tatsächlich spürte ich eine außergewöhnliche Hitze unter Davids Händen entstehen. Eine Hitze vergleichbar mit jener, die auch Traumasalben auf der Haut bewirken. Im Teamwork arbeiteten sich die beiden an meinem Körper hoch. So nebenbei erfuhr ich, dass ich nicht geerdet, mein Wurzelchakra geschwächt und meine linke Körperhälfte, meine weibliche Seite, blockiert sei. All diese Faktoren seien der Nährboden für Krankheiten, und in meinem Fall wohl auch für den Tumor. »Wo sitzt der denn genau?«, wollte ich wissen. Sanaras Blick wanderte haarscharf an mir vorbei. Sekunden später lokalisierte sie ihn. »Links oben hinten«, sagte sie und zeigte auf eine Stelle an ihrem eigenen Kopf. Das war korrekt.

Ich konnte es drehen und wenden, wie ich wollte, aber etwas war von Beginn an sonderbar an dieser Frau, und blieb es nach wie vor. Ich sagte ihr das nach der Behandlung, die ungefähr zehn Minuten gedauert hatte, und bat sie, mir ein wenig von ihren Fähigkeiten und von ihrem Leben zu erzählen. Gerne war sie dazu bereit.

Ihre Biografie könnte Science-Fiction-Romane mit Ideen speisen. Ich hörte von Detektiven, Außerirdischen, Verfolgungswahn, Todesdrohungen, einer gescheiterten Ehe und Nerventabletten. Aber beginnen wir von vorne. Sanara hatte einen langen Leidensweg hinter sich. Sie kam als ungewolltes Kind zur Welt. Vater Alkoholiker, Mutter Tyrannin. Früh schon musste sie für ihre drei jüngeren Geschwister die Mutterrolle übernehmen, weil ihre Eltern lieber um die Häuser zogen als ihren elterlichen Pflichten nachzukommen. Dafür schlug sie der Vater regelmäßig grün und blau, und die Mutter schikanierte sie. Die kleine Sanara durfte keine Freundinnen haben, und von der Öffentlichkeit wurde sie weitestgehend ferngehalten. Mit Drohungen und roher Gewalt schauten ihre Eltern darauf, dass sie nichts von den katastrophalen Zuständen zu Hause ausplaudern konnte. Ihre blauen Flecken musste sie unter Androhung weiterer körperlicher Züchtigungen verstecken. Ihr eigener Schatten sei ein bedrohlicher Geist, der alles, was sie tue, beobachte und sie sei ein durch und durch böses Kind, wurde ihr vom Elternhaus suggeriert. Es war eine Horrorkindheit, eine jener Kindheiten, die Menschen wohl fast zwangsläufig in Fantasiewelten flüchten lassen. Mit fünf Jahren hatte die kleine Sanara ihre ersten Erscheinungen. In der Nacht standen sonderbare Gestalten mit runden Scheinwerfern an ihrem Fenster. Der regenbogenfarbene Lichtkegel durchleuchtete jede Ecke ihres Raumes. Sanara verkroch sich unter der Decke. Ihr kleiner Körper zitterte vor Angst und sie drückte ihre Lider so fest zusammen, dass es vor ihren Augen flimmerte. Da waren Außerirdische, die sie mitnehmen wollten. Wenn Sanara krank war, sah sie riesengroße Gestalten in weißen Kleidern um sie schweben. Sie sei eine böse Hexe, die in anderen Zeiten verbrannt worden wäre, sagte ihre Mutter, wenn Sanara ihr von ihren Ängsten und Visionen erzählte. Schon damals musste sie Nerventabletten schlucken. Mit neun Jahren war Sanara dem Ende nahe. Die Erniedrigungen, die Schläge, der Psychoterror schlugen sich auch auf ihre schulischen Leistungen nieder. Eines Nachts beschloss sie, mit Jesus und Maria in Kontakt zu treten. Das war die Rettung, auf geistiger Ebene konnte sie mit ihnen kommunizieren. Erstmals fühlte sie sich geliebt. Alle ihre Gedanken und Ängste teilte sie mit ihren neuen Eltern Jesus und Maria. Die schulischen Leistungen wurden besser, vor allem weil sie nahezu vor jeder Prüfung intuitiv wusste, welche Fragen gestellt werden würden. Sie begann für ihre Freundinnen die Zukunft auszupendeln. Zumeist lag sie richtig. Auch heute werde sie noch oft angesprochen, und ehemalige Schulkollegen erzählten ihr, dass viele Prophezeiungen, die sie damals geäußert hatte, Jahre später tatsächlich eingetreten waren. Doch ihrer eigenen Zukunft schien Sanara hilflos ausgeliefert. Trotz der Verbündeten aus der geistigen Welt heiratete Sanara einen Mann, der unfähig war, ihr seine Liebe zu zeigen. Jemanden ohne Verständnis für sie und ihre Verrücktheiten. Zwei Kinder entsprangen dieser Beziehung. Erst vor wenigen Jahren traute sie sich, diesen Mann wieder zu verlassen.

Ihre seltsame Gabe, die Welt mit anderen Augen zu sehen, blieb ihr bis heute erhalten. Weder konnte sie diesen Draht zu anderen Dimensionen kappen, noch wollte sie das. Die weltliche Ordnung, die Gesetze und Regeln, all diese Mechanismen, die menschliches Zusammenleben auf unserer Erde angeblich erst möglich machen, waren ihr schon als Kind nicht geheuer. Sie passten nicht in die Welt, die sie wahrnahm. Mehr und mehr achtete sie auf die Eingebungen, die aus anderen Sphären zu ihr drangen. Und setzte sie um. Einmal wollte Gott, dass sie ein Bild von Jesus Christus male. Sie, die doch gar nicht malen konnte. Ihr wurden die genauen Materialien, die sie für das Werk brauchte, vermittelt, und eine Woche später, es war der 24. Dezember 2002, stand Jesus Christus in ihrem Wohnzimmer. Das Gemälde war von einem schmalen weißen Rahmen umgeben. Friede herrschte bei diesem Weihnachtsfest in ihrer Familie. Friede wie selten zuvor.

Andächtige Ruhe füllte jetzt auch unseren Raum. Lediglich das Holz im Ofen knisterte. Es war kalt. Während ich Sanara zuhörte, drifteten meine Hoffnungen, hier ernsthaft geheilt werden zu können, mehr und mehr in den Hintergrund, längst hatte der Journalist in mir das Kommando übernommen. Ich beobachtete David, der diese Geschichte mit Sicherheit schon Hunderte Male gehört hatte, ihr aber aufmerksam folgte, sich immer wieder mal einbrachte und keinerlei Zweifel an der Echtheit der Erzählungen zu hegen schien.

»Diesen Jesus würde ich gerne sehen«, unterbrach ich die Stille. Zwei Minuten später standen wir vor dem Gemälde. Wir waren jetzt in Sanaras Wohnung, die sich im gleichen Gebäude nur wenige Meter von Davids Räumen entfernt befand. Jesus hatte gutmütige, weiche Augen, braunes langes Haar und einen gepflegten Vollbart. Er trug ein weißes Kleid und seinen Kopf umstrahlte ein heller Heiligenschein. Die rechte Hand hielt er wie zum Gruß auf Schulterhöhe, die linke Hand lag flach auf seinem Herzen. Aus seinem Brustraum leuchtete sowohl ein roter als auch ein gelber Lichtstrahl. Er sah aus, wie sich ein katholisch sozialisierter Mensch Jesus vorstellt. Er dürfe niemals in einer Kirche präsentiert werden und er lasse sich auch nicht von jedem fotografieren, erzählte Sanara. Aus Sanaras Mund sprudelte es jetzt nur so heraus. Sie demonstrierte mir weitere Schätze. Zeichnungen von ihren Visionen, fein gestickte Kelche und Kronen, Engelsfiguren, Fotos mit seltsamen Lichtkanälen, Atlantis, die Jungfrau Maria – allesamt Werke, die angeblich auf Anweisung von Gott entstanden waren. Sanara stand vor mir wie ein gutgläubiges und naives Wesen und kehrte ihr Inneres dermaßen offen nach außen, dass ich mich ein wenig wie ein Verräter fühlte. Würde sie mir all das erzählen, wenn sie wüsste, dass ich über sie schreiben werde? Sie wirkte wie eine Frau, die sich erklären will, eine Frau, die hofft, dass man sie versteht – und wenn nicht, zumindest ernst nimmt. Ich blickte ihr ins Gesicht und sah, dass ihre Augen jegliche Magie verloren hatten. Ihr Blick verriet jetzt Unsicherheit und Unruhe gleichermaßen. Die Seherin wirkte irgendwie verloren.

Und trotzdem stand natürlich seit geraumer Zeit eine Frage im Raum, deren Äußerung mir in diesem Moment als etwas herzlos erschien: Warum zur Hölle sollte Gott mit Menschen wie Sanara Kontakt aufnehmen, warum sollte ausgerechnet sie Bilder malen, die dann bloß in ihrem Wohnzimmer herumhingen? Nehmen wir einmal an, Gott braucht einen Fürsprecher aus Fleisch und Blut, warum bestimmt er nicht jemanden, der wesentlich mehr bewirken könnte? Jemanden wie Justin Timberlake, Barack Obama oder den Papst. All das dachte ich und formulierte dann folgende Frage, und ich achtete dabei auf einen möglichst wohlgesinnten, weichen Ton in meiner Stimme: »Wie kommen Sie zu dieser Ehre? Warum gerade Sie?« Ohne lange zu überlegen und ohne jegliche spürbare negative Emotion antworteten beide gleichzeitig: »Keine Ahnung, das wissen wir nicht. Man könnte verrückt werden, wenn man darüber nachdenkt.« Und schwuppdiwupp erschienen sämtliche

Verrücktheiten wieder in einem anderen Licht. In einem Licht ohne Schatten. Denn was sollte man denn bitte wirklich tun, wenn man plötzlich Erscheinungen und außergewöhnliche Kräfte hätte? Wie könnte man so etwas vernünftig erklären? Mit wem darüber reden, wie vorgehen? Auch ich wüsste es nicht, wäre heillos überfordert. »Jesus hat sich noch nie mit den Mächtigen verbündet«, sagte David dann noch nach einigem Nachdenken.

Kraft
In mir ist die Kraft der strahlenden Sonne,
die Liebe strahlt mit starker Wonne,
sie nährt mich zu jeder Zeit,
denn diese Kraft ist nicht weit.
Sie ist für jeden erreichbar,
ist das nicht wunderbar?
Es ist der Raum in deinem Herzen
und da hinein kommst du ohne Schmerzen.
Es ist der Tempel, der dich nährt,
ist das gar nichts für dich wert?
Um dieses zu erreichen,
darfst du nicht
von deiner Wahrheit
abweichen.

Ein Gedichtband lag jetzt vor mir. »Wahrheiten, die mein Leben schrieb«, von David Manna RA. Zwölf Gedichte enthielt das Buch, jedes Gedicht war auch von einer Zeichnung begleitet. Die Bilder stammten von Sanara und das Interessante daran, Texte und Zeichnungen wurden nicht zusammen angefertigt und aufeinander abgestimmt, sondern unabhängig voneinander schon vor Jahren zu Papier gebracht und passten trotzdem zusammen wie aus Geisterhand. Zumindest sahen David und Sanara das so. Das Gedicht »Kraft« begleitete eine Zeichnung, auf der man durch ein orientalisches Tor auf eine malerisch hügelige Landschaft mit blauem Himmel blickt. Palmen und Berge sind zu sehen und im Zentrum zwei Personen, die ein Kamel über die Landschaft ziehen.

Die beiden schienen sich beruflich wie auch privat optimal zu ergänzen. Vor vier Jahren hatten sie einander über Facebook kennengelernt. In einem Forum hatte Sanara von ihrer spirituellen Operation, die eine philippinische Heilerin bei ihr unternommen hatte, berichtet. David las das und interessierte sich dafür. Und so nahmen die Dinge ihren Lauf. David erhielt bei einer meditativen, außerkörperlichen Erfahrung die Information, dass er Deutschland verlassen und nach Österreich gehen solle. Anfangs wollte er nicht. Dank Sanara hatte er eine Motivation. »Gott wusste, dass ich einen Grund brauchte, nach Österreich zu gehen«, erklärte David, »ich habe ihm das vermittelt, denn mit Gott kann man durchaus auch verhandeln«, erfuhr ich weiter. Und ehrlich gesagt war ich jetzt knapp davor aufzustehen und zu gehen. Mit Gott verhandeln? Wie sollte man all das noch ernst nehmen können? Wie darüber schreiben, ohne jegliche Seriosität mit voller Wucht gegen die Wand zu schmettern? Ja, lustig könnte man sich darüber machen, das schon. So nach dem Motto Geschichten aus dem Irrenhaus, aber ernsthaft darüber berichten? Ich steckte in einem Dilemma und überlegte, das Ganze unvollendet und vorzeitig abzubrechen. Und dann kam ein Engel herbeigeflogen, ein digitalisierter Engel. Er hieß Victoria und kam via YouTube zu uns geflattert. »Aus Dankbarkeit wollte sie uns ihr Haus schenken«, sagte David und hielt mir sein Smartphone vor die Nase. Ein blondes junges Mädel demonstrierte darin, wie es wieder laufen gelernt hatte und dankte David für die Heilung.

Das Glück, das die Szene ausdrückte, ließ mir die Gänsehaut über den Rücken laufen. Nicole war dem Tode nahe gewesen, sie hatte sich vom Halswirbel abwärts nicht mehr bewegen können, die Ärzte waren hoffnungslos. Nicoles Mutter wandte sich an David, der gerade in Griechenland weilte, und bat ihn um Hilfe. Per Fernheilung, täglich zwei Sitzungen, machte sich David an die Arbeit. Er schickte ihr heilende Kräfte. Sofort ging es Nicole besser, zwei Monate später konnte sie wieder gehen, drei Monate später war sie wieder kerngesund. »Es war ein Wunder«, sagte David und seine Stimme krächzte ein wenig, als er vom Geschehenen berichtete. Tränen standen jetzt in seinen Augen, und sein Gesicht verformte sich zu einer weinerlich wirkenden Fratze. Dieses Erlebnis berührte David ganz offensichtlich nach wie vor. Es schien fast so, als wäre die Heilung dieses Mädchens auch für ihn selbst das größte Wunder.

Auf meinem Heimweg dachte ich lange nach. Über David und Sanara, über die eigenartige fremde Welt, in der sie sich bewegten. Eine Welt, die mit derart weichen, fließenden Grenzen versehen war, dass alles schwammig und vage zu sein schien und somit keinerlei klare Konturen aufkommen ließ, Konturen, die ja letztlich so wesentlich für unser aller inneren Halt und Sicherheit sind. Man kann sich leicht verlieren, wenn man sich intensiv auf diese Welt einlässt. Was hat noch Realitätsbezug, was ist ein Trugbild und was eine reale Erscheinung? Wie soll man das erkennen und bewerten können, wenn jeder Bezugspunkt weich wie Gelatine daherkommt? Nicoles wundersame Genesung erschien mir da wie ein Fels in der Brandung. Etwas zum Anhalten im Sumpf der willkürlichen Deutungen und Interpretationen. Sie war gelähmt gewesen und konnte dank Davids Behandlungen wieder gehen. Das war eine klare Aussage. Und ich hatte Nicoles Telefonnummer. Tags darauf wollte ich sie anrufen.

In der Nacht wälzte ich mich von einer zur anderen Seite. Es war schon drei Uhr, und weder schlief ich, noch war ich wach. David und Sanara geisterten mir im Kopf herum. Sie kämpften mit Schwertern gegen das Böse, und ich beobachtete sie dabei aus sicherer Entfernung. Als sie meine Anwesenheit bemerkten, deuteten sie mir, sie zu unterstützen. Ich wollte zwar irgendwie, blieb aber untätig, weil ich auch den Überblick bewahren wollte, woraufhin sie den Kampf zu verlieren schienen. Immer wieder blickten sie zu mir. Ihre Blicke baten um meine Unterstützung. Was, wenn das kein Traum war, sondern eine Vision? Wer kann das beurteilen außer man selbst? Und wo liegt der Unterschied? Am Morgen trank ich einen Kaffee und war wieder hellwach und klar. Ich ließ den Traum Traum sein, so wie ich es gelernt hatte, und dachte nicht weiter darüber nach.

Die Stimme am anderen Ende der Leitung klang hell und lebensfroh. »David hat mich schon informiert, dass Sie mit mir sprechen wollen. Gerne können Sie vorbeikommen«, sagte sie. Lediglich eine Stunde von meinem Heimatort entfernt wohnte Nicole mit ihrem Freund Jochen in einem großen Zweifamilienhaus. Im Erdgeschoss wohnten die Großeltern, im ersten Stock hatten sich Jochen und Nicole ihr Reich geschaffen. Den Innenausbau hatten die beiden mehr oder weniger selbst erledigt, Jochen war gelernter Zimmerer, der konnte so etwas. Ein junges Paar im Alter von vierundzwanzig Jahren saß mir gegenüber. Er, ein robuster Mann mit kräftigen Armen und zurückhaltendem Naturell. Sie schien ein wenig der Luftikus in der Beziehung zu sein, ein feingliedriges Mädchen mit schulterlangen Haaren, das der Beziehung wohl Lebendigkeit schenkte. Nächstes Jahr wollten sie heiraten. Als Nicole von der Halswirbelsäule abwärts gelähmt auf der Intensivstation lag, kam Jochen mit Blumen in den Händen an ihr Bett und machte ihr einen Heiratsantrag. Zu diesem Zeitpunkt wusste noch niemand, ob Nicole je wieder würde laufen können. Im Gegenteil, die Situation war ebenso düster wie die Prognosen. Nicole konnte nichts mehr selbständig tun. Selbst nach einer Schwester zu läuten war ihr unmöglich. Man stellte ihr eine Blasklingel vors Bett, damit sie zumindest das wieder selbständig erledigen konnte. Aber was war passiert, warum hatte sie ihre Beweglichkeit verloren? Das Unheil war über Nacht gekommen. Am Morgen konnte sie die Beine nicht mehr bewegen, abends waren dann auch die Arme taub. Sie war erschöpft, todmüde, ohne Energie. Ein Albtraum für Nicole und ihre Lieben. Nach unzähligen Untersuchungen in verschiedenen Spezialkliniken stellte man schließlich im AKH Wien Gehirnblutungen an sechs verschiedenen Stellen fest. Mittels OP wurden fünf davon verklebt, eine konnte nicht geschlossen werden, die war aber ohnehin schon vernarbt. Die Zukunftsprognosen der Ärzte waren bescheiden. Wieder gehen? Ja, vielleicht schon. In welchem Ausmaß aber und in welchem Zeitraum das wieder möglich sein würde, war völlig ungewiss. Es könnte sich um Jahre handeln. Im Raum stand auch, dass sie nie wieder alleine auf ihren Beinen würde stehen können. Etwa zwei Wochen nach der OP griff David ins Geschehen ein. Nicoles Mutter hatte ihre alte Freundin Sanara angerufen, die informierte David. Und der begann sogleich mit meditativen Fernheilungen, noch von Griechenland aus. Auch telefonierte er mehrmals mit Nicole, sagte ihr, dass alles wieder gut werden würde, und dass er restlos überzeugt davon sei. »Ich spürte sofort eine immense Energie«, sagte Nicole. Von diesem Tag an erholte sich Nicole in Windeseile. Immer hatte sie Energie, immer war sie positiv, immerzu arbeitete sie an ihrer Genesung. Schon nach wenigen Tagen gelangen ihr, festgeklammert an einen Rollator, die ersten Schritte. Die Ärzte konnten sich die rasche Genesung nicht erklären. Auch im Rehabilitationszentrum Weißer Hof, wo sie einen Monat verbrachte, war man von den Fortschritten irritiert. Zurück aus Griechenland besuchte David die junge Patientin mehrmals, reinigte energetisch ihr Krankenzimmer, legte die Hände auf, brachte Energie und Hoffnung. Und Nicoles Wiedererlangung der Beweglichkeit schritt voran wie von Geisterhand.

Drei Monate nach der Lähmung war es vollbracht. Nicoles Bewegungsapparat funktionierte wieder. Sogar arbeiten konnte sie wieder. »Vor allem dank David«, sagte Nicole, und Jochen pflichtete ihr bei. »Ja, David hat das hingekriegt«, bestätigte er mit fester Stimme. »Ja, aber was hat er denn genau gemacht?«, warf ich ein. »Sie geheilt durch Energie«, lautete die simple Antwort der beiden. Hat Nicole es denn gespürt, wenn David meditative Fernheilung praktiziert hatte, wollte ich wissen? Ich erfuhr, dass Nicole manchmal abends etwas wahrgenommen hatte, so ein leichtes Kribbeln, und dass sie David tags darauf angesprochen hatte und er ihr zumeist bestätigen konnte, dass er tatsächlich zum angenommenen Zeitpunkt an ihr gearbeitet hatte.

Serotonin kroch zäh wie Honig durch meine Blutbahnen. Ich war enttäuscht, die erhoffte Eindeutigkeit blieb anscheinend Wunschdenken. Nicole hatte das gesamte Programm der Schulmedizin mitgemacht, von der Lokalisation mittels MRT über OP durch eine Sonde, die durch ihre Blutgefäße manövriert wurde, bis hin zu hochprofessionellen Rehabilitationsmaßnahmen und zusätzlich dazu hat David, nennen wir es Energiearbeit geleistet. Warum glaubten die beiden, dass ausgerechnet Davids Beitrag das Entscheidende war? Diese Reflexion passte eigentlich nicht zu Menschen, die mit beiden Beinen fest im Leben standen, so wie Jochen und Nicole das ansonsten ganz offensichtlich taten. Und trotzdem beharrten sie darauf. David war der Grund. Seine Energie. Es sei eindeutig. Hätte er es nicht selbst erlebt, er würde es auch nicht glauben, und man könne sowieso über so etwas mit niemandem reden, sagte Jochen irgendwann. »Oh doch, kann man schon! Redet mit mir! Aber seid kritisch! Hinterfragt! Zweifelt!«, wollte ich ihnen ins Gesicht schreien. Aber ich ließ es. Und ich verstand die beiden ja auch. Warum sollten sie zweifeln? Wer hätte etwas davon? Letztlich würden sie sich doch lediglich selbst schwächen. Das wäre nicht viel anders als den Ast, auf dem man sich in Sicherheit wähnt, abzusägen. Wer macht das schon? Würde ich das tun? Ich spürte jetzt meine Gehirnwindungen arbeiten, wie sie sich wanden und drehten, wie sie knackten und schnalzten, weil Neuronenblitze in noch jungfräuliche Regionen vordrangen. Ich hatte einen Tumor im Kopf und reiste um die Welt auf der Suche nach einem Heiler, und wer war mein treuester und zugleich aufdringlichster Begleiter? Die Hoffnung? Die Demut? Das Interesse? Nein, nichts von alledem. Es war der Zweifel, der immerzu über meine Schulter lugte und jede Begegnung vom Beginn an vergiftete. Stand ich mir damit etwa selbst im Weg; sägte ich ständig am Ast, auf dem ich saß? Und war vielleicht sogar das der Grund für diese Krankheit? Vielleicht war ich unter all den Menschen, die ich zu verstehen und zu analysieren versuchte und die ich für ihre Gutgläubigkeit oft auch ein wenig belächelte, selbst der größte Dummkopf. Ein Dummkopf auf der Suche nach Wahrheit. Obwohl ich doch eigentlich Heilung suchte.

# PHILIPPINISCHE WUNDERHEILER UND HANDARBEITER

*Baguio und San Juan, Philippinen*

Ich brauchte Tage, um mich vom ersten Schock zu erholen und in meiner Haut wieder wohl und gesund zu fühlen. Natürlich hatte ich gewusst, dass, wenn ich mich auf Menschen einlasse, die von sich behaupten, dass sie mit ihren bloßen Händen durch die Bauchdecke hindurch in Körper eindringen können, auch Gefahren lauern könnten. Selbstverständlich hatte ich das bedacht. Was aber Jun Labo, der vielleicht bekannteste, mit Sicherheit aber blutverliebteste Wunderheiler der Philippinen mit mir angestellt hatte, war abseits jeglichen Anstands. Selbstverständlich habe auch ich Grenzen verletzt, habe das ein oder andere Mal geflunkert, um mein Gegenüber auf die Probe zu stellen und Scharlatanen auf die Schliche zu kommen. Nein, ich fühle mich nicht rein wie ein weißer Engel mit goldenen Schwingen, nein, ich war kein im Wind schaukelndes Blatt ohne Eigeninteressen. Doch halt, ich muss von vorne beginnen.

Es begann alles damit, dass ich mit den Heilern in meiner näheren Umgebung, und damit meine ich nicht etwa das kleine Binnenland Österreich alleine, sondern zudem in Ländern wie Tschechien, Deutschland, Kroatien, Polen, Spanien und Portugal, salopp gesagt mit halb Europa, abgeschlossen hatte. Weder konnte das Gewächs, das in meinem Kopf diagnostiziert wurde, erspürt, gesehen noch intuitiv erahnt werden. Keiner erkannte den Tumor. Kein Geistheiler, kein Schamane, kein Wender, kein Pendler und auch kein Kartenleger. Niemand.

Somit war der Weg auf die Philippinen fast unausweichlich. Um keine Heiler der Welt ranken sich mehr Gerüchte als um jene Geistchirurgen, die mit bloßen Händen blutige Operationen durchführen. Dass Geistchirurgen sich dabei lediglich als Werkzeug sehen, durch das Geistwesen wirken können, macht diese Methode nicht unbedingt nachvollziehbarer. Denn anders als bei nahezu allen anderen Heilern passieren diese Behandlungen nicht nur symbolisch oder meditativ, sondern real und blutig. Echt also. Echt im Sinne von sichtbar. Keine Metapher verwäscht das Geschehen. Der Geistchirurg begibt sich in Trance, öffnet den Körper und entnimmt den Patienten Stücke von Organen oder Blutgerinnsel. Unmittelbar nach der Behandlung schließt sich die Wunde sofort wieder und es bleibt keine Narbe zurück. Weder Narkose noch Desinfektionsmittel werden verwendet. Die Geistheiler sagen, das sei aufgrund der göttlichen Energie, mit der sie arbeiten, nicht nötig. Nach ausgiebiger Recherche stoße ich tatsächlich auf keinen einzigen Fall, der auf eine Infektion hinweisen würde, und auch die Schmerzlosigkeit der Behandlungen bestätigen zahlreiche Einträge in alternativen Gesundheitsforen. »Wie sollte man sich infizieren können, wenn da nicht mit echtem, sondern mit Hühner-, Schweine- oder Rinderblut herumhantiert wird«, war im Vorfeld einer meiner Gedanken dazu. Mit anderen Worten, so wie die meisten Menschen auf unserem Planeten glaubte ich eher nicht an die reale Möglichkeit solcher Operationen. Damals, vor einem Monat, war ich dumm wie Brot.

Dem ersten Geistheiler, dem ich gegenüberstand und der mich operieren wollte, begegnete ich mit der Souveränität des Einfältigen und fragte ihn, was er denn überhaupt operieren wolle. Zu meiner Verwunderung war er überrascht über diese Frage. Als ob das ein unwichtiges Detail wäre. Wir saßen in einem finsteren Raum, in dem alte Möbelstücke gelagert waren und auf dessen Wänden Jesusbilder hingen, und mein Gegenüber, das klein und alt war, gab sich zurückhaltend und wortkarg. »Sehen Sie, was mein Problem ist?«, fragte ich ihn. Und er nickte. Er erkenne das an einer Vielzahl von Kleinigkeiten, die richtig zusammengesetzt ein aussagekräftiges Bild ergäben. Meine Art zu sprechen, meine Mimik und Gestik sowie auch meine Aura und meine Chakren verrieten ihm alles Nötige. Unser Gespräch verlief schleppend und seine vorsichtig ausgeworfenen Köder ließ ich an mir vorüberziehen wie ein satter Fisch. Prostata-, Leber- und Lungenprobleme vermutete er. Regungslos verhallten die Worte im Raum. Die gesamte Vorgehensweise meines Gegenübers, das sich Oskar nannte, erschien mir wie der Versuch, sich mittels in den Raum gestellter Vermutungen und den Reaktionen darauf einer Sache zu nähern. Von außergewöhnlicher Intuition keine Spur. Ich war enttäuscht, zudem er sich nicht nur einmal in Widersprüche verwickelte. Bald war mir klar, dass Oskar nicht der richtige Mann für mich war. Aber ich äußerte diese Erkenntnis nicht, sondern bat mein Gegenüber, bei einer OP zuschauen zu dürfen. Dann würde ich mich operieren lassen. Dann ganz sicher.

Tags darauf stand ich einen halben Meter von einem Massagebett entfernt und meine Augen fokussierten die Finger des Heilers. Der Mann, der auf der Liege lag, hieß Dimitri, kam aus Kasachstan, war vierundachtzig Jahre alt und von erstaunlicher Fitness. Zuvor hatte ich einige Worte mit ihm gewechselt. Früher war er Projektleiter bei einem Weltkonzern und vorwiegend im asiatischen Raum tätig gewesen. Jetzt reiste er um die Welt mit seiner Frau, die sechsundfünfzig Jahre jünger war als er, eine achtundzwanzigjährige Russin. Dimitris Englisch war akzentfrei und sein Auftreten weltmännisch. Aufrechte Haltung, souveräne Umgangsformen, herzliche Ausstrahlung. Und in den Augen des Vierundachtzigjährigen brannte das

Feuer eines Erfolgsmenschen. Seit einigen Jahren ließ sich Dimitri regelmäßig von Oskar behandeln. Die Gründe der Behandlung erfuhr ich nicht. Bloß dass er sich zur Zeit über zehn Tage hinweg zweimal täglich operieren ließ, fünfzig Euro pro Operation bezahlte und sich sehr, sehr wohl fühlte. Mir war, als wären Oskars Behandlungen Dimitris Jungbrunnen. Neben seiner jungen Frau natürlich.

Nackt und mit geschlossenen Augen lag Dimitri auf der Liege. Oskar stand neben ihm. Er sprach ein Gebet und breitete seine Arme aus wie zum Segen. Dann legte er seine Hände auf Dimitris Bauchdecke und murmelte dabei leise und wie weggetreten unverständliche Worte. Die Finger bohrten sich mit leicht kreisenden Bewegungen tiefer und tiefer in den Bauch hinein und schienen teilweise in Dimitris Bauch zu verschwinden. Blut quoll unter den Fingern hervor. Ein Gehilfe, der direkt neben Oskar stand, wischte es sogleich weg. Oskar arbeitete sich vom Nabelbereich hinauf zu den Schultern. Kurzzeitig war Dimitris gesamter Oberkörper blutverschmiert. Wo auch immer Oskars Finger hinwanderten, floss Blut. Anfangs aus der Bauchgegend, dann aus der Leistengegend, zuletzt am Kopf, direkt aus der Stirn heraus. Hin und wieder zog Oskar auch Blutfäden und Blutpfropfen aus dem Körper heraus. Etwa alle zehn, fünfzehn Sekunden reinigte Oskar seine Hände in einer Plastikschüssel, die mit Wasser gefüllt war. Dimitri schien keinerlei Schmerzen zu verspüren. Die gesamte Prozedur dauerte nicht länger als drei bis vier Minuten. Sofort nach der OP verschwand der Gehilfe mit der Plastikschüssel, deren Inhalt jetzt blutrot war, und in der die herausoperierten Teile wie dunkle Würmer an der Oberfläche trieben. Während sich Dimitri einen neuen Termin am Nachmittag ausmachte, stand ich noch neben der Liege, und meine Augen suchten nach verräterischen Utensilien. Aber ich fand nichts. Da war nichts.

Trotz der Präsentation ließ ich mich nicht operieren. Ich wollte noch eine Nacht darüber nachdenken, sagte ich. Leicht gereizt wies mich Oskar vor die Tür.

Draußen empfing mich der übliche Wahnsinn asiatischer Städte. Aber Menschengewusel, Blechlawinen, Hupkonzerte und abgasgeschwängerte Luft schenkten meinem Gehirn wieder realistische Eindrücke und somit ein Stück Normalität zurück. Gewohnte Nüchternheit legte sich wieder über meine Sinne. Ich rekapitulierte und ließ die OP vor meinem geistigen Auge Revue passieren. Wieder und wieder. Dass da ein Trick dahinter sein musste, stand für mich außer Zweifel. Ließ er nicht die linke Hand immerzu auf Dimitris Körper liegen, während er lediglich seine rechte Hand regelmäßig im Wasserkübel reinigte? Der Gedanke jagte in meinen Hypothalamus hinauf, verknüpfte sich mit anderen Eindrücken und kreierte eine kleine, feine Theorie. Durchaus möglich, dass Oskar hinter seinen Händen ein Päckchen Blut versteckt hielt, es im richtigen Moment mit seinen Fingern zerdrückte und es dann über Dimitris Körper verteilte. Zugegeben keine außergewöhnliche Erklärung, aber eine, die meinen Anspruch auf Realität zufriedenstellend nährte, eine willkommene Version des Erlebten. Beweise hin oder her. Und abgesehen davon: Von meinem Tumor hatte Oskar keinen blassen Schimmer, das war keine Theorie, das war erlebte Wirklichkeit.

Die Stadt, in der ich mich in den ersten Tagen aufhielt und in der ich nach Heilern suchte, heißt Baguio. Sie hat dreihunderttausend Einwohner, liegt auf fünfzehnhundert Meter Seehöhe und ist umgeben von noch höheren Bergen. Viele Philippiner suchen hier im Hochland Erholung von der Hitze und dem Staub der Niederungen. Doch hatte ich ein entspanntes Bergjuwel erhofft, so blieb mir dieses verborgen. Schon nach wenigen Stunden konnte ich den Smog der Stadt auf meiner Zunge schmecken. Und der Wirbel von den Tausenden Jeepneys (Sammeltaxis), Bussen, Taxis und Motordreirädern dröhnte auch noch nachts in meinen Ohren. Zudem zog täglich etwa zur Mittagszeit eine dichte Nebelfront übers Land und ließ die niedriger liegenden Teile der hügeligen Stadt im grauen Nichts verschwinden. Auf einen Nenner gebracht: Baguio erlebte ich als hektisches, stinkendes Kaff ohne besonderen Reiz. Keine Spur von Spiritualität. Und trotzdem leben die meisten Geistchirurgen der Welt hier. Warum? Laut dem Schweizer Radiästheten und Erdstrahlenforscher Max Häberli liegt die größte Ader aus weltweit einzigartigen Mineralien unter dieser Stadt. Ob dieser Umstand als hinreichende Erklärung gelten kann? Keine Ahnung. Fakt ist, dass es weltweit nirgends mehr Geistchirurgen gibt als in Baguio und viele von ihnen sagen, dass sie nur hier zu ihren Bluteingriffen imstande wären und andernorts ihre Kräfte verlieren würden.

Auch Placido Palitayan vertritt diese Meinung. Er zählt zu den bekanntesten Heilern Baguios. Ich hatte in Büchern und im Internet von ihm gelesen. Unzählige Berichte von Menschen, die er heilen konnte, standen da und zeichneten ein Bild von einem Mann, dessen Kräfte außergewöhnlich zu sein schienen. Blinde konnten dank ihm wieder sehen, Gelähmte wieder gehen und unzähligen dem Tod Geweihten schenkte er Jahre des Lebens. Neben vielen spektakulären Heilungen hatte er auch eine Religionsgemeinschaft mit eigener Kirche gegründet. Bereits mit fünfzehn Jahren begann Placido mit psychischen Heilungen. Damals heilte er ausschließlich durch Handauflegen und Gebete. Doch dann passierte etwas Unglaubliches. Placido befand sich in einer nahezu ausweglosen Situation. Der Häuptling eines Bergstammes forderte die Heilung seiner Tochter und drohte Placido, ihm im Falles des Misslingens die Kehle durchzuschneiden. Placido versank in einen außergewöhnlichen Trancezustand, legte die Hände auf die Bauchdecke der Häuptlingstochter und öffnete erstmals in seinem Leben den Körper eines Menschen. Dunkles Blut floss aus dem Bauch der jungen Frau heraus. Der Häuptling fürchtete um das Leben seiner Tochter und rastete total aus. Er attackierte Placido noch während der OP mit einem schwertähnlichen Messer. Doch als er zum Hieb ansetzte, verlor er plötzlich jegliche Kontrolle über seinen Arm. Er sackte zusammen und konnte sich kaum mehr bewegen. Erst als die OP beendet war, kehrte Leben in die Gliedmaßen des Häuptlings zurück. Die Tochter wurde geheilt und der Häuptling bot Placido zum Dank die Hälfte des Gebirges an, in dem sein Stamm lebte, samt allen Tieren. Eine Geschichte, unglaublich wie ein Märchen.

Placidos Stimme am Telefon überraschte mich. Ich hatte mir ausgerechnet, dass er mindestens siebzig Jahre alt sein müsste, doch seine Stimme klang unverbraucht und voller Leben. »Ja, sie können morgen kommen«, sagte er, »morgen Vormittag um elf Uhr.« Anschließend schickte er mir per SMS seine Adresse und noch einige Fragen. Woher kommen Sie? Woher wissen Sie von mir? Zu wievielt kommen Sie morgen? Welche Krankheit haben Sie? Nichts von alldem beantwortete ich. Tags darauf stand ich vor der besagten Adresse und erfuhr, dass Placido Palitayan, der große Heiler, tot war. Schon im Dezember war er gestorben. Sohn Placido der Dritte erklärte mir, dass seitdem er die Heilungen vornehme. Er habe als Einziger seiner neun Geschwister die heilenden Kräfte seines Vaters, dem er auch jahrelang assistiert hatte. Zum Beweis schloss er für den Bruchteil einer Sekunde seine Augen, rieb gleichzeitig seine Hände aneinander und hielt die nun geöffneten Handflächen im Abstand von einem halben Meter in meine Richtung. Ein Hitzeschwall kroch durch meine Haut bis zu den Knochen. Es fühlte sich an, als würde ich unmittelbar vor einem voll aufgedrehten Radiator stehen. Im Vorfeld hatte ich von diesem Phänomen gelesen. Neben mentalen und blutigen Operationen zählt die magnetische Behandlung zu den am häufigsten angewandten Heilmethoden auf den Philippinen. Ganz offensichtlich beherrschte auch Placido diese Methode. Er hatte magnetische Hände.

Sein Behandlungsraum grenzte an das Wohnzimmer, in dem sich gerade Familienmitglieder unterschiedlichster Generationen aufhielten. Jede einzelne Person, von der Großmutter bis zum Kleinkind, kam auf mich zu, schüttelte mir die Hand und begrüßte mich äußerst herzlich. Wir verschwanden im Behandlungsraum, da stand ein Massagetisch, alte Kleider hingen auf einer provisorisch montierten Kleiderstange und ein Philippiner wartete auf seine Behandlung. Er hatte Kreuzbeschwerden. Da er vor mir an der Reihe war, konnte ich wieder bei einer OP zusehen. Gebet, Trance und Sekunden später floss wieder Blut. Dickes, dunkelrotes Blut. Es war zum Verrücktwerden. Doch noch bevor mein Verstand Antworten liefern konnte, lag auch ich auf der Liege. Placido faltete seine Hände und begann wieder zu beten. Mein Brustkorb hob und senkte sich bei jedem Atemzug um Zentimeter. Meine Fingerkuppen hinterließen feuchte Abdrücke, so nervös war ich. Das soeben Gesehene setzte meinem Verstand zu. Abrupt unterbrach ich das Prozedere, setzte mich nochmals auf und vereinbarte mit Placido eine strikte Vorgehensweise. Vorerst keine OP, sondern bloß eine Untersuchung. Erst danach entscheiden wir die nächsten Schritte, okay? Placido sah kein Problem darin. Er schloss die Augen, und seine Hände folgten den Konturen meines Körpers im Abstand von dreißig Zentimetern. Angenehme Wärme durchstrahlte meinen Körper. Nach fünf Minuten die Diagnose: Blockade im Lenden- und im Halswirbelbereich. Ansonsten sei alles in Ordnung. Eine OP somit nicht nötig.

Tja, was sollte ich davon halten? Trefferquote siebzig Prozent. Das Wesentliche, den Tumor, hatte aber auch er nicht erkannt. Trotzdem löste sich meine Anspannung. Während ich von der Liege stieg, schoss mir eine Idee in den Kopf. Eine Idee, für die ich mich im Nachhinein ein wenig schäme. »Placido«, sagte ich mit wichtigem Ton. Und dann holte ich das Blau vom Himmel wie ein schmieriger Makler. Ich quasselte etwas von einem Gesundheitszentrum in Europa und einem Geistchirurgen, den wir für dieses Unternehmen engagieren wollten.

Noch bevor ich die Idee vollends ausgeführt hatte, zappelte Placido der Dritte an meiner Angel. Ja, ich würde Leute aus Europa zu ihm schicken und ja, ich würde ihn zweimal im Jahr nach Wien einfliegen lassen. Über die Gewinnaufteilung müssten wir noch nachdenken. Ich dachte zu diesem Zeitpunkt, dass die Suche nach der Wahrheit solche kleinen Lügengeschichten rechtfertigen würde und hoffte, mit dieser Finte etwaigen Geheimnissen auf die Schliche zu kommen. Und dann setzte ich meinem kleinen Märchen noch ein goldenes Krönchen auf.

»Erlaube Blutproben«, sagte ich, »erlaube den Patienten die Mitnahme der herausoperierten Teile. Ich garantiere dir, dann laufen dir die Europäer die Tür ein. Die brauchen solche Beweise.« Über Placidos gutmütige Gesichtszüge legte sich der fahle Schleier der Enttäuschung.

Seine ablehnende Körperhaltung verriet mir die Antwort vorweg. Das war der Beweis, den ich gesucht hatte. Die Operationen sind, wie nicht anders zu erwarten, Täuschungen. Placidos ablehnende Reaktion war der eindeutige Beweis hierfür. »Gut, ich denke wir können das zumindest bei den ersten zehn oder zwanzig Patienten machen«, sagte er da mit weicher Stimme, um anschließend noch hinzuzufügen, dass allerdings bei so wenig Vertrauen wohl jede Operation zwecklos sein werde.

Im Taxi zurück in mein Hotel zermarterte ich mir mein Hirn.

Alles war so fragwürdig wie zuvor. Placido hatte diesen Bluttests tatsächlich zugestimmt. Wäre die Ablehnung ein Beweis für Betrug gewesen, so musste die Zustimmung das Gegenteil bedeuten. Nun, nicht wirklich. Bluttests von geistchirurgischen Eingriffen wurden natürlich auch schon in der Vergangenheit des Öfteren durchgeführt. Mit teils erstaunlichen Ergebnissen. Manchmal, eher selten, stammte das Blut tatsächlich von den jeweiligen Patienten, zumeist war das aber nicht der Fall. Von Schweine- über Hühner- bis Rinderblut, alles Mögliche fand sich unter den Proben. Ist das ein Beweis für Schwindel? Nein, nicht unbedingt. Neuerliche Analysen mittels anderer Methode ergaben nämlich, dass es sich zumeist tatsächlich um Menschenblut handelte. Und als wäre damit der Verwirrung nicht genug, konnte das analysierte Blut einige wenige Male weder Menschen noch Tieren zugeordnet werden. Die rote Flüssigkeit passte schlichtweg zu keinem irdischen Wesen.

Bei dieser Vielzahl von Unklarheiten rasten meine Gedanken wie in einem Karussell durch meinen Kopf. Um wieder zu Sinnen zu kommen, begann ich ein Gespräch mit dem Taxifahrer. Zwar hatte er eine Mütze auf dem Kopf, die wie eine winzige Babyhaube ausah und die seinem Antlitz ein ziemlich wunderliches Aussehen verpasste, doch was war das schon im Vergleich zu meinen Gedanken. Ob er an die Fähigkeiten philippinischer Geistheiler glaube, wollte ich von ihm wissen. Pure Vernunft kroch da in meine Ohren. »Wenn ich eine Krankheit habe, gehe ich zum Arzt«, sagte Mr. Babymütze klar und deutlich. Aber das war nicht das Ende des Gesprächs. Denn natürlich kannte auch er den einen oder anderen Geistchirurgen, und wie sich herausstellte, hatte einer sogar seiner Tante das Leben gerettet. »Er hat ihr den Tumor einfach mit den Fingern aus dem Körper gezogen«, gab sich der Taxifahrer jetzt erstaunt und die Bänder seiner Babymütze baumelten hin und her, weil ungläubiges Kopfschütteln seine Worte begleiteten. Wie sich herausstellte, hieß der erwähnte Heiler Jun Labo.

Da war er wieder, dieser Name, der mich seit Anbeginn meiner Reise zu verfolgen schien. Vom Hotelbesitzer bis zum Obdachlosen, egal wen ich auf den Philippinen nach einem Geistheiler fragte, alle nannten diesen Namen. Jun Labo. Und immerzu lagen Bewunderung wie auch Verachtung in den Stimmen. Zwei Jahre lang war er Bürgermeister der Stadt gewesen. Den Großteil seines Lebens aber widmete er seiner Tätigkeit als Geistchirurg. Weltweit war er unterwegs. Flankiert von schönen Frauen, umgeben von Berühmtheiten aus der Showbranche. Burt Lancaster drehte einen Film über ihn. Ich erinnere mich an ein Foto, das ich einmal von Jun Labo gesehen habe. Angeblich wurde es im Anschluss an dreißig imposante Showoperationen geschossen. Er lacht darauf selbstbewusst an der Kamera vorbei, neben ihm seine rattenscharfe Frau und Assistentin, von deren roter Schürze auf Brusthöhe die Worte »Crazy Cat« herunterstrahlen. Ein Bild wie eine Offenbarung. Jun Labo machte nie ein Hehl daraus, dass er sich für den besten Heiler auf Gottes Erde hält. Doch so viel man über seine Vergangenheit zu erzählen wusste, so spärlich waren die Informationen über sein derzeitiges Leben. Ihn hier anzutreffen, erschien mir im Vorfeld als überaus unrealistisch. Er musste jetzt über achtzig Jahre alt sein. Angeblich hatte er mit seiner neuen blutjungen Frau zwei Kinder im Volksschulalter. Ob er noch operierte, ob er überhaupt noch in seinem Haus in Baguio lebte, darüber konnte niemand genaue Auskunft geben. Vom bankrotten Steuersünder über einen in Russland inhaftierten Scharlatan bis hin zum knochenharten Großinvestor und nach wie vor tätigen Wunderheiler reichten die Vermutungen zu seinem Schicksal. Jun Labo war ganz offensichtlich zum Mysterium geworden. »Weißt du, wo sein Haus steht?«, fragte ich den Taxilenker. Klar wusste er das.

Der Wagen hielt vor keinem Haus, sondern vor einem Anwesen. »Jun Labo Residence« stand auf dem massiven Eingangstor. Hinter hohen Mauern konnte man Teile eines prachtvollen Gebäudes erkennen. Die weibliche Securitykraft mit männlichem Haarschnitt und Revolver im Hüftgurt passierte ich im Vorbeigehen mit der simplen Lüge, dass ich einen Termin bei Jun Labo hätte. Klarheit, das weiß ich seit Jahren, bringt Angestellte zumeist in ein Entscheidungsdilemma und einen selbst so schneller ans Ziel als zögerliches Fragen. Heiligenstatuen und Buddhafiguren standen zwischen üppig wuchernden Gartenpflanzen. Ich trat ins Nebengebäude ein, wo sich eine Kapelle mit riesigem Christuskreuz vor mir aufbaute, bog um die Ecke und da saß ein Mann, tief versunken ins Leere starrend. Kühle Erhabenheit umgab den Mann, der mich jedoch zu meiner Verwunderung registrierte und mir mit einer minimalistischen Handbewegung anzeigte, mich zu setzen. Ich nahm auf dem nächstbesten Stuhl Platz. Es bedurfte keiner Worte und auch keiner besonderen Intuition zu verstehen, dass ich schweigen sollte. Etwas Unnahbares klebte an meinem Gegenüber. Weiße Kleidung, eingefrorene Gesichtszüge, starre Augen mit durchdringendem Blick. War das Jun Labo? Regungslos starrte er durch mich hindurch. Fünf Minuten. Zehn Minuten. Eine Viertelstunde. Nichts passierte, Stillstand lag im Raum. Las er meine Gedanken? Hypnotisierte er mich? Sah er meine Vergangenheit? Meine Zukunft? Oder vielleicht gar den Tag meines Todes? Mein Geist kreierte seltsame Vermutungen. Mittlerweile war ich fest davon überzeugt, dass der Mann vor mir Jun Labo sein musste. An der Wand hinter ihm hing eine Vielzahl von eingerahmten Urkunden, Dekreten und Orden, und wenn ich meine Augen fest zusammenkniff, konnte ich darauf das ein oder andere Foto erkennen und seinen Namen lesen. Irgendwann verzogen sich Jun Labos

Gesichtszüge zu einem maskenhaften Lächeln und er winkte mich zu sich.

Gebeugt wie ein Diener stand ich vor ihm, um seine leise gesprochenen Worte zu verstehen. Er offenbarte mir, dass er mich morgen operieren würde und dass ich um zehn Uhr hier sein solle. Als ich gerade ansetzen wollte, meine üblichen Fragen zur Diagnose und der Notwendigkeit einer OP zu stellen, machte er eine abwehrende Handbewegung. »Den Rest klären wir morgen«, sagte er, stand auf und ging merkwürdig zögerlich aus dem Raum hinaus. Gerade noch schaffte ich es, ihm meine Hand zur Verabschiedung entgegenzustrecken. Dieses Ritual war mir wichtig. Schon vor Jahren war mir aufgefallen, dass Menschen, die von sich behaupten, eine besondere Verbindung zur Geisterwelt zu haben, zumeist keinerlei Händedruck ausübten. Keine Ahnung, woran das liegt. Vielleicht daran, dass sie anders als selbstbewusste, weltliche Charaktere ihr Ego tatsächlich überwunden haben. Jun Labo legte seine Hand in meine, und sie fühlte sich an wie lauwarmer Leberkäse. Sie war weich und warm und ohne Regung.

Die Nacht glich einem Bußgang. Um zwei Uhr glitt ich aus dem Schlaf in die finstere Nacht zurück. Eine seltsame Schwere haftete an mir. Im Minutentakt wurde ich unruhiger. Ich knipste das Licht an und starrte an die Decke. Was war da los gewesen in meinem Traum? Ich hatte von Geistheilern geträumt. Oskar war da gewesen, Placido und Jun Labo. Keine Bilder belasteten meinen Kopf, lediglich ein Gefühl, ein einziger Gedanke, der am besten mit einem simplen archaischen Wort beschrieben werden konnte: SÜNDE. Mir war, als müsste ich um Vergebung bitten. Für meine Zweifel, für meine Lügen, für meine mangelnde Demut. Ich stand auf und lief in meinem Zimmer hin und her. Ich sagte mir, dass ich mir all das bloß einredete. Wie ein Mantra betete ich den immer gleichen banalen Satz herunter: »Was ich gerade denke, ist reine Einbildung, ich selbst kreiere diese Trugbilder.« Wieder und wieder sagte ich mir diesen Satz vor. Laut. Das half ein wenig. Ich kam wieder zu Sinnen. Aber mir wurde klar, dass ich etwas ändern musste. Das war offensichtlich. Nicht wegen Oskar, Placido oder Jun. Nicht wegen der Geistheiler. Und auch nicht wegen einer etwaigen Sünde. Nein, es ging um mich, um meine Gesundheit. Wieder einmal war ich meinem eigenen innersten Naturell aufgesessen. Die gesamte bisherige Zeit auf den Philippinen war ich von Zweifeln und Neugier getrieben gewesen und hatte dabei den eigentlichen Grund meines Hierseins, meine Gesundung, vergessen. Deshalb war ich doch hier, nicht um irgendjemanden aufzudecken. Zwei Gedanken fraßen sich in dieser Nacht in mein Gehirn.

Erstens: Vielleicht hat mir meine bisherige chronisch zweifelnde Denkweise den Tumor eingebrockt.

Zweitens: Glaube übertrumpft Zweifel in allen Lebenslagen.

Und was änderten diese Erkenntnisse an meinem Denken? Leider nicht viel. Mir wurde lediglich bewusst, dass Glaube anders als Wissen kaum erwerbbar, sondern eher als Geschenk zu empfangen ist. Glaube ist ein Geschenk. Ähnlich wie Liebe, Leidenschaft oder schöne Haare. All das hat man oder eben nicht. Trotzdem beschloss ich, meinem Umfeld mehr Vorschussvertrauen zu schenken oder dies zumindest wieder einmal zu versuchen. Dieser Plan ließ mich in Ruhe einschlafen.

Jun Labo war zur ausgemachten Zeit um zehn Uhr nicht zugegen. Sein Assistent Antonio gesellte sich zu mir und hatte allerlei Interessantes zu berichten. Er zeigte mir Dankesbriefe und Fotos von Menschen, die Jun in den letzten Jahren geheilt hatte. »Ich denke täglich mit unendlicher Dankbarkeit an dich. Du hast mir das Leben wieder gegeben«, schrieb Kathy aus Australien. Einen faustgroßen bösartigen Tumor hatte Jun Labo der jungen blonden Frau, die für das mitgeschickte Foto auf einem einsamen Strand posierte, aus dem Kopf herausoperiert. »Wir schließen dich täglich in unsere Gebete ein«, bedankte sich Franz aus Deutschland für seine Heilung von Hepatitis C. »Du mögest ewig leben«, wünschte Mary aus Großbritannien ihrem Retter. Dankesschreiben aus aller Herren Länder lagen vor mir, teils kunstvoll verziert und, wie es schien, alle mit Liebe geschrieben. Antonio belebte die Schreiben mit teils berührenden Hintergrundgeschichten. Einmal wurde seine Stimme brüchig. Er entschuldigte sich dafür mit den Worten: »Ich kann nicht so nüchtern sein wie Jun, der sieht sich solche Schreiben nicht einmal an. Sie bedeuten ihm nichts.« Ich erfuhr weiters, dass Jun Labo vor gar nicht allzu langer Zeit einen Hitzschlag erlitten und seine blutjunge Frau ihn angeblich längst wieder verlassen hatte. Ich blickte aus dem Fenster des Hauses, wo in der Ferne hinter hügeliger Landschaft das Meer silbern hervorblitzte, und versuchte die gewohnten Bahnen meiner Gedanken aufzuspüren, um meinem Geist mehr Weite und somit Gesundheit zu schenken. Und trotzdem kam vom Horizont übers weite Meer ein Gedanke auf mich zugeflogen: »Würde Jun Labo gutheißen, was mir sein Assistent alles erzählt?« Falsche Frage, Thomas, falsche Frage.

Kopflos lauschte ich den Erinnerungen Antonios, die immer unglaublicher wurden. Einmal, sagte er, operierte Jun einen Mann aus Südafrika. Als Jun die Hände auf den Bauch des Mannes legte, schwoll dieser innerhalb von Sekunden auf die Maße des Bauches einer im neunten Monat Schwangeren an. Rote feine Risse zeichneten sich auf der zum Zerreißen gespannten Bauchdecke ab. Der Bauch konnte jeden Moment aufplatzen. Jun forderte alle auf, den Behandlungsraum sofort zu verlassen. Nur mit größter Anstrengung schaffte er es, die

Luft durch die offene Bauchdecke des Mannes entweichen zu lassen. Wie Jun nachher erzählte, war der Mann mit einem bösen Zauber belegt. Der Südafrikaner bestätigte, dass ihn vor Jahren ein Voodoo-Priester verflucht hatte.

Mit der Emotion eines Gleichmütigen ließ ich diese und andere Geschichten an mir vorüberziehen, erinnere mich aber, dass ich mich ein wenig darüber ärgerte, die Nacht meines Sinneswandels ausgerechnet gestern gehabt zu haben. Denn es rumorte natürlich erheblich in meiner Magengrube bei solchen fantastischen Erzählungen. Obwohl eine Beobachtung gestern wie heute die gleiche geblieben wäre: Antonio war eine vertrauenswürdige Person. Da stand kein leichtgläubiger, abgehobener Realitätsverweigerer vor mir und auch kein mutwilliger Lügner. Ich glaubte Antonio tatsächlich jedes Wort. Er hatte das so erlebt, keine Frage.

Die Wartezeit war aber auch nach diesen Schauergeschichten noch nicht beendet. Etwa eine Stunde nach dem vereinbarten Termin kam auch noch ein lebendiger Beweis für Jun Labos Heilkräfte bei der Tür hereinspaziert. Er sah ernst aus und gezeichnet, aber er lebte. Er kam aus der Schweiz, war fünfundfünfzig Jahre alt und eigentlich hätte er schon lange tot sein müssen. Die Überlebenschancen bei Bauchspeicheldrüsenkrebs im Endstadium gleichen statistisch gesehen wahrscheinlich einem Lottosechser. Franz aus Zürich hatte dieses Glück. Im Geiste höre ich Franz an dieser Stelle heftig intervenieren. Nicht Glück, sondern Jun Labo habe ihn gerettet, würde er in Schwyzerdütsch sagen. Denn Jun operierte ihn innerhalb von drei Wochen an die zwanzigmal und holte dabei Geschwüre aus seinem Körper, die teilweise die Größe eines Tennisballs hatten. Zurück in der Schweiz sagten ihm die Ärzte, dass er gesund sei. Der Krebs sei verschwunden. Keine einzige Metastase sei mehr in seinem Körper. Das war vor acht Jahren. Seitdem reist Franz alle drei Jahre zu Jun, um sich durchchecken zu lassen. Zwei Freundinnen begleiteten ihn dieses Mal. Eine achtzigjährige Frau, die nach einem Sturz kein Gefühl mehr in ihrem rechten Arm hatte, und eine sechzigjährige Witwe mit allerlei kleineren Problemchen, über die sie nicht mit mir reden wollte. Gestern hatten auch die beiden Frauen ihre jeweils erste Operation bei Jun Labo gehabt. Und wie war's? Ungläubiges Kopfschütteln. Beide blickten jetzt gläsern ins Nichts, ganz so, als hätten sie gestern den heiligen Geist gesehen. »Ich glaube eigentlich nicht, dass es all das geben kann«, erklärte die Achtzigjährige.

Jun Labo begann an diesem Tag mit den Operationen um elf Uhr. Zuvor hatte er in der Kapelle ein Räucherstäbchen entzündet und einige Minuten kniend an der Kanzel verweilt und Gott um Stärke für seine Heilkräfte gebeten. Anschließend trat er auf jeden einzelnen von uns zu, zeichnete mit nach Weihrauch riechenden Räucherstäbchen unsere Körperkonturen nach und malte abschließend jedem ein Kreuz auf die Stirn. Danach folgten wir ihm ins Untergeschoss. Ein Umkleideraum mit absperrbaren Wandkästen und einer Sitzbank waren da, und ein Aufenthaltsraum, von dem aus man durch eine Glaswand Einsicht auf den Operationsraum hatte. In diesem stand ein Massagetisch, und an die Rückwand war in überdimensionaler Größe Jesus Christus mit ausgebreiteten Händen gemalt. Ein farbenfrohes, kitschiges Gemälde. Einzeln und entkleidet bis auf die Unterwäsche traten die Patienten in den Operationsraum ein. Ich verfolgte die Operationen außerhalb des Raumes stehend durch die Glaswand mit. Jun wirkte völlig konzentriert. Er arbeitete schneller, blutiger und theatralischer als jeder Geistchirurg, den ich bis dato erlebt hatte. Seltsame Gewächse wurden aus den Körpern der Patienten gezogen. Bevor der Assistent sie in einem Kübel verschwinden ließ, lagen sie für eine ganze Weile gut sichtbar auf dem Bauch des jeweiligen

Patienten. Blutige, gallertartige Fleischklumpen. Als ich an der Reihe war, war der Boden bereits derart blutverschmiert, dass ich gar nicht wusste, wo ich hinsteigen sollte. Jun bedeckte meinen Oberkörper mit einem weißen Laken, an dem noch Blut von den vorigen Operationen klebte. Angeblich kann er durch dieses Tuch Körper mit einer Art Röntgenblick durchleuchten. »Müssen Sie operieren?«, fragte ich mit dünner Stimme. Vor lauter Nervosität war mein Mund derart trocken, dass ich meine Zunge am Gaumen festkleben spürte. Jun erkannte Prostataprobleme, Lungen- und Leberprobleme. Oder besser, er glaubte sie zu erkennen. Denn obwohl auch schon der erste von mir aufgesuchte Geistheiler die gleiche Diagnose gestellt hatte, zweifelte ich an deren Richtigkeit. Kleinlaut äußerte ich meine diesbezüglichen Bedenken, verriet aber, quasi als Wiedergutmachung für meine Kritik (man darf die Drucksituation in diesem Moment nicht unterschätzen), dass ich einen diagnostizierten Hirntumor hätte. Juns Gesichtszüge veränderten sich keinen Millimeter. Er hielt jetzt bloß das blutverschmierte Tuch für etwa zwei Sekunden vor meinen Kopf. Dann legte er es zur Seite und begann zu operieren. Ich spürte Blut über meine linke Schläfe rinnen, so viel Blut, dass ich die auf dem Fußboden aufklatschenden Tropfen hörte. Und im Augenwinkel sah ich, wie etwas Fleischiges unterhalb meiner Schläfe herausquoll. Aber ich spürte nichts. Und auch kein Trancezustand trübte meine Sinne. Ich war klar im Kopf und wurde scheinbar ausgenommen wie ein Tier. An mehreren Stellen meines Körpers zog Jun Labo jetzt seltsame blutige Gewächse aus mir. Nach fünf Minuten war er mit mir fertig. Ich stand auf und verließ den Schlachtraum auf weichen Knien, aber ohne Narben.

Aufgeregte Gesichter empfingen mich im Aufenthaltsraum. Die anderen hatten die Operation verfolgt und wollten mir Details mitteilen. Aber ich hatte keine Lust auf die Rolle des

Sensationsobjekts, zudem hatte Antonio mir mitgeteilt, dass Jun Labo mit mir sprechen wolle. »Etwas sehr Wichtiges.« Ich kleidete mich an, ging die Stiege hinauf und merkte, dass ich mich verhielt wie ein Getriebener. Warum eigentlich diese Eile? Es gab doch keinen Grund dazu. Ich bog in den nächsten Comfort Room ein, so nennt man Toiletten auf den Philippinen, schloss die Tür ab, lehnte mich an das Waschbecken und schaute in den Spiegel. Unsichere Augen blickten mich an, aus einem durchsichtigen Gesicht. Über allem hing der Nebel der Unmöglichkeit. Und trotzdem wusste ich, dass ich mich in eine Situation begeben hatte, die gefährlich werden konnte. Ich spürte das ganz genau.

Vielleicht lag es auch daran, dass ich vor nicht langer Zeit eine beunruhigende Studie gelesen hatte. Ich will kurz von ihr erzählen. Opiate zählen mit Sicherheit zu den effektivsten Schmerzmitteln, die der Medizin zur Verfügung stehen. Ihre schmerzlindernde Wirkung ist wissenschaftlich tausendfach belegt. In einem Experiment fügte man Probanden einen Hitzereiz zu, der einen starken Schmerz auslöste. Obwohl man den Patienten ein äußerst wirksames Opiat verabreicht hatte, vermittelten Ärzte diesen Patienten, dass sie keinerlei Schmerzmittel erhalten hätten und deshalb mit einer Verschlimmerung des Schmerzes rechnen müssten. Was war das Ergebnis? Die Wirkung des Opiats blieb völlig aus, die Probanden wanden sich vor Schmerzen. Die Lehre aus dieser Studie war simpel. Die Aussagen von Autoritäten beeinflussen Menschen in einem weit höheren Ausmaß als man das bisher für möglich hielt. Was also Jun Labo mir in wenigen Minuten sagen würde, hatte möglicherweise mehr Kraft als das stärkste Opiat. Es würde mein Denken und somit meine Zukunft beeinflussen, ob ich nun wollte oder nicht. Ich beschloss, Jun Labo mit verschlossenem Herzen gegenüberzutreten.

Jun Labo saß auf seinem Stuhl und schaute geradewegs ins Leere. Wieder schwirrte diese seltsame Unnahbarkeit um ihn herum. Starre, ernsthafte Gesichtszüge lagen auf seinem Antlitz, als er mich frontal mit katastrophalen und äußerst besorgniserregenden Andeutungen konfrontierte. Als er fertig war und wieder Stille im Raum, keimte die Saat der Angst in mir. Nach einer endlos langen schweigsamen Pause sagte er, dass es einer Vielzahl von Operationen bedürfe, meinen Körper wieder in Balance zu bringen. Dann fragte er mich, wie lange ich noch hier sei, und veranschlagte vierzehn weitere Operationen, für jeden einzelnen Tag meines weiteren Aufenthalts eine. In meinem Kopf flimmerte es nur noch. Alles war noch schlimmer als befürchtet. Und die Konversation wurde noch schwärzer. Ich fragte ihn, was denn passieren würde, wenn ich mich nicht von ihm operieren lassen würde.

Dann könne es leicht sein, dass aus den derzeitigen Schwachstellen Tumore würden. Im Unterbauch, auf der Leber, auf der Lunge.

Und was passiere mit dem Tumor im Kopf? Habe er den auch gesehen?

Ja, er habe sein Wachstum jetzt kurzfristig gestoppt, aber er würde bei Nichtbehandlung wieder weiterwachsen.

Das Gespräch war von langen Pausen geprägt. Nach jeder Aussage brauchte ich eine Weile, um in meinem Kopf wieder Ordnung zu schaffen und die nächste Frage zu formulieren. Seine Diagnosen waren derart dramatisch, dass ich schon nach wenigen Sekunden den Drang verspürte, mich mehrfach operieren zu lassen. Ich befand mich in einer Art Schockstarre. Überforderung und Angst durchströmten meinen Körper. Nun wusste ich, dass Jun pro Operation hundert Euro verlangt. Das wären inklusive der ersten Operation fünfzehnhundert Euro gewesen. Im Voraus zu bezahlen. Das ist viel Geld.

Eine Summe, die ich mir kaum leisten wollte. Ich konfrontierte Jun mit meinem Problem.

»Jun, so viel Geld habe ich nicht.«

»Wie viel Geld kannst du denn bezahlen?«

»Maximal zweihundert Euro.«

»Dann komm bloß zweimal.«

»Hilft das dann auch?«

»Vierzehn Operationen wären besser, zwei sind besser als eine.«

»Kannst du mir nicht irgendwie entgegenkommen?«

Jun Labo schwieg und schaute reaktionslos in die Ferne. Ich wiederholte meine Bitte. »Jun«, sagte ich bittend, »Jun, bitte, komm mir ein wenig entgegen.« Jun blieb starr und ohne Regung. Es war, als hätte ich nichts gesagt. Ich versuchte meine Angst und mein aufkommendes Gefühl der Hilflosigkeit mittels Besinnung auf meine Vernunft zu zügeln. Ich hatte doch etwas Konkretes und Überprüfbares in der Hinterhand. Den Tumor. Darauf hatte ich fast vergessen. Ob Jun tatsächlich wisse, wo sich das Gewächs konkret befand?

»Jun, wo sitzt denn der Tumor in meinem Kopf, kannst du mir das an deinem Kopf zeigen?«

Jun deutete mit zehn Zentimeter Abstand zum Kopf undeutlich auf eine Stelle auf der rechten Seite.

»Rechts hinter dem Ohr?« Gleichzeitig griff ich mit meiner Hand auf den Kopf, wo ich glaubte, dass Jun den Tumor vermutete.

»Ja, etwa hier.« Nach einer längeren Pause deutete er auch noch im Nackenbereich herum. Auch hier sei etwas, sagte er.

»Wie groß ist der Tumor?«

Jun sagte nichts, sondern bildete mit Daumen und Zeigefinger einen Kreis mit Durchmesser von maximal einem Zentimeter. Wortlos blieb ich neben Jun sitzen. Lange Zeit passierte nichts. Irgendwann stießen auch die drei Schweizer zu uns, wie durch einen Schleier bekam ich mit, dass Jun auch ihnen zahlreiche Operationen nahelegte. Ich glaube mich zu entsinnen, dass einige Tausend Euro den Besitzer wechselten. Aber ich kann das nicht mit letzter Gewissheit sagen, denn die Reize der Außenwelt drangen lediglich dumpf, wie durch einen dicken Wattebausch zu meinen Sinnen vor, so beschäftigt war ich mit mir selbst. Obwohl die letzten Antworten von Jun Labo allesamt falsch gewesen waren, zirkulierten meine Überlegungen unentwegt um meinen anscheinend besorgniserregenden Gesundheitszustand. Unruhig und in Gedanken versunken blieb ich noch lange neben Jun Labo sitzen. Warum? Wahrscheinlich weil ich hoffte, dass er seine dramatischen Aussagen noch revidieren würde. Aber irgendwann merkte ich, dass diese Hoffnung vergebens war. Ich ging hinaus in die Freiheit mit einer schweren Last auf meinen Schultern. Zu meinem Problem mit dem Tumor waren weitere Herausforderungen hinzugekommen. Ich musste mich von Jun Labos dramatischen Prophezeiungen befreien.

Die nächsten Tage verbrachte ich mit Recherchearbeit über Jun Labo, und dabei stieß ich auf zwei interessante Fakten.

In den siebziger Jahren war Jun Labo tatsächlich in Russland im Gefängnis gewesen. Warum? Nach einer Operation durch Jun Labo hatte ein reicher Oligarch Analysen von Blutresten auf seiner Kleidung machen lassen und es stellte sich heraus, dass das Blut von Hühnern stammte.

Bei Untersuchungen und Tests von Wissenschaftlern in den USA hingegen stellte sich heraus, dass bei Jun Labos Operationen tatsächlich echtes Menschenblut geflossen war.

Widersprüche, wo man hinsah. Keine Klarheit am Horizont. Und in mir die dunkle Saat Jun Labos in Lauerstellung. Stundenlang starrte ich in meinen Laptop, um meinen Gedanken die Angst zu nehmen. »America's Got Talent«, eine amerikanische Castingshow, verschaffte mir eine Verschnaufpause. Zwei Illusionisten brachten bei dieser Show den ausverkauften Saal zum Toben. Egal was der eine der beiden im Saal berührte, seine Partnerin, die auf der Bühne mit verbundenen Augen saß, konnte es sofort beschreiben. Der Typ greift also in die Handtasche einer x-beliebigen Zuschauerin und zaubert einen Lippenstift hervor, und die Frau auf der Bühne verifiziert den Gegenstand bis ins kleinste Detail, bis hin zur Artikelnummer. Diesen Vorgang wiederholen die beiden dutzendfach. Mit dem Handy, mit Augentropfen, mit der Kreditkarte. Niemand, der das sieht, hat eine Erklärung, wie so etwas funktionieren könnte, aber jeder weiß, dass es sich um einen Trick handeln muss. Die Darsteller selbst bestreiten auch gar nicht, dass alles mit rechten Dingen zugeht und sie bloß unsere Sinne trügen. Sind vielleicht auch die Geistchirurgen Illusionisten? Illusionisten, die uns verarschen oder sich selbst auf den Leim gehen und lediglich glauben, dass sie magische Kräfte haben?

Die Biografie des Begründers der blutigen Heilmethode klingt jedenfalls genauso unglaublich wir die Tricks der Illusionisten. Ich habe sie gelesen und will sie in kurzer Form wiedergeben. Der Mann, der als Erster blutige Eingriffe dieser Art praktizierte, war Philippiner, hieß Eleuterio Terte und führte bis zu seinem zwanzigsten Lebensjahr ein unauffälliges Leben. Er war nicht besonders religiös, nicht besonders gebildet und nicht besonders empathisch. Er repräsentierte schlichte Durchschnittlichkeit. Dann ereilte ihn eine schwere Krankheit und in Fieberträumen erschienen ihm zwei Engel, die ihm verkündeten, dass er von nun an heilende Kräfte habe. Schon am nächsten Tag heilte Terte die ersten Menschen mittels Handauflegen und magnetischer Kräfte. Bald heilte er Hunderte Menschen am Tag. Doch dann brach der Zweite Weltkrieg aus und die Grausamkeiten der japanischen Soldaten erschütterten ihn dermaßen, dass er seiner Berufung als Heiler nicht mehr nachkommen konnte. Er gründete eine eigene Widerstandseinheit und hatte über vierzehntausend Mann unter seinem Kommando. Einige Male geriet er in Gefangenschaft und wurde gefoltert. Doch Tertes Persönlichkeit wurde nicht gebrochen, sondern seine Spiritualität drang aufgrund des Leids in ungeahnte Dimensionen vor. Nach dem Krieg erkrankte er wieder. Die zwei Engel erschienen neuerlich und versprachen, ihn eine neue Heilmethode zu lehren: die blutige Operation. Bei den ersten Versuchen benutzte Terte noch ein Messer, bald vermochte er aber, mit bloßen Händen zu operieren. Natürlich wurde Terte bald sehr bekannt, Patienten aus der ganzen Welt baten ihn um Hilfe. Terte verlangte nie Geld für seine Tätigkeit. Publikationen über ihn folgten, Zeitschriften, Bücher. Und Nachahmer. Die meisten von ihm selbst ausgebildete Schüler. Eleuterio Terte starb 1977.

Aber seine Tochter lebt noch. Und wie durch ein Wunder stand ich zwei Tage später vor ihr. Sanfte Augen schimmerten matt aus einem gütigen Gesicht. Arsenia dela Cruz ist dreiundsiebzig Jahre alt, und natürlich fließt auch durch ihre Adern das Blut einer Heilerin. Ich hatte vorerst genug von blutigen Operationen und so landete ich bei ihr. Reiner Zufall. Schicksal. Karma. Glück. In einem Nebensatz erwähnte sie den Namen Eleuterio. »*Der* Eleuterio Terte?«, fragte ich nach. Bingo. Wie sich schnell herausstellte, stand die Tochter des Begründers der Geistchirurgie blutigen Operationen recht kritisch gegenüber. Sie meinte, dass sie in den meisten Fällen Täuschungen seien. Winzige Blutsäckchen zwischen den Fingern oder hinter dem Daumen waren ihre Erklärungen. Ihre Theorie glich somit in etwa der meinen. Nur dass sie zu wissen schien, was ich bloß vermutete. »Heißt das, dass dein Vater auch nur Tricks angewandt hat?«, fragte ich fast beiläufig. Arsenia brauchte jetzt keine Sekunde zum Überlegen. Ihre Stimme blieb ruhig und bestimmt. »Nein«, sagte sie, »mein Vater hat tatsächlich mit seinen Fingern Körper geöffnet. Ich habe das unzählige Male gesehen.« Und dann fügte sie hinzu, dass es natürlich echte Geistchirurgen gebe, nur deren heutige Vielzahl sei einfach nicht möglich.

Während der Behandlung, die sich wie eine leichte Massage anfühlte, allerdings langfristig wesentlich mehr bewirken sollte, spürte ich eine angenehme Verbundenheit mit dieser Frau. Ich mochte ihren kritischen Ansatz und ich mochte ihre herzliche Art. Zudem gab sie mir abschließend noch einige Tipps mit auf den Weg. »Sobald die Finger des Heilers geschlossen sind oder der Daumen nicht sichtbar ist, sind Zweifel angebracht«, meinte sie. Und zum Abschluss sagte sie dann noch einen Satz, und ich ärgere mich, dass ich ihn nicht einfach im Raum stehen ließ und nachfragen musste. »Wenn ich selbst nicht mehr weiterweiß«, sagte sie, »dann schicke ich manche Patienten auch zu Heilern, die blutig operieren.« Und da wollte ich natürlich wissen, welche Geistchirurgen sie empfehlen würde. Und der Name, den sie zuallererst erwähnte, fuhr durch meinen Körper wie ein Tausend-Volt-Blitzschlag. »Jun Labo«, sagte sie, »Jun Labo.«

Am Nachmittag beschloss ich, Baguio zu verlassen. Auch wenn es sich anfühlte wie eine Niederlage, wusste ich, dass es Zeit war zu gehen. Die Stadt der Heiler hatte mir nicht gut getan. Schon am Nachmittag saß ich im Bus nach San Juan. Dieser Ort liegt direkt am Chinesischen Meer und ist bekannt für seine guten Wellen. Sonne, Surfen, Meer und ganz normale Touristen, die banale Realität sollte meinen Gedanken wieder die Zügel der Vernunft anlegen. Und außerdem gab es nicht weit von

San Juan entfernt einen Geistchirurgen, der schon in Europa mein Interesse geweckt hatte: William Nonog. Wenn man es genau nimmt, bin ich überhaupt nur wegen diesem Mann auf die Philippinen geflogen. Eine Schweizer Website, die sich mit parapsychologischen Phänomenen beschäftigt, hatte ihm ein außergewöhnlich positives Zeugnis ausgestellt. In Baguio hatte ich zu meiner Enttäuschung lediglich seine Schwiegermutter angetroffen. Die schrieb mir die richtige Adresse auf einen Zettel. Vielleicht wenn ich der Erholung müde war und wieder klare Gedanken hatte, würde ich ihn noch als Letztes aufsuchen.

Und jetzt nehme ich Sie mit auf eine Reise, auf eine Gedankenreise. Stellen Sie sich vor, Sie sind auf den Philippinen und brauchen einen Zahnarzt. Ihr rechter Eckzahn ist ausgebrochen, Sie spüren einen ziehenden Schmerz an der Wurzel. Aus Erfahrung wissen Sie, dass eine Wurzelbehandlung notwendig sein wird. Da Sie ein gebranntes Kind sind und früher schon einige Male schlechte Erfahrungen mit Zahnärzten gemacht haben, wollen Sie natürlich nichts dem Zufall überlassen.

Sie recherchieren im Internet. Vielleicht haben Sie Glück und finden sogar eine Art Ranking von einer unabhängigen Institution, in dem die besten und vertrauenswürdigsten Zahnärzte aufgelistet stehen. Natürlich wählen Sie die Nummer eins aus, den Besten. Sie lesen sich die Meinungen der ehemaligen Patienten durch. Alle sind höchst zufrieden. Bevor Sie sich endgültig entscheiden, sehen Sie sich auch noch Bilder vom Zahnarzt Ihrer Wahl an, Sie wollen ja wissen, mit wem Sie es zu tun haben und ob Ihnen der Mann auch zu Gesicht steht. Der Mann auf dem Foto strahlt in die Kamera, sieht vital aus, scheint im besten Alter zu sein, wirkt vertrauenswürdig und ist Ihnen sofort sympathisch. Sie finden dann auch noch Zeitungsartikel, in denen berichtet wird, dass Ihr Zahnarzt regelmäßig in die Schweiz eingeladen wird, um dort besonders schwierige Eingriffe vorzunehmen. Zu guter Letzt finden Sie auch noch Videos, in denen Sie sehen, wie er seine Arbeit professionell erledigt.

Sie vereinbaren einen Termin und die Stimme am anderen Ende der Leitung klingt äußerst sympathisch. Spätestens jetzt sind Sie davon überzeugt, mit diesem Zahnarzt die richtige Wahl getroffen zu haben. Als Sie tags darauf mit dem Taxi zur besagten Adresse fahren, sind Sie überrascht, dass lediglich ein schmaler, unbefestigter Weg dorthin führt und keine richtige Straße. Aber Sie sind in einem fremden Land und da herrschen eben andere Sitten, denken Sie sich. Sie klopfen an das schwere Tor und einige Minuten später öffnet ein älterer Mann mit Schlapphut wortlos die Tür. Dem Aussehen nach ein Chinese. Und dann warten Sie im Aufenthaltsbereich, der sich im Freien befindet. Sie wundern sich wahrscheinlich, dass keine weiteren Patienten hier sind. Letztlich aber sind Sie froh darüber, würden diese doch bloß die Wartezeit verlängern. Ihr Blick streift umher und stockt bei eigenartigen Postern. Sie kneifen die Augen zusammen, um aus der Entfernung die Sprüche lesen zu können, die darauf stehen. »Beer is the reason to get up every afternoon«, steht auf einem. »Jeder braucht etwas, woran er glaubt, ich glaube an mein nächstes Bier« auf einem anderen. Sie zweifeln jetzt erstmals, ob Sie wirklich bei der richtigen Adresse gelandet sind. »Keine Sorge, das ist der richtige Zahnarzt«, beruhigt Sie der Chinese, der gerade eine Wand mit Farbe anstreicht. Schließlich setzt sich ein Mann zu Ihnen, Sie wissen nicht genau, woher er gekommen ist. Vielleicht ein Patient, er könnte aber auch der Hausmeister sein. Er sieht ungepflegt aus, ein wenig heruntergekommen. Sie unterhalten sich mit ihm und vermuten, dass Ihr Gegenüber ein wenig alkoholisiert ist. Es ist die Art, wie er redet, und auch die Bewegungen wirken auffallend unkoordiniert. Irgendwann wird Ihnen die Sache zu bunt und Sie fragen Ihr Gegenüber, ob es wisse wo, der Zahnarzt bleibe. Da lacht Sie der Mann an und Sie sehen, dass er kaum noch Zähne im Mund hat. »Ich bin der Zahnarzt«, sagt er. Steht auf und fordert Sie auf, ihm in den Behandlungsraum zu folgen.

Und jetzt frage ich Sie: Würden Sie sich von diesem Mann eine Wurzelbehandlung machen lassen? Wenn Sie bei Vernunft sind wahrscheinlich nicht. Nun, mein erstes Treffen mit dem hochgepriesenen Geistchirurgen William Nonog glich ziemlich exakt der beschriebenen Szene. Vor mir stand ein aufgedunsener Sonderling, der mich rein optisch an den übergewichtigen und drogenkranken Fußballgott Maradona erinnerte und meiner Erstinterpretation nach alkoholisiert und davon abgesehen insgesamt ein wenig wirr im Kopf zu sein schien. Und operierte er mich? Klar tat er das. Fünfmal sogar. Er griff in meinen Körper wie in einen Teich hinein und jeder Betrug war völlig ausgeschlossen. Doch der Reihe nach.

Vier Franzosen brachten die Wende. Sie kamen, als ich schon gehen wollte. Zwei Pärchen im Pensionsalter. Beide Frauen litten an Krebs. Deshalb ließen sie sich von William operieren und erlaubten mir zuzusehen. William benahm sich leichtfertig wie ein Narr. »Look«, sagte er, »du musst schauen. Kein Problem.« William wechselte ständig die Sprache. Zwei Wörter auf Englisch, drei auf Deutsch, dann fünf auf Französisch. Und hin und wieder schummelten sich auch noch einige Ausdrücke aus dem Chinesischen in seine Sätze. Seltsames Kauderwelsch purzelte aus dem zahnlosen Mund des Mannes. Aber er schenkte mir uneingeschränkte Freiheit. Alles war mir erlaubt. Filmen, fotografieren aus allen erdenklichen Winkeln und auch aus nächster Nähe. Während der Operationen klebten meine Augen oft nur wenige Zentimeter über den Wunden. Ich roch das Blut unter meiner Nase und stieß mir einige Male den Kopf an Williams Armen oder an jenen seines Assistenten. So nah kam ich dem Geschehen. William griff mit gespreizten Fingern auf die Bauchdecke der Patientin und natürlich färbte sich diese innerhalb weniger Sekunden blutrot. Er zog Blutpfropfen und gallertartige Klumpen aus dem Körper, zwischenzeitlich verschwand sein Mittelfinger in ihrem Bauchraum. Der gesamte Mittelfinger schien wie vom Nabel verschluckt. Nach vier beobachteten Operationen lag auch ich unter seinen Händen. Ich blutete ein wenig, spürte einen kaum erwähnenswerten ziehenden Schmerz. Bei der Verabschiedung sagte er, ich könne wiederkommen, wenn ich wolle, es liege an mir. »Was bin ich schuldig«, wollte ich wissen. »Nichts«, antwortete William. Die Franzosen erwähnten eine Donation Box. »William, wo steht die?« William hob die Schultern, um sie sogleich wieder fallen zu lassen. »No idea, unwichtig«, sagte er.

Tags darauf um Punkt zehn Uhr saß ich wieder bei William. Der Chinese strich wieder an der Wand herum. Im offenen Kamin loderte Feuer, über dem kleinere Stücke Schweinefleisch baumelten. William saß am Küchentisch und schnitt Gemüse. »Alles Natuuuuur«, sagte er und verlor daraufhin einige Sätze über die Wichtigkeit gesunden Essens. Williams unkoordinierte Bewegungen, seine matten, glanzlosen Augen und seine seltsame Art zu reden ließen ihn wieder wie besoffen erscheinen. Zudem schienen ihm jeder Schritt und jeder Handgriff enorme Kraft abzuverlangen. »I feel dizzy. I'm schwindelig«, sagte er, als er wieder mit allerlei Abfällen das Feuer nährte. Und dann ließ er beiläufig die Katze aus dem Sack. William war nicht besoffen. William stand auch nicht unter Einfluss von Drogen oder Medikamenten. Nein. William war geschwächt durch einen Schlaganfall. Der lag ein halbes Jahr zurück, er hatte sich in der Schweiz behandeln lassen, seitdem kehrten die Kräfte zurück, aber langsam. »Mein head is immer schwindelig«, erklärte er. Eine Frage brannte da natürlich auf meiner Zunge: Warum bekommt ein Mensch mit angeblich direktem Draht zu einem göttlichen Wesen einen Schlaganfall? William antwortete darauf mit einer Metapher und verglich den Kontakt zwischen Heiler und Patienten mit zwei Kerzen, deren aufsteigende Rauchwolken einander berühren, sich miteinander vermischen und so einander beeinflussen würden. Kein Kontakt bliebe ohne Folgen, sagte William, auch nicht für den Heiler, und das sei ein Problem, sein Problem, er könne sich nämlich manchmal nicht vollständig von den negativen Energien befreien. »Ich bin ein Heiler, aber alles andere wäre mir lieber«, meinte er.

Dass dies keine leeren Worte waren, beweist seine Biografie. Immerhin versuchte er bereits im zarten Alter von vierzehn Jahren, seinem Leben ein Ende zu setzen. Der Wahnsinn und die Belastungen, die mit seinen Fähigkeiten einhergingen, waren übermächtig für den sensiblen kleinen Jungen. Nach dem Suizidversuch rang er sich dazu durch, seine Lebensaufgabe anzunehmen. Zuvor hatte er sich des Öfteren im Wald versteckt, um den vielen Patienten, die von ihm Hilfe erwarteten, aus dem Weg zu gehen. »Das tat ich von nun an nicht mehr. Ich stellte mich meinem Leben und dem Schicksal«, sagte William und dann schaute er für Minuten ins Leere. Ich erinnere mich, dass ich in diesem Moment meinen Fokus auf Williams Äußeres legte und in mir der Gedanke aufkam, dass ich mir einen Menschen, der seiner Berufung folgte, rein optisch anders vorgestellt hätte. Strahlender und charismatischer vielleicht. Aber natürlich sagte ich nichts dergleichen, sondern schwieg und schaute mit William gemeinsam ins Leere.

Nach Minuten der gemeinsamen Stille informierte mich William, dass um vierzehn Uhr wieder vier Patienten kommen würden, er mich aber jederzeit auch schon davor behandeln könne. »Aber brauchst du keinen Assistenten?«, fragte ich nach. Nein, den brauchte er ganz offensichtlich nicht, denn schon zwei Minuten nach diesem Gespräch operierte mich William so nebenbei im Wohnzimmer. Es war dreizehn Uhr, als er mit gespreizten Fingern meinen Körper zu berühren begann. Drei Stunden also, nachdem ich zu ihm gekommen war, drei Stunden, in denen er keine Sekunde aus meinem Blickfeld verschwunden und somit keine Möglichkeit der Vorbereitung einer Manipulation vorhanden war. Drei Stunden der Observation durch meine Augen. Blut rann aus meinem Körper und Williams Finger bewegten sich geschmeidig flink über ihn, sie wirkten sonderbar fremdgesteuert. Schon fünf Minuten später saßen wir beide wieder am Küchentisch. William schnitt weiter am Gemüse herum. Es sah unbeholfen aus. Meine erste ganz private Operation bei William lag also hinter mir. Wie fühlte ich mich? Nicht anders als zuvor. Wir redeten noch über dies und das. Zumeist aber beobachtete ich William bloß bei seinem Tun. Etwas verband mich mit diesem Mann. Vorerst wusste ich noch nicht was. Ich blieb bis fünfzehn Uhr, erlebte noch vier weitere Operationen mit. Dann fuhr ich ins Hotel zurück und ging surfen. Alles war irrational. Mittags eine Operation und nachmittags im Meer herumspielen. Wie soll man so etwas glauben?

Die nächsten Tage glichen einander. Kaminfeuer anheizen, Kochen, Mittagessen, Operationen. Täglich kam ich um etwa zehn Uhr zu William und verließ ihn erst wieder am späten Nachmittag. Bis auf eine Stunde, in der er für gewöhnlich die beiden französischen Pärchen behandelte, waren wir zumeist alleine und hatten somit ausreichend Zeit für intensive Gespräche. Anfangs durchlöcherte ich ihn mit Fragen, die er allesamt so gut wie möglich zu beantworten versuchte. Schon am zweiten Tag aber verdrängte stilles Beobachten schleichend meine aufdringliche Wissbegierde. Der Mann vor mir war ein Mysterium, aus dem ich nicht schlau wurde. Einmal lief der zahnlose, übergewichtige Mann, der zu den größten Heilern der Welt gezählt wird, den ganzen Tag bloß in einer Star-Wars-Boxershort in der Gegend herum. Er kochte damit, er empfing Patienten damit und er operierte auch damit. Er stand da, bloßfüßig und mit nacktem Oberkörper, schloss kurz die Augen und zehn Sekunden später fischte er seltsame Fleischklumpen aus den blutenden Körpern seiner Patienten. Danach ging er gebrechlich wie ein alter Mann zurück in den Garten, wo er einen zwei Meter langen Bambusstock vom Boden aufhob, um ihn von nun an als Gehstock zu verwenden. Eine Szene wie aus einem Fantasy-Film. Aber William war kein Selbstdarsteller, das war das Irritierende. Nur allzu oft untergrub sein Auftreten seine Autorität mehr, als dass es diese aufgewertet hätte. Und sein Benehmen befeuerte eher die Zweifel als den Glauben und regte eher zum kritischen Hinterfragen als zum blinden Vertrauen an. William Nonog erschien mir wie ein wandelndes Paradoxon. Aber ich genoss jede Minute in seiner Gegenwart, das schon. Trotz aller offensichtlichen Strapazen, die William das Leben nach seinem Schlaganfall bereitete, strahlte er eine positive Gelassenheit aus, die wohl am besten mit dem Wort Glückseligkeit beschrieben werden kann. Nach wenigen Tagen mit ihm konnte ich sie spüren.

Doch am vierten Tag fiel mir etwas auf. Etwas hatte sich verändert. Ich hatte mich verändert. Ich ertappte mich dabei, dass ich William nicht mehr bewertete. Dass ich ihm glaubte. Und Sätze von ihm annehmen konnte, die ich noch vor einer Woche als dümmliche Kalendersprüche abgetan hätte. »Die Wahrheit liegt hinter dem Denken« oder »Die schwierigste Reise ist jene vom Kopf zum Herzen.« Diese Worte aus Williams Mund verursachten keine Dissonanz mehr in meinem Hirn. Das fand ich sonderbar. Doch damit nicht genug, noch etwas nahm ich wahr. Ich suchte nach keinen Beweisen mehr. Bei Operationen zog ich es vor, mich mit den anderen Patienten zu unterhalten, anstatt William genau auf die Finger zu schauen, und wenn ich selbst operiert wurde, schloss ich die Augen wie ein braves Kind, das sich dem Schlaf ergibt. Selbst ob Blut floss oder nicht war mir einerlei. Ich ließ William gewähren und konzentrierte mich einzig und allein auf meine Heilung.

Aber meine Loyalität zu William endete selbst hier noch nicht. Offensichtliche Fehlaussagen oder Widersprüche Williams interpretierte ich in seinem Sinne oder ließ sie an meinen Gedanken vorüberziehen, ganz so, als wären sie weiße Friedenstauben auf höherer Mission. Was war da los mit mir? Hat er mich manipuliert oder hypnotisiert? Verhext vielleicht sogar?

Darüber musste ich lange nachdenken. Nicht bloß eine Stunde oder einen Abend. Zwei Tage ging ich nicht mehr zu William und dachte mehr oder weniger unentwegt darüber nach. In der Nacht im Hotelzimmer, am Strand beim einsamen Spaziergang, beim Schwimmen im tiefen blauen Meer. Was hatte William mit mir gemacht? Was hatte meinen Sinneswandel bewirkt? Nach zwei Tagen der Einkehr hatte ich eine Theorie. Und die lautete folgendermaßen: In Williams Person spiegelten sich alle Farben des Lebens wider. Er war ein vom Leben Gezeichneter wie auch von Gott mit herausragenden Fähigkeiten Gesegneter, Patient wie Heiler, Leidender wie Glückseliger. Und weder versuchte er das eine hervorzuheben noch das andere zu verbergen. Er wandelte durch die Welt wie ein gläsernes Wesen. Angreifbar, widersprüchlich und jeglichen herkömmlichen Vorstellungen entrückt. Dem von Esoterikern angestrebten Ideal des egofreien Individuums kam William meiner Beobachtung nach ziemlich nahe. Ich glaube tatsächlich, William war der authentischste Mensch, den ich in meinem gesamten bisherigen Leben hatte erleben dürfen.

Und diese Echtheit berührte mich. Meine Seele? Mein Innerstes? Mein Denken? Keine Ahnung. Williams schonungslose Authentizität, gepaart mit dieser völlig unerklärlichen Gabe des Heilens berührte sämtliche Schichten meines Seins. Mein feststehendes Paradigma befand sich im freien Fall und weder Kopf noch Herz hatte Oberhand. Ich balancierte zwischen diesen Welten, frei und schwerelos. Ob William wirklich mit seinen Fingern operieren kann? Ja, es sieht danach aus. Und nein, natürlich ist das nicht möglich. Mehr war dazu nicht zu sagen. Diesen Widerspruch ohne innere Zerrissenheit gelten lassen zu können war meine neue Gabe. Ich war dadurch erfüllt von innerer Ruhe und empfand tiefen Frieden.

Tags darauf ging ich noch einmal zu William. Der mimte wieder den Koch und schnitt Gemüse. Ich setzte mich zu ihm und genoss stundenlang die unkonventionelle Art dieses Kerls. Irgendwann zwischendurch bat ich ihn, mich noch einmal zu operieren und sich dieses Mal speziell um meinen Kopf zu kümmern. Wie vor jeder Operation begutachtete William meinen Körper durch ein weißes Leinentuch, mithilfe dessen er meinen Körper durchleuchten konnte. Dann operierte er mich. Am Bauch, am Herz und zu guter Letzt am Kopf. Ich spürte nichts. Ich wusste nicht, ob William den Tumor gesehen oder vielleicht sogar entfernt hatte. Erwähnt hatte er nichts dergleichen. Doch eigentlich tat das auch nichts zur Sache. Dass William ein Heiler war, stand für mich längst außer Frage. Und die Weichen für meine Heilung hatte er gestellt, das wusste ich, denn der Heiler William Nonog machte mir in den fünf Tagen des Zusammenseins ein besonderes Geschenk. Er schenkte mir Kraft, zu glauben.

# NACHWIRKUNGEN DER PHILIPPINISCHEN WUNDERHEILER UND ERSTE KONTROLLUNTERSUCHUNG

*Wien*

Nach meinem Aufenthalt auf den Philippinen und insbesondere nach der Begegnung mit dem Heiler William Nonog war nichts mehr wie zuvor. Zumindest über einige Wochen hinweg nicht. Es war, als hätte mir jemand eine Energiespritze injiziert. Oder einen Cocktail aus wundersamen Ingredienzien eingeflößt. Früher, und für dieses Früher musste das Rad der Vergänglichkeit lediglich um einen Zacken zurückgedreht werden, um einen einzigen Monat, um genau zu sein, in jene Zeit also vor meinem Besuch bei den Wunderheilern auf den Philippinen, war ich in einer durchaus beachtenswerten körperlichen Verfassung gewesen für einen Sechsundvierzigjährigen. Trotzdem zwickte und zwackte es natürlich da und dort bei intensiverer Sportausübung, und Kreuzbeschwerden begleiteten mich auch schon seit einigen Jahren. So manche Sportart, insbesondere jene, die hohe Belastungen für die Gelenke bedeuteten, betrieb ich somit nur noch selten. Squash zum Beispiel war mir zu meinem Leidwesen nur noch maximal einmal wöchentlich möglich. Nach meiner Rückkehr spielte ich wieder täglich. Täglich. Und flog dabei förmlich über den Court. Nach einer Stunde Squash fühlte ich mich müde, aber nicht erledigt, denn weh tat mir nichts. Im Gegenteil, meine Gelenke fühlten sich wie frisch geölt an, mein Kreuz biegsam wie eine Königsfeder und meine Muskeln elastisch und frisch mit optimalem Muskeltonus. »Das war doch nicht mein Körper der vergangenen Jahre«, gestand ich mir in so manch stiller Stunde ein. Da fühlte sich doch einiges gravierend anders an als früher. Die Erklärung schlich sich langsam in mein Bewusstsein und letztlich war sie natürlich lediglich Vermutung und weit entfernt von einem wissenschaftlich belegbaren Faktum. Ja, das war zwar nach wie vor mein Körper, allerdings im Zustand von vor rund zwanzig Jahren. So frisch und unverbraucht fühlte er sich an.

Das fand ich bei aller Freude darüber doch einigermaßen verwunderlich. Zwar hatte William so nebenbei von einer Blutauffrischung und davon gesprochen, dass er den Körper wieder ins Lot bringen werde, nur – wer hätte mit so einer Auswirkung gerechnet? Zudem war ich doch wegen meiner Kopfgeschichte dort gewesen, ausschließlich deshalb. Lediglich auf die Heilung des Tumors war meine gesamte Hoffnung gerichtet gewesen. Womit auch das Placebo-Argument beim Teufel wäre, denn diese wiedererlangte körperliche Vitalität ereilte mich in etwa so unerwartet, wie das kleine Jesuskind die Jungfrau Maria erfreute. Nüchtern betrachtet gab es keine nachvollziehbaren Faktoren, die meine wiedererlangte jugendliche Geschmeidigkeit hätten erklären können. Aber vielleicht war der Grund für diese körperliche Veränderung bloß eine Verkettung mir nicht ersichtlicher glücklicher Umstände, die gar nichts mit William und seinen Behandlungen zu tun hatten. Für mich war das leichter zu akzeptieren als William Nonogs Operationen als Ursache für mein Befinden anzuerkennen.

Aber da war noch etwas anderes, eine weitere Veränderung fiel mir auf. Mein Energielevel schwebte in Sphären, die mir bis dato unbekannt gewesen waren. Morgens um fünf Uhr sprang ich aus dem Bett, schrieb, arbeitete, sportelte, lief in der Natur hin und her und fühlte mich bis spät in die Nacht hinein leicht wie eine Feder. Zudem hatte sich mein gesamtes Lebensgefühl verändert. Hätte ich mein emotionales Grundbefinden früher auf einer Wohlfühlskala von eins bis zehn etwa bei siebeneinhalb festgemacht, so konnte ich dieselbe Skala jetzt einfach zusammenknüllen und im hohen Bogen in den nächsten Mülleimer werfen. Sie war nutzloser Mist geworden. Denn die Zahl Elf stand nicht auf dieser Skala, und elf wäre für mich jetzt der richtige Wert gewesen. Mein Wohlgefühl lag bei hundertzehn Prozent, höher als je zuvor in meinem Leben.

In mir schlug ein Rhythmus, wie ich ihn bis dahin noch nicht gekannt hatte. So frei kann man sich fühlen? So grundlos froh und unbeschwert? So voller Melodie? Der Traum ein Leben, mein Leben ein süßlicher, unbeschwerter Traum. Und all das trotz eines Tumors im Kopf? Mein neues Grundgefühl glich nackter Lebensfreude, unbeeinflussbar von außen, immun gegen sämtliche Stürme des Lebens, ausgehend von meinem Innersten, von meinem Herzen. Jeder Herzschlag pumpte wohlig warmes, sauerstoffreiches Blut durch meine Venen und versorgte mich mit Lebensenergie. Glück, Glück, Glück in meiner Seele, Glückseligkeit in mir. Mir war, als würde mein Körper völlig neu schwingen, in wohligen Dur-Akkorden, keine Spur von irgendwelchen Dissonanzen.

Oft musste ich an Williams Metapher mit den zwei Rauchwolken, die einander beeinflussen würden, denken. Hat tatsächlich er mich in dieses Hoch versetzt? Weder konnte ich das beweisen noch wollte ich es ausschließen. Fakt war jedoch auch, dass mein Körper Schritt für Schritt wieder jene Schwingung annahm, der er vor dem Kontakt mit William gehorcht hatte. Ein bisschen Dur, ein bisschen Moll und manchmal war dann auch wieder ein Ton dabei, der mich nicht nur in den Ohren schmerzte. Zwei Monate nach meiner Rückkehr war der seltsame Zauber der Glückseligkeit wieder vorüber und mein herkömmliches Lebensgefühl hatte wieder das Kommando übernommen. Das Glück in mir war somit nicht mehr unabhängiger Souverän, sondern befeuert oder gedämmt von Umständen, die zumeist von meiner Außenwelt stammten.

Und als ernsthafte Bedrohung von außen erlebte ich die nächste Kontrolluntersuchung, ich fürchtete, sie könnte alles in mir ruinieren. Ich mied sie deshalb so lange wie möglich. Ein Spaziergang über ein minenverseuchtes Fußballfeld wäre mir lieber gewesen. Doch irgendwann gab es keine Ausreden und keine Verschiebungsmöglichkeiten mehr. Es war Zeit, Zeit, wieder der Schulmedizin ihren gerechtfertigten Rang einzuräumen. Mein Weg zur Kontrolluntersuchung glich trotzdem einem Bußgang. Nicht weniger als all meine Beobachtungen, Erfahrungen und Wahrnehmungen standen auf dem Prüfstand der Wissenschaft, das gesamte vergangene Dreivierteljahr. Vorbei die Zeit des abenteuerlichen Erlebens, vorbei die Zeit des Interpretierens, Deutens, Hoffens und Träumens. Realitycheck. Die Sprengkraft einer möglichen negativen Diagnose war mir sonnenklar. Zwar würde sie die ohnehin auf wackeligen Beinen stehenden bisherigen Annahmen und Gefühle nicht Lügen strafen, aber doch deren Kraft und Energien erheblich schwächen und mein Selbstvertrauen in der Luft zerfetzen.

Natürlich ging ich im Vorfeld streng mit mir ins Gericht. Was, wenn die Diagnose positiv sein würde und was, wenn negativ? Was wäre überhaupt eine positive Diagnose? Und was glaubte ich selbst, wie schätzte ich persönlich die Situation ein? Noch bevor ich die Fragen in meinem Kopf ausformulieren konnte, waren die Antworten schon da. Es bedurfte keiner Sekunde des Überlegens. Dass der Tumor verschwunden sein könnte, erschien mir unrealistisch, dass er kleiner geworden sein könnte, hielt ich für möglich und hätte ich als Sieg gewertet. Keine Veränderung würde weitermachen wie bisher bedeuten und als Etappensieg durchgehen. Mit anderen Worten: Alles durfte sein, alles, bloß keine Verschlechterung. Jegliche Verschlechterung hieße, aus der Traum, vorbei die Zeit des Experimentierens und hätte die sofortige Fixierung eines OP-Termins zur Folge.

Bei der Untersuchung war mir flau im Magen vor Aufregung. Der Krankenschwester, die mich in die Magnetresonanzröhre schob, gelang ein Umgang mit mir ohne menschliche Züge, sie gab sich kühl und uninteressiert wie ein Androide. Ich musste mich entkleiden, mir wurde ein Kontrastmittel in die Venen gespritzt und anschließend wurden MR-Bilder von meinem Kopf gemacht. Ich zitterte am ganzen Körper vor Aufregung. Drei Tage später stand ich vor dem Arzt. Er war jung und wirkte auf mich wie ein Mann, der noch nicht gefangen ist in seinen Routinen. Bevor er sich ernsthaft mit mir beschäftigte, lief er zweimal aus dem Behandlungsraum hinaus, um noch mit einem anderen Patienten etwas zu besprechen. Er schien ein wenig durch den Wind zu sein. »Oder scheut er sich davor, mir die Diagnose zu verkünden«, vergiftete die Angst meine Gedanken. Als er dann endlich vor mir saß, klipste er die MR-Bilder auf den Monitor und betrachtete sie reglos für eine ganze Weile. Es war still und ich spürte meine Anspannung in Wellen über mich hereinbrechen. Dann drehte er sich auf seinem Stuhl zu mir herüber, sah kurz auf den Boden, um mir daraufhin geradewegs in die Augen zu blicken. Ich betete, nein, flehte. Bitte nichts Negatives. Bitte nicht! »Herr Bruckner«, sagte er dann, »der Tumor in Ihrem Kopf sollte operiert werden, das wissen Sie und das wurde Ihnen schon vor einem Dreivierteljahr nahegelegt, aber ich kann Ihnen sagen, heute, hier und jetzt, dass sich der Tumor in den letzten neun Monaten in keiner Weise verändert hat.« Und dann sagte er noch jede Menge, das nur noch gedämpft wie durch einen dicken Wattebausch zu mir vordrang. Denn mehr wollte ich gar nicht wissen. Ich hatte ein weiteres Jahr Zeit, um meine Reise fortzusetzen, ich wertete es als Geschenk des Himmels.

# DER ERLEUCHTETE SCHAMANE

*Odrintsi, Bulgarien*

Eine Fledermaus riss mich aus unruhigen Träumen. Sie war wahrscheinlich durch das Fenster, das ich kurz vorm Zubettgehen, der Hitze wegen, geöffnet hatte, in das kleine Zimmer, in dem ich auf einer auf dem Boden liegenden Matratze nächtigte, eingedrungen. Dass es sich bei dem Tier um eine Fledermaus handeln musste, war lediglich Vermutung, die sich auf den Klang des Flügelschlags und die Deutung der eigenwilligen Flugbahn des Tieres stützte. Denn sehen konnte ich nichts. Tiefschwarz war die sternenlose Nacht und die Taschenlampe, die ich für etwaige unerwartete Vorkommnisse neben meinem Schlafplatz abgelegt hatte, war wie vom Erdboden verschluckt. Wieder und wieder strich ich mit der Hand über den rauen Betonboden, wo ich die Lichtquelle vermutete. Ohne Erfolg. Den Lichtschalter anzuknipsen wäre sinnlos gewesen, denn im gesamten Haus gab es keine Elektrizität, so wie auch in all den Häusern rundum nicht. Im ganzen Ort gab es keinen Strom. Die Nächte hier in Odrintsi, in diesem gottverlassenen Dorf in Südbulgarien an der Grenze zu Griechenland, waren noch finster. Und ruhig. Gespenstisch ruhig. Trotzdem konnte ich nicht schlafen, denn dieser lästige Blutsauger schwirrte immer wieder so knapp über meinem Kopf herum, dass ich den Luftzug spüren konnte. Ich zog die Bettdecke über den Kopf, damit mir das Tier nicht versehentlich ins Gesicht knallen konnte, und wartete wie ein lebendiger Leichnam auf den Morgen. Der sollte ohnehin nicht mehr in weiter Ferne sein, immerhin hatte Manfred gemeint, dass er mich um vier Uhr Früh wecken kommen würde, um mich zum Meditieren abzuholen. Wer war Manfred? Tja, das wusste ich selbst nicht. Ein Gläubiger? Ein Getäuschter? Ein Naivling? Ein Suchender? Ein Narr? Keine Ahnung. Ich hatte ihn erst nachts zuvor kennengelernt. Er trug zerschlissene Kleider, die dreckig und schmierig waren, einen Vollbart, der beinahe sein gesamtes Antlitz verdeckte, und einen Ausdruck im Gesicht wie der heilige Franziskus – oder zumindest so, wie ich mir diesen vorstellte. Spätabends wies er mir meinen Schlafplatz zu. Ihren geistigen Führer, meinte er und kratzte sich dabei auf dem Kopf, würde ich erst morgen kennenlernen. Morgen nehme sich dieser Zeit für mich und morgen werde dieser auch entscheiden, ob und wie lange ich hier bei ihnen in ihrer Gemeinschaft bleiben dürfte. Gut, damit konnte ich leben, so war das ja auch ausgemacht.

Punkt vier hörte ich meinen Namen im geschrienen Flüsterton durch das offene Fenster dringen. Mit angeknipster Taschenlampe wartete Manfred vor dem Haus. Die nächtliche Luft war noch schwarz und angenehm frisch, und Manfreds Kleidung heute sauber. Bevor wir losgingen, erhielt ich noch einige Instruktionen. »Wir betreten das Meditationshaus ohne Schuhe, du nimmst dir einen Sitzpolster und positionierst dich an einer freien Stelle, schließt die Augen und beginnst zu meditieren.« »Wird euer geistiger Führer anwesend sein?«, wollte ich wissen. »Wenn es wichtig für uns ist, wird er hier sein, wenn nicht, wird er seine Zeit für Wichtigeres nutzen. Wir werden sehen«, lautete die fatalistisch anmutende Antwort. Weitere Fragen waren unerwünscht, ich solle den Morgen in mich aufnehmen, empfahl Manfred, am besten wortlos. Bereits auf dem Weg zum Meditationshaus, das am anderen Ende des Dorfes lag, versanken wir somit in unsere jeweils eigene Welt. Wir redeten nicht, wir hasteten nicht voran, wir folgten bedächtigen Schrittes dem Takt des erwachenden Morgens, jeder für sich. Ein zarter Dämmerton hing bereits am Horizont, und die dunkelgrau gefärbte Luft ließ Bäume und Sträucher in der Ferne konturenlos wie mystische Geistwesen erscheinen. Alte, stilvolle, renovierte Häuser glitten an uns vorüber. Ruinen ruhten dazwischen, Bretterzäune, dahinter weite Felder. Lediglich die Geräusche unserer Schritte durchbrachen die Stille.

Der Meditationsraum war nicht größer als ein herkömmliches Wohnzimmer, bloß ohne Einrichtungsgegenstände. Zwei flackernde Kerzen sorgten für Dämmerlicht. Rund ein Dutzend Menschen saß im Lotussitz auf dem Boden. Drei, vier Kleinkinder knotzten zwischen den Erwachsenen herum. Atemgeräusche erfüllten den Raum, hin und wieder ein Räuspern, ein Schnaufen. Die Gesichter der Anwesenden waren auf einen Punkt hin ausgerichtet, Richtung Osten, wo sehr bald die Sonne zum Himmel emporsteigen würde. Doch darum ging es nicht, es ging um diesen weißhaarigen Mann, der stoisch auf einer podestähnlichen Erhöhung saß wie Buddha. Na ja, ich will hier keine falschen Bilder vermitteln. Die deutsche Variante eines Buddhas vielleicht. Ein bebrillter älterer Mann mit kurzen weißen Haaren, langem weißen Bart, großen Ohren, schmalen Lippen und strengen Gesichtszügen. Zu seinen Füßen lag ein deutscher Schäferhund, der wirkte, als würde er über ihn wachen.

Das musste Jürgen Hummes sein. Der Schamane. Der Dimensionenwanderer. Der Heiler. Seinetwegen war ich hier. Seinetwegen waren alle Anwesenden hier. Unzählige Menschen soll er im Laufe seines Lebens geheilt haben, bevor er angeblich von der geistigen Welt mit der noch wichtigeren Aufgabe betraut wurde, eine für Mensch und Umwelt optimale Lebensform zu kreieren. Einen Gegenentwurf quasi zu unserem ausbeuterischen, egoistischen, auf Gewinnmaximierung und Konkurrenz basierenden System. Ohne Strom leben, ohne motorisierte Hilfsmittel, ohne Abhängigkeiten von anderen Menschen oder Systemen, ohne Geld soweit möglich, alles vermeiden, was der Welt schaden könnte, von und mit der Natur leben, ausgerichtet auf ein spirituelles Wachsen. Und hier, in der von Abwanderung und Landflucht massiv betroffenen Region, im ärmsten Land Europas, in Bulgarien, meinte Jürgen, sei das möglich. In der Peripherie, da wo nachts Füchse noch Hennen reißen, arbeiteten Jürgen und seine Gefolgsleute Tag und Nacht an ihrem persönlichen Paradies auf Erden.

Während der Meditation strich mein Blick über die Gruppe hinweg. Im Vorfeld hatte ich schon das ein oder andere von dieser Gemeinschaft in einer Zeitschrift gelesen. Die meisten Mitglieder kamen aus Deutschland und folgten Jürgen nun schon seit über zehn Jahren. Sie folgten ihm überallhin. Zuerst in den Schwarzwald, dann für acht Jahre nach Togo in Westafrika und schließlich, vor zwei Jahren, ging's zurück nach Europa, hierher nach Odrintsi. Alle, die zu Jürgens Gruppe gehörten, waren überzeugt von den überirdischen Fähigkeiten ihres spirituellen Lehrers und, wenn man so will, auch lebende Beweise dafür. Viele von ihnen hatte Jürgen geheilt und vielen mittels Meditationen, Gesprächen und Waldspaziergängen ein tiefes Bewusstsein für die beseelte Natur geschenkt. Ob er auch mir würde helfen können? Und was würde ich dafür tun müssen? Hier leben? Mich unterwerfen? Wann würde ich Jürgen den wahren Grund meines Hierseins verraten, ihm offenbaren, dass ich Gesundheit suchte und nicht jene Lebensweise, die sie verfolgten. Wann ihn um Heilung bitten? Deutsche Worte schleuderten mich aus meiner Gedankenspirale. »Gehe noch tiefer hinein in dieses Gefühl, Martin«, motivierte Jürgen, »du bist auf dem richtigen Weg, bald hast du es.« Dann war es wieder still. Und bald darauf war der Zauber vorüber. Ende der Meditation. Wir wurden geherzt. Wie zur Prozession standen wir an, um uns, einer nach dem anderen, von Jürgen Hummes väterlich umarmen zu lassen. »Schön, dass du da bist, Thomas«, sagte er zu mir nach der Umarmung und blickte mir in die Augen, seine Hände hatte er dabei noch auf meinen Schultern abgelegt. Wie jeder gute Kommunikator schaffte er den Spagat zwischen Empathie und Dominanzverhalten spielerisch.

Gleich darauf wurde ich allerdings zur unerwünschten Person degradiert. Die Teilnahme am gemeinsamen Frühstück, in dessen Rahmen auch die Einteilung des Tages passierte, wurde mir verwehrt. So wie mir der eigenständige Zutritt zu einigen Bereichen verwehrt wurde: Das Haus, in dem Jürgen mit seiner Frau wohnte zum Beispiel. All die anderen Häuser, in denen die restlichen Mitglieder WG-artig miteinander lebten. Das Gemeinschaftshaus mit der angeschlossenen Werkstatt. Die Ställe, in denen die Tiere untergebracht waren. Die Baustelle, wo gerade an der Totalsanierung eines Hauses gewerkt wurde. Die Küche, die Gärten, das Meditationshaus. Alles tabu für mich. Letztlich waren all jene Plätze, die das echte, normale Leben der Gemeinschaft repräsentierten, für mich Sperrgebiete. Außer dem Plumpsklo, das sich rund hundert Meter abseits der Häuser befand. Obwohl, auch da gab es eines für Besucher und eines für ständige Mitglieder. (Klopapier fand man natürlich da wie dort nicht. Wozu auch, erfüllten doch Blätter den gleichen Zweck.)

Also hieß es warten. Ich setzte mich vor das Haus, in dem ich untergebracht war, und noch bevor Zweifel über mein eigenartiges Vorhaben, hier auf Heilung zu hoffen, aufkommen konnten, standen Ausgeschlossene vor mir, zwei Ausgeschlossene wie ich. Das Geschwisterpaar Walter und Claudia. Auch ihnen waren allerlei Zutritte zum gemeinschaftlichen Leben verboten. Sie schliefen nicht einmal in einem der renovierten Häuser, sondern campten bloß draußen auf der Wiese hinter dem Haus. Walter in seinem aus Deutschland mitgebrachten Wohnwagen, Claudia in ihrem Zweimannzelt. Seit Monaten waren sie nun bereits hier und teilten täglich den arbeitsreichen Alltag mit den anderen, brachten ihre Arbeitskraft ein so gut sie konnten und werteten die Zurückweisungen nicht als solche, sondern als Lebenshilfen. Sie sahen sich als Bewerber für einen Platz in einer überschaubaren, besseren Welt. War das nun lebensklug oder sogar weise? Oder waren die beiden einfach nur bescheuert? »Wir brauchen noch Zeit, um uns zu entwickeln«, meinte Walter. »Wohin wollt ihr euch denn entwickeln?«, fragte ich nach. »Zu wertvollen Mitgliedern der Gemeinschaft, zu Mitgliedern, auf die man sich zu hundert Prozent verlassen kann.« »Und wann seid ihr so weit?« »Jürgen wird es uns sagen, die geistige Welt wird es ihm vermitteln«, erklärte Walter. Und da sagte ich für eine ganze Weile gar nichts mehr. Beobachtete die beiden bloß, wie sie die von der Gemeinschaft selbst hergestellten Produkte verzehrten. Selbst gebackenes Brot, ein Glas voll mit Körnern, selbst gemachtes Joghurt und Marmelade. Eine ungewohnte Stimmung lag in der Luft. Lediglich natürliche und dezente Geräusche füllten den Raum. Das Brotkauen, das Klappern der Tassen und Teller, hin und wieder knarrte ein Sessel. Ansonsten Stille, immer wieder war es die ungewohnte Stille, die mir auffiel. Kein leeres Gequatsche, kein nerviges Radio, und weder Handy noch Zeitung lagen auf dem Tisch.

Jürgen kam gegen zehn Uhr und die Gemächlichkeit war Geschichte. Er legte los wie die Feuerwehr auf Einsatzfahrt. Sein Interesse an mir wirkte rudimentär. Er fragte mich nicht wer ich war, nicht was ich hier erwartete, nicht wie ich dachte, nicht woher ich kam, nicht ob's mir gut ging oder schlecht, nicht was ich von der Welt hielt, nicht wie lange ich bleiben wollte, nicht wie die Anreise gewesen war. Nein, nichts dergleichen. Er fragte mich überhaupt nichts. Jürgen war kein Fragender, Jürgen war ein Erklärer. Er suchte kein Gespräch, sondern Zuhörer. »Ich bin«, sagte er, und das war sein erster Satz, »ein Bodhisattwa und habe mich freiwillig dafür entschieden, versa, wieder auf diesen Planeten zu kommen, versa, versa, um für die Lichtwerdung dieser, versa, versa, Schöpfung zu sorgen.« Ohne Pause setzte er fort: »Es gibt auch noch andere Avatare, die, versa, daran arbeiten, versa, genügend Energien von den Läuterern, versa, für die geistige Revolution zu erhalten.« Ich saß da mit spitzen Ohren, folgsam wie ein strebsamer Novize. »Versa, versa, versa, versa.« Nach zwanzig Minuten stellte ich meine Ohren erstmals auf Durchzug. »Und alle Urteile deiner Seele, versa, driften auseinander, versa, versa.« Sechzig Minuten später verflüchtigten sich meine Gedanken in Tagträume. »Und so, versa, lösen sich alle Seelen, versa, innerhalb der Bewusstseinsebene Erde auf.« Nach zwei Stunden wollte ich dann nur noch eines: weg. Und meinem Hirn eine Pause schenken. Aber ich blieb. Drei Fragen bohrten sich dabei in meinen Schädel:

Meint der das alles ernst?

Warum unterbreche ich ihn nicht?

Was zur Hölle heißt »versa«?

Die erste der drei Fragen war flott beantwortet. Ja. Mit Sicherheit. Jürgen war überzeugt von seinen Worten wie Petrus von Gott und dem Teufel. Und wie Petrus, Paulus, Matthias und wie sie alle geheißen haben, wollte auch er seinen Glauben in die Welt hinausschreien, seine Wahrheit verkünden, die Botschaft verbreiten. Bei Frage zwei kommt Psychologie ins Spiel, zumindest ein sanfter Hauch davon. Ich unterbrach ihn nicht und hörte mir all das geduldig an, weil ich mich diesem Mann zu Dank verpflichtet fühlte. Er war der Grund, warum ich hier sein konnte. Er war der große Macker, er war der Heiler, der Schamane, der unumstrittene Anführer der Gruppe und er war auch nach wie vor eine Hoffnung, meine Hoffnung auf Heilung von dem Tumor. Bei einer derartigen Ausgangslage kommt man nicht einfach daher und wirft alles weg, nur weil einem das erste Gespräch nicht in den Kram passt. Nur weil das Gegenüber sich nicht in das eigene Weltbild fügt. Nein, für diese Einfalt war ich bei Gott schon zu verwachsen mit der Materie. Längst wusste ich: Vom verfluchten Mörder bis zum gesegneten Heiligen, alle konnten sie auch Heiler sein oder eben Scharlatane. Nichts verrieten weltliche Lebenseinstellungen und Verhaltensweisen über die Kräfte eines Menschen mit unerklärlichen Fähigkeiten. Womit wir bei Frage drei angelangt sind. Was meinte Jürgen mit »versa«? Doch die Antwort darauf musste ich vertagen. Nach wie vor hatte ich keinen blassen Schimmer. Vielleicht war Jürgen ja bloß ein Irrer.

Zu Mittag war ich erlöst. Denn beim Mittagessen ließ es Mund halten. Gegessen wurde natürlich gemeinsam, angeblich mir zuliebe, im Erdgeschoss des Gästehauses. In großen Töpfen, Schüsseln und Pfannen wurde das Essen von drei Leuten von der Küche des Nachbarhauses in den Essensraum herübergetragen und auf einem Tisch, der am Rand des Raumes positioniert war, abgestellt. Natürlich kam alles Essen aus eigener Erzeugung. Gemüsesuppe, Kartoffeln, Salate, Kräutersauce, Brot. Langsam trudelten die einzelnen Mitglieder ein. Menschen jeden Alters. Frauen, Männer, Kinder. Lockere Stimmung, man plauderte ein wenig miteinander, unaufgeregt, wie man eben redet, wenn man seit Jahren ein gemeinsames Leben lebt. Manche zeigten sich auch interessiert an mir, informierten sich respektvoll über den Grund meines Hierseins. Dabei nahm sich jeder seine gewünschte Portion Essen und setzte sich an einen der Tische, die in einer Art U-Form im Raum aufgestellt waren, sodass jeder jedem ins Gesicht blicken konnte. Da saßen sie dann, lauter respektvolle, nette Leute, die die Unaufgeregtheit des Alltäglichen nicht nur locker auszuhalten, sondern sogar anzustreben, ja zu genießen schienen. Sie saßen da, ruhig, gefestigt und wirkten, ich muss es so sagen, innerlich gesättigt und seltsam zufrieden. Und keiner rührte sein Essen an. Erst als Jürgen bei der Tür hereinspaziert kam, sich seinen Essen genommen, sich damit zu Tisch gesetzt und die Worte »Lasst euch das Essen gut schmecken« ausgesprochen hatte, begann man mit der Nahrungsaufnahme. Langsam und gemächlich, Löffel für Löffel, Bissen für Bissen, Stück für Stück. Den Fokus zu hundert Prozent auf die Tätigkeit des Essens gerichtet, schweigend, genießend, achtsam und dankbar. Meditativ möchte ich fast sagen.

Danach Siesta. Draußen knallte erbarmungslos die Sonne vom Himmel, an körperliche Arbeit war bei diesen Temperaturen ohnehin nicht zu denken. Fast alle blieben somit im Raum. Hier in diesem dicken Gemäuer mit nur kleinen Fenstern, die zudem verdunkelt waren, herrschte kühles Wohlfühlklima. Nach wie vor wurde kaum geredet, und wenn doch, dann im Flüsterton. Einige starrten Löcher in die Luft, andere saßen da mit geschlossenen Augen, meditierten, schliefen oder hatten sich weggebeamt, was weiß ich? Zufriedenheit lag auf den müden Gesichtern der meisten. Meine Großmutter kam mir in den Sinn. »Arbeit macht das Leben süß«, pflegte sie zu sagen. Wie recht sie anscheinend hatte.

»Gibt es Fragen?«, durchbrachen Jürgens Worte die Schlummerstimmung. Ich weiß nicht, wie meine Oma auf die nun an Jürgen gestellten Fragen reagiert hätte. Walter erzählte, dass er gestern enorm heilvolle Energie seinen Körper reinigen gespürt habe und Jürgen als Verursacher des mysteriösen Energieflusses vermutete. Claudia wiederum wollte wissen, woher die Träume rührten, die sie nachts plagten, und wie das sei mit Gut und Böse und dem Universum. Dazwischen kam auch allerlei Praktisches auf den Tisch. Stahlnägel wurden gebraucht, Schrauben und anderes Werkzeug. Was jetzt sei mit dem neuen Mähbalken für die Pferde, wann der geliefert würde, wollte einer wissen.

Und Jürgen wusste über alles Bescheid. Er war wie ein wandelndes Orakel, ein Orakel Modell New Generation 2.0 Super Pro. Interpretation war gestern, Wissen hieß das Dogma der Zeit. Dementsprechend eindeutig die Antworten. Ja, klar habe er bei seiner letzten geistigen Versenkung Heilungsenergien freigesetzt, gut möglich, dass Walter sich in der richtigen Schwingung befunden habe und sie aufnehmen konnte, meinte Jürgen. Und dann erklärte er uns die Welt, sodass mir dabei richtig schwindlig wurde, weil mir trotz größten Bemühens die Vielzahl an fragwürdigen Informationen nicht einordenbar erschien. Doch ich war der einzige Ausgeklinkte, die anderen blieben klar im Kopf. Ich sah es in ihren Gesichtern und an ihren Augen. Da war kein Funken Zweifel in ihren Blicken. Da saßen Erwachsene um mich, die anscheinend eher an Märchen als an ihren Hausverstand glaubten. Menschen, die offensichtlich lieber folgten als selber entschieden. Und ich saß mittendrin und dachte an Gandhi. Wer gehorcht ist Sklave, sagte der einmal. Waren diese Menschen hier alle Sklaven? Sklaven ihrer Bequemlichkeit, das Leben nicht selbst in die Hand nehmen zu wollen oder der Unfähigkeit, dies zu tun? Ich hatte kein Verständnis für solch ein Denken, aber ich schwieg, obwohl die Hoffnung auf Heilung hier in diesem Rahmen nahe dem Nullpunkt war.

Doch die Kraft der Gemeinschaft entwickelte einen unerwarteten Sog, dem auch ich mich nicht entziehen konnte. Bereits nach zwei Tagen gab es mehr Verbindendes als Trennendes zwischen den anderen und mir. Auch sie waren Suchende, auch sie gaben sich nicht mit der normalen Gesellschaft und deren Werten zufrieden. Und nicht zuletzt, auch sie waren alle krank gewesen. Und zudem kam ich auch noch recht flugs auf den Geschmack ihrer seltsamen Lebensführung. Meditieren, arbeiten, Gemeinschaft und Natur. Was braucht der Mensch mehr zum Leben als einen weitestgehend sinnbesetzten Alltag, der einem in diesem engen Rahmen eindeutig vermittelt wurde? Sinn im Leben ist es doch, was wir alle suchen. Mehr noch als Glücksgefühle. Das sagen zumindest Experten, die wissenschaftlich zu ergründen versuchen, worum es geht im Leben. So wie Lynn Sebastian Purcell, Professor an der State University of N.Y. in Cortland. Drei Fragen pflegt er seinen Studenten hintereinander zu stellen. Seit Jahren macht er das und immer mit den gleichen Ergebnissen:

Erste Frage: Wie viele von euch möchten im Leben glücklich werden? Alle heben die Hand.

Zweite Frage: Wer von euch wünscht sich später einmal Kinder? Wieder melden sich fast alle Studenten.

Danach weist Purcell auf die erwiesene Tatsache hin, dass Kinder die meisten Menschen unzufrieden machen und dass ihre Lebensfreude erst wieder steigt, wenn das letzte Kind ausgezogen ist.

Und, wie viele von euch wollen immer noch Kinder haben?, fragt er nun erneut.

Und was ist ausnahmslos die Folge? Wie viele Hände zeigen nach oben? Fünfzig, sechzig oder gar nur noch dreißig Prozent? Weit gefehlt. Üblicherweise melden sich alle, die sich auch schon zuvor gemeldet haben. Und das trotz wissenschaftlicher Aufklärung darüber, dass Kinder ihrem Glück definitiv im Wege stehen werden.

Solche Dinge gingen mir durch den Kopf, während ich mit rund dreißig Ziegen und Schafen durch die Wälder, über Wiesen, Weiden und Felder spazierte. Für zwei Tage mimte ich den Ziegenhirten der Gemeinschaft. Ein Fluss schlängelte sich durch das über hundert Hektar große gepachtete Anwesen der Gemeinschaft, zu dem auch ein ganzer Berg gehörte. Pferde liefen frei herum, Rinder, Gänse, Hühner und eben auch ich mit den Schafen und Ziegen. Paradiesische Zustände. Abkühlen im Fluss, ausruhen unter einem schattenspendenden Baum, naschen von den zahlreichen Sträuchern und Bäumen. Zwetschken, Birnen, Äpfel, Himbeeren. Und die Gewissheit, dass man einen wertvollen Beitrag für die Gemeinschaft leistet. Nicht abstrakt, sondern ganz real und nachvollziehbar. Kein Stress in mir und auch keine Langeweile, denn abends hatte man immer jemanden zum Reden. Jemanden, der auch etwas zu sagen hatte.

Mario zum Beispiel, der fünfzigjährige Kunstmaler, der sein Leben lang kränklich gewesen war, der zwischenzeitlich unter anderem auch im indischen Aschram der weltbekannten Umarmerin Mother Amma eingecheckt hatte. Doch selbst ihr liebevollstes Herzen konnte sein Herz nicht heilen. Nichts konnte ihm helfen. Bis er von Jürgen hörte, den er vor gut zehn Jahren, damals noch in Deutschland, aufsuchte. Seitdem war er kaum mehr krank, kaum mehr niedergeschlagen. Oder Nadine, die Hamburgerin. Auch sie war auf der ganzen Welt auf der Suche nach Wahrheit gewesen. Ein berühmter thailändischer Mönch las in ihrer Hand, dass nicht er ihr geistiger Führer sei, sie diesen aber bald finden würde. Kurz darauf begegnete sie Jürgen. Oder Kathi, die an Panikattacken litt und jetzt gesund war. Alle hier teilten ein Schicksal. Hinter beinahe jeder Biografie lag eine seltsame Krankheitsgeschichte, die letztlich in Glück und Zufriedenheit mündete und zwar hier in diese Gemeinschaft. War es vielleicht bloß die Gemeinschaft, die heilte? Das gesunde, weil auch überschaubare Umfeld?

Die Menschen, die einander Halt gaben? Das konnte doch sein. Man weiß von der Wichtigkeit von Gemeinschaften für den Menschen. Die meisten Menschen sterben lieber, als dass sie aus der Reihe tanzen. Auch das belegen zahlreiche wissenschaftliche Experimente.

»Seid ihr vielleicht gesund geworden und glücklich, weil ihr endlich nicht mehr alleine durch die Welt schreiten müsst?« Diese Frage stellte ich jedem einzelnen Mitglied. Doch meine Vermutung war nicht ihre Wahrheit. Für keinen von ihnen. Unisono äußerten sie einen einzigen entscheidenden Faktor: Jürgen war der Grund. Für ihre Gesundheit und ihr Zusammenleben. Ohne ihn würde alles verloren gehen. Die Gesundheit wahrscheinlich, die Gemeinschaft sowieso. »Ja, aber was kann er denn, was macht er denn, was ihr nicht selber könntet?« Und da waren sich alle einig, er ist die letzte Instanz, er ist das rote Telefon, er ist der Mufti, der Buddha, der Medizinmann, der Papst, der Führer. Wenn sie nicht weiterwüssten, er habe den magischen Draht. Das war es.

Das kam mir völlig verrückt vor. Oder blieb mir da etwas verborgen, was alle anderen sehen konnten? Fehlte mir eine besondere Sinneswahrnehmung? Denn ich bewertete die Lage diametral anders. Obwohl ich gestehe, nach zwei Tagen hier bekam auch ich den Anflug einer Ahnung, tatsächlich hier leben zu können. Hier mit diesen Menschen, von und mit der Natur. Zumindest für einige Zeit. Für einige Wochen oder Monate, ein halbes Jahr vielleicht. Warum nicht, wenn ich dadurch gesund würde? Ich konnte mir das vorstellen, zumindest theoretisch. Lediglich ein einziger Umstand unterminierte alle diesbezüglichen Überlegungen, ließ jede dahingehende Vorstellung wie eine Seifenblase zerplatzen: Jürgen Hummes. Jenen Mann, den alle hier für ihren spirituellen Führer hielten, ertrug ich nicht. Er lag mir von der ersten Sekunde an wie ein lästiges Insekt in den Ohren. Ständig wollte er mir seine Wahrheit ins Hirn drücken. Und meine Meinung bewertete er zumeist wie einen feuchten Vogelfurz. Obwohl, ganz stimmt das nicht, denn auf meinen Widerspruch reagierte er manchmal beleidigt, als hätte ich ihm auf den Kopf geschissen. Man verstehe mich nicht falsch, ich mochte diesen Mann, unumstritten haftete so etwas wie Charisma an ihm, und er gehörte durchaus zu den Guten, wenn ich das so flapsig ausdrücken darf. Aber wenn ich etwas nicht ertrage, dann sind es Schieflagen, wenn nicht auf Augenhöhe miteinander kommuniziert und das hierarchische Gefälle zu groß wird. Wenn da im Raum steht: Du kannst von mir lernen, aber ich nicht von dir. Im Normalfall führt das immer zu einer Desensibilisierung beider Seiten. Bei den Großmäulern wie auch bei den Duckmäusern. Beide werden stumpfer, weniger empathisch und hören letztlich nicht mehr aufeinander. Gegenseitiges Unverständnis ist der Hierarchie Lohn. Womit mir das Wörtchen »versa« wieder einfällt. Was hieß es denn nun? Ich fragte Jürgen danach, und der wusste es nicht. Er war sich nicht einmal bewusst, dass er dieses Wort ständig verwendete. So weit, so unspektakulär. Danach fragte ich einige aus der Gemeinschaft, eigentlich jeden Einzelnen. Und da wurde es verwunderlich. »Welches Wort?«, kam zumeist als Gegenfrage. »Versa?« Nein, das kannten sie nicht. Nie gehört. Tja, das passiert, wenn das zuhörende und reflektierende Gegenüber versagt und als Korrektiv fehlt. Da schleichen sich leicht Unsinnigkeiten ein, die später niemandem mehr auffallen. Beim Wörtchen »versa« ist das noch völlig egal, bei komplexeren Gedanken und Philosophien aber eher suboptimal. Ende der Belehrungsstunde.

Zurück zu Wichtigerem, weg von den Nebenschauplätzen hin zum eigentlichen Grund meines Aufenthalts, Heilung. Immer noch wusste ich nicht, wie Jürgens Heilungsansatz funktionierte. Was macht er eigentlich, wenn er heilt? War er schon immer ein Heiler? Will man seiner Biografie, die man auch im Internet nachlesen kann, Glauben schenken, dann eher nicht. Früher war er ein ganz normaler Typ wie du und ich, wahrscheinlich sogar ein Stück weit engstirniger, Weber, Textildesigner, Forstarbeiter, Töpfer, Stahlbetonbauer, Biobauer, der nichts am Hut hatte mit Übersinnlichem oder dergleichen. Doch dann passierte ein Unglück. Schmerzen, die stärker und stärker wurden. Die Schulmedizin hatte keinen blassen Schimmer. Irgendwann wollte Jürgen nicht mehr, er wollte bloß noch sterben. Er setzte die Medikamente ab, ging gebückt und mit aschfahlem Gesicht in den Wald, und auf einmal, mitten am helllichten Tag, stand eine Hexe vor ihm. Und was tat sie? Sie warf ihm einen roten Ball zu. Natürlich glaubte er anfangs nicht, was da passierte, doch er fing den Ball auf, warf ihn zurück und verbrachte längere Zeit mit der mysteriösen Gestalt. Dabei verspürte er tiefe Empfindungen, und die Verspannungen in seinem Körper lösten sich. Und so nahmen die Dinge ihren Lauf. Immer intensiver wurden seine Kontakte zu Naturgeistern und Feengestalten. Er wurde geheilt, hat seitdem kaum mehr Schmerzen und wurde zum Dimensionenwanderer, Heiler und Schamanen. Zumindest bezeichnet er sich auch als Schamane. Aber eines wusste ich immer noch nicht. Wie heilt er?

Er nennt sich Schamane, lehnt Drogen oder sonstige bewusstseinserweiternde Substanzen aber strikt ab. Was ich schon einmal für einen recht außergewöhnlichen Zugang für einen Mittelsmann zwischen hiesiger und diesiger Welt halte. Dafür sieht er Waldgeister und Hexen und sonstige Wesen, die ihm die jeweils richtigen Kräuter für Krankheiten vermitteln. Mehr oder weniger sei alles beseelt, meinte er, womit wir wiederum beim Animismus gestrandet wären. Den Großteil seiner

Zeit verbringt er in geistiger Versenkung. Auf Nachfrage: Das ist etwas viel Stärkeres, Intensiveres als herkömmliches Meditieren. In diesem Zustand erfährt er Wahrheiten über jeden Einzelnen von uns, unsere Welt und unsere Zukunft. Um die sei es übrigens gar nicht gut bestellt. Denn natürlich gebe es einen Kampf zwischen Gut und Böse. Außerirdische kommen da vor und Lichtwesen und natürlich Karma und Götter und was weiß ich was noch alles. Ach ja, auch der bevorstehende Weltuntergang war natürlich Thema. All das erzählte mir Jürgen, und einiges kann man auch in seiner Autobiografie nachlesen, aber ich gestehe, ich hatte nicht den Willen, mich da tiefgehend durchzuarbeiten. Übrig bleibt eines: Wenn stimmt, was Jürgen prophezeit, na dann gute Nacht.

Dann kam Tag fünf, mein persönlicher Tag des Jüngsten Gerichts hier in dieser Gemeinschaft. Ich fühlte, dass es Zeit war, all den Absurditäten ein Ende zu setzen und das Thema aufzugreifen, das mir diese Reise überhaupt erst eingebrockt hatte. Meine fehlende Gesundheit. Was konnte Jürgen dazu beitragen, sie wiederzuerlangen? Konnte er überhaupt etwas dazu beitragen? »Jürgen, ich habe einen Tumor im Kopf«, wollte ich sagen und ihn anschließend bitten, zu versuchen, mich zu heilen. Mit den richtigen Kräutern, mit Handauflegen, mit geistigen Versenkungen, womit auch immer. Der richtige Moment würde im Lauf des Tages kommen, das wusste ich. Der Vormittag war es dann aber noch nicht. Denn da lief ich stundenlang in einem überdimensionalen Hamsterrad Runden. Eine Erfindung aus dem Mittelalter, die Jürgen von der Gruppe hatte nachbauen lassen, um damit ohne unnötige Ressourcenverschwendung eine Dreschmaschine anzutreiben.

Das schweigsame Mittagessen folgte und anschließend die Siesta samt Jürgens täglicher Litanei. Die war an diesem Tag besonders, wie soll ich sagen – originell? Wir erfuhren, dass

Zivilisationen an sich das Grundübel der Menschheit seien, dass die Menschheit immer schlechter werde und das Jahr 2016 die meisten Kriegsopfer seit Menschengedenken gefordert habe (was grober Unfug ist, man denke an den Zweiten Weltkrieg), dass wir bloß zehn Prozent unseres Gehirns verwendeten (eine längst widerlegte Halbwahrheit), dass er nur mehr jene Menschen heilen werde, die er für reif genug dafür halte (was implizieren würde, dass er nun auch Richter war, gottgleich quasi), und dann meinte er noch, dass er die Wahrheit spreche, die unwiderrufliche Wahrhaftigkeit. Und da wanderte meine Hand über meinen Kopf hinaus, wie von Geisterhand. »Moment«, sagte ich. Doch Jürgen ließ sich nicht beirren. »Moment, Moment, Moment«, wiederholte ich immer wieder, mit fester und lauter werdender Stimme, die rechte Hand noch immer gen Zimmerdecke gerichtet. Bis Jürgen irgendwann die Luft anhielt und etwas entgeistert zu mir herübersah. Mucksmäuschenstill war es jetzt für Momente. »Sorry«, begann ich in freundlichem Ton und sprach anschließend mit der größten mir möglichen Behutsamkeit meine Bedenken zu Jürgens Äußerungen an. Zum Finale meiner kleinen Widerstandsrede borgte ich mir noch einen Spruch aus, den ich einmal aufgeschnappt hatte. »Ich traue jedem, der sagt, dass er die Wahrheit sucht, aber niemandem, der behauptet, dass er sie gefunden hat.« Und da rauschte ein D-Zug mit vollem Karacho auf mich zu. Wut und Zorn ergriffen von Jürgen Besitz. Er rastete total aus. Er schrie, er fuchtelte mit den Händen herum und drohte mir mit dem sofortigen Rauswurf. »So jemanden wie dich brauchen wir hier nicht«, schrie er völlig aus dem Häuschen, »pack sofort deine Sachen und verschwinde, es gibt keinen Grund für dich hierzubleiben!«

Und dann hängte er mir die Rolle des Sündenbocks für nichts Geringeres als den bevorstehenden Untergang der gesamten

Menschheit um. Wie so etwas klingt? Sinngemäß in etwa so: Es sei immer das Gleiche, meinte er immer noch aufgebracht, die Menschheit werde sich nicht verbessern, jeder denke nur an sich. Er sei bereits das siebente Mal freiwillig in diese Welt inkarniert, um uns Menschen vor dem Untergang zu retten. Bis jetzt sei er jedes Mal von Zweiflern umgebracht worden. Er wisse, dass es auch in diesem Leben wieder passieren werde. Dies sei sein Los, dies sei das Los eines Bodhisattwas, der er nun einmal war (Kern der buddhistischen Bodhisattwa-Philosophie ist der Gedanke, nicht nur selbst und allein für sich Erleuchtung zu erlangen und damit in das Nirwana einzugehen, sondern stattdessen zuvor allen anderen Wesenheiten zu helfen, sich ebenfalls aus dem endlosen Kreislauf der Reinkarnationen zu befreien). Aber es schmerze, meinte er weiter, alle, die ihn seit Jahren begleiteten, wüssten, dass er täglich um eine bessere Welt kämpfe, er rede nicht bloß, sondern handle auch, er kämpfe Gefechte in anderen Welten, für uns alle, für die gesamte Menschheit. Er spüre bei seinen Versenkungen das gesamte Leid unserer Erde und er opfere sich für uns, damit wir lernen könnten.

Die Ansprache kippte ins Absurde. Nach diesem Ausbruch schwieg Jürgen für eine Weile. Jetzt entstand eine heftige Diskussion im Publikum mit verschiedensten Ansätzen. Da saßen bei Gott keine Dumpfbacken um mich, sondern reflektierte Leute, Akademiker zum Teil. Wir begegneten einander auf Augenhöhe, versuchten Wahrheiten zu finden und ließen unterschiedlichste Meinungen gleichwertig nebeneinander stehen. Und Jürgen schwieg. War er beleidigt oder konnte er tatsächlich auch zuhören? Wie war nun die Sicht seiner Gefolgsleute unseres kleinen Disputs? Ein recht banaler Satz von Nadine brachte es am deutlichsten auf den Punkt. Sie finde es schade, dass ich es nicht geschafft hätte, mich auf Jürgen und seine besonderen Fähigkeiten einzulassen. Ich hätte viel erkennen können durch ihn, wenn ich bereit dazu gewesen wäre. Ende der Durchsage. Tja, die Grenzen der Absurdität überflügelten die Grenzen meiner Vorstellungskraft wieder einmal um Welten.

Natürlich war nach dieser Siesta die Chance vertan, Jürgen zu bitten, mich zu heilen. Weniger weil er nicht dazu bereit gewesen wäre, mehr weil mein Stolz das niemals zugelassen hätte. Abgesehen davon hätte ich keinen Pfifferling darauf gesetzt, dass er mir wirklich würde helfen können. Zu meiner Überraschung war nach dieser Auseinandersetzung wieder alles beim Alten. Keine Rede mehr vom Rauswurf, nicht die Spur einer schlechten Stimmung und auch nicht der klitzekleinste Funken eines Vorwurfs lag in der Luft. Nein. Entweder hatte Jürgen ein Herz wie Mutter Teresa oder das Erinnerungsvermögen eines Dementen. Es war, als ob es die Auseinandersetzung nie gegeben hätte. Selbstverständlich belagerte er mich weiterhin mit seinen Weisheiten und hielt täglich seine Ansprachen. Wobei mir doch vorkam, dass er ein wenig zurückhaltender auftrat als zuvor. Letztlich waren da aber nach wie vor noch so viele Annahmen, die er in all seinen Vorträgen als Wahrheiten darstellte, dass ich mich alsbald geschlagen gab. Ich wollte nicht ständig über das gleiche diskutieren. Am Tag sieben reiste ich ab. Alle kamen sie zur Verabschiedung. Viele umarmten mich. Auch Jürgen. Eigenartig, dass ich diesen Menschen trotz seines dominanten Verhaltens so sehr schätzen konnte.

# DER PENDLER AUS DER WOHNBAUSIEDLUNG

*Österreich*

Wie aufgefädelt hockten die weißen rechteckigen Wohnblöcke, geometrisch geordnet, nebeneinander. Den Erdgeschosswohnungen waren Minigärten vorgesetzt, den höher liegenden Wohneinheiten Balkone. Wärmeschutzfassaden sorgten für diesen gewohnt nüchternen Einheitslook, der zeitgemäße Wohnhausanlagen so schrecklich eintönig wirken lässt. Maschendrahtzäune, Kinderspielplätze, gepflegte Rasenflächen. Die Fratze der Kleinbürgerlichkeit lugte hervor aus jeder Ritze. Hier in diesem Umfeld sollte ein Mensch leben, der bürgerliches Denken sprengt und weltliche Gewissheiten aus den Angeln hebt? Ein Heiler? Das irritierte mich. Bis dato hatten nahezu alle von mir aufgesuchten Menschen dieses Schlages eher den Rand der Gesellschaft als deren Zentrum gesucht, eher das Außergewöhnliche als das Normale. Zudem hatte ich auch der Adresse wegen ein anderes Ambiente erwartet. Schlossee stand da auf meinem Zettel. Aber weder Schloss noch See sah ich, bloß eine ältere Dame, die ihren Hund zwischen den Symbolen der Biederkeit Gassi führte.

Herr Fuchsbauer wohnte im Erdgeschoss des Wohnblocks mit der Nummer sieben. Wie es mir seine Ehefrau tags zuvor am Telefon gesagt hatte, betrat ich die Wohnung ohne die Gegensprechanlage zu betätigen. Im Vorraum blieb ich stehen und wartete. Offene Türen gaben Einblick in eine Standardwohnung mit klassischer Standardeinrichtung – Einbauküche, Teppichböden, Couch. Der Kühlschrank surrte leise aus der

Wohnküche heraus, ansonsten war es mucksmäuschenstill. Niemand schien hier zu sein. Da rauschte die Wasserspülung und ein alter Herr mit grauen kurzen Haaren und Händen wie ein Bauarbeiter kam in geduckter Haltung aus dem Klo heraus. Herr Fuchsbauer*. Wie schon zuvor sein Umfeld entsprach auch er nicht meinen Erwartungen. Der Mann, der angeblich schon so vielen Menschen wieder Gesundheit geschenkt hatte, strahlte derart wenig Vitalität aus, dass ich ihm in der Straßenbahn reflexartig meinen Sitzplatz überlassen hätte. Er wirkte gebrechlich und sein Kopf saß auf dem Hals seltsam eingezogen, wie bei einer Schildkröte.

Der Händedruck passierte eher beiläufig. Herr Fuchsbauer sah mir nicht in die Augen. Geradewegs marschierten wir ins nächste Zimmer. Ein Kleiderschrank mit Spiegelfront stand da, ein Ehebett davor. An der Wand hingen Familienfotos. Ein Tisch war neben dem Bett platziert, zwei Stühle davor, ein weicher Lederbürosessel dahinter. Wir befanden uns im Schlafzimmer der Familie Fuchsbauer. Ganz offensichtlich ordinierte er hier.

Wir saßen uns jetzt gegenüber, da baumelte auch schon ein matt glänzender gelblicher Stein, der an einem Lederband befestigt war, von Herrn Fuchsbauers Hand herunter. Herr Fuchsbauer zählt zu jenen Menschen, die mittels Pendel die Welt erkunden. Das Vorgehen dabei ist denkbar einfach. Im Geiste werden Ja-Nein-Fragen an das Pendel gestellt, die dieses mittels Kreisen im oder gegen den Uhrzeigersinn beantwortet. Somit musste man Herrn Fuchsbauer nicht einmal von seinem Leid erzählen, mittels Pendel checkte er den Körper durch und war somit ohnehin recht flugs über den gesundheitlichen Zustand seines jeweiligen Gegenübers im Bilde. Aber das war bei Weitem noch nicht das Außergewöhnlichste an

---

* Name geändert.

Herrn Fuchsbauer, denn die Kunst des Pendelns beherrschen viele. Schenkt man einschlägigen Internetseiten Glauben, kann das mehr oder weniger sogar jeder, zumindest jeder, der sich damit beschäftigt und bereit ist, ein wenig Zeit dafür zu investieren. Herrn Fuchsbauers Fähigkeiten sprengten allerdings den Rahmen des Üblichen und für jedermann Erlernbaren bei Weitem. Er erkannte nicht bloß die jeweiligen Defizite seiner Klienten, sondern konnte diese mittels Konzentration wieder ausgleichen. Herrn Fuchsbauers Kräfte gingen so weit, dass er zahlreiche schulmedizinisch diagnostizierte Krankheiten beheben und zudem auch noch sämtliche denkbare und auch nicht vorstellbare Störungen, seien es nun Energieblockaden oder Besetzungen durch verstorbene Seelen, auflösen beziehungsweise ins Licht schicken konnte. Kurz gesagt: Herr Fuchsbauer sorgte für Ausgeglichenheit in Körper, Geist und Seele und somit für allumfassende Gesundheit.

Seinen Kontakt hatte ich von einem Freund, dem man schon berufsbedingt eher keinen esoterischen Hang nachsagen konnte. Er war Anwalt und somit gewohnt, sein Leben auf Fakten, Tatsachen und eine gehörige Portion Nüchternheit aufzubauen. Eine vertrauenswürdige Person, kein Luftikus, ein Sportler. Den Weg zu Herrn Fuchsbauer hatte er aufgrund massiver, lang anhaltender Kreuzbeschwerden gefunden. Zuvor hatte er alles Mögliche probiert, alles Seriöse, wie er selbst es nannte. Er war bei Ärzten, bei Orthopäden, bei Physiotherapeuten gewesen. Er hatte Röntgenbilder machen lassen, MRT-Untersuchungen. Die Abnützungen waren jedoch seinem Alter entsprechend und unauffällig. Er hatte zweimal die Woche die Rückenschule besucht, um die richtigen Muskelpartien zu stärken und zu lernen, alltägliche Bewegungen möglichst schonend auszuführen. Doch nichts und niemand konnten wirklich helfen. Stress könnte der Auslöser sein, hieß es, und

Kreuzschmerzen kommen und gehen, hieß es weiter. Eine unbefriedigende Antwort. Und somit saß er eines Tages aus Verzweiflung und seiner Frau zuliebe im Schlafzimmer von Herrn Fuchsbauer. Das Kreuz schmerzte, im Ruhezustand fühlte sich die Wirbelsäule an, als drückten die einzelnen Wirbel tonnenschwer aufeinander, bei Bewegung schienen sie einander aufzureiben. Sitzen war eine Qual, jeder Schritt eine Tortur und längeres Stehen schlicht unmöglich. Herr Fuchsbauer konzentrierte sich und ließ das Pendel kreisen und meinem Freund, dem nüchternen Anwalt, war schon während der Behandlung so, als würde eine unsichtbare Kraft Wirbel für Wirbel wieder in die richtige Position drehen. Bereits nach zwanzig Minuten fühlte er sich besser als all die Monate zuvor. Nach zwei weiteren Sitzungen war das Körpergerüst meines Freundes wieder voll belastbar. Die Kreuzbeschwerden hatte er seitdem gut im Griff. Er spielte sogar wieder Tennis. Herr Fuchsbauer kann etwas, sagte mein Freund, den solltest du aufsuchen. Deshalb war ich hier.

Da saß ich nun im Schlafzimmer dieses alten Herrn und beobachtete, wie das Pendel über einem blauen Buch, auf dem zwei menschliche Körper gezeichnet waren, hin- und herschwang. Seit gut fünf Minuten saß Herr Fuchsbauer wie eingefroren vor mir, in Denkermanier, das Kinn zwischen Zeigefinger und Daumen eingezwängt und auf den linken Arm gestützt, unter der rechten Hand das schaukelnde Pendel. Dieses kreiste mal im Uhrzeigersinn, dann wieder dagegen, manchmal baumelte es auch vor und zurück, ein Muster konnte ich nicht erkennen. Aber viel passierte nicht vor meinen Augen. Was lag da noch so auf dem Tisch herum? Ein Foto einer jungen Frau, darunter stand in großen Buchstaben: »Kleben Sie sich gesund.« Ein Werbeprospekt für kinesiologische Bänder. Auf einer Ablage hinter Herrn Fuchsbauer stand das Buch »Der

Healing Code«, ich kannte diesen Bestseller, der mehr oder weniger verspricht, dass man selbst Krebserkrankungen mit lediglich sechs Minuten Zeitaufwand täglich heilen könne. Ich hielt nichts davon. Ich nahm mir vor, ihn nachher über seine Meinung zu diesem Buch zu befragen.

Doch zuvor war Herr Fuchsbauer am Wort. Soeben hatte er innegehalten und das Pendel in seiner mächtigen Hand verschwinden lassen. Ansonsten verharrte er nach wie vor in der eingenommenen Denkerposition, drehte lediglich seinen Kopf ein wenig in meine Richtung und sagte folgende seltsame Worte: »Ihre Nerven liegen bei einem halben Prozent, und das kommt daher, dass Sie sieben verschiedene Persönlichkeiten in sich tragen, deshalb können Sie sich auch nicht entscheiden und nur schwer konzentrieren.« Er sagte dann auch noch, dass meine Lungenfunktion eingeschränkt sei, ich deshalb Probleme beim Atmen und diesen Druck auf meiner Brust hätte, zu dem seien meine Bronchien verlegt und meine Leber vergiftet. Und dann wanderten Herrn Fuchsbauers Mundwinkel zögerlich und kaum wahrnehmbar Richtung Backenknochen. Ich glaube, er lächelte jetzt. Warum, konnte ich nicht einordnen. So wie ich auch seine Worte nicht deuten konnte. Was hieß sieben Persönlichkeiten? Was ein halbes Prozent Nerven? Ich blickte Herrn Fuchsbauer tief in die Augen und fragte nach. Ich erfuhr, dass sieben verstorbene Seelen von mir Besitz ergriffen hätten. Herrn Fuchsbauers Tonlage blieb bei dieser für mich doch außergewöhnlichen Information derart monoton, als würde er einen simplen Hautausschlag diagnostizieren. Was ein halbes Prozent Nerven bedeuten sollte, konnte mir Herr Fuchsbauer auch auf mehrmaliges Nachfragen hin nicht so recht erklären. Diese Aussage blieb ein Mysterium. Weshalb ich all die diagnostizierten Defizite und Anhaftungen bis dato nicht bemerkt hätte, lag laut Herrn Fuchsbauer lediglich daran, dass er aufgrund seines hypersensiblen Sensoriums Disbalancen erspüre, die die Betroffenen im Normalfall noch gar nicht wahrnehmen könnten.

Ein halbes von hundert Prozent – wenn das noch keine gröbere Abweichung von der Norm bedeutete, was wäre dann ein bedenklicher Missstand? Null Komma zwei Prozent oder überhaupt keine Nerven mehr? Würde ich dann Heulkrämpfe kriegen oder Amok laufen? Ich behielt diese Überlegungen für mich, schluckte meinen Ärger hinunter, bewahrte Contenance und lauschte den nun salbungsvollen Worten meines Gegenübers. Ich brauchte mir keine Sorgen zu machen, sagte er, und dass er mich heilen würde. Jetzt. Jetzt gleich. Sofort. Ein Kribbeln würde ich spüren, heiß würde mir werden, Schweißausbrüche seien möglich, auch eine Gänsehaut könnte sich über meinen Körper legen. Gut möglich auch, dass ich die ein oder andere seltsame Wahrnehmung bekäme. Aber all das sei unbedenklich und lediglich eine Begleiterscheinung der Heilungsmaßnahmen und spätestens in zwei Tagen Geschichte. Und schon tanzte das Pendel wieder über dem blauen Buch herum und Herr Fuchsbauer mimte ein weiteres Mal den erstarrten Denker. Ich schloss die Augen, um meinen Körper besser zu fühlen. Kribbelte es irgendwo? Wurde es heiß unter meiner Haut? Ein leichtes Ziehen, Zwicken oder Glucksen? Spüre ich irgendetwas? Hatte ich eine Vision oder zumindest einen kleinen originellen Gedanken? Angestrengt durchforstete ich meinen Körper von den Haarwurzeln bis zu den Zehenspitzen. Aber, nein. Nichts. Schon wieder nichts. Enttäuscht öffnete ich die Augen und ließ meinen Blick aus dem Fenster schweifen, wo schwere Regenwolken unterschiedlichste Grautöne in den Himmel zeichneten. Ein Tumor, der herausoperiert werden sollte, sitzt in meinem Kopf, und ich vergeude meine Zeit und hoffe auf Heilung durch Menschen wie Herrn Fuchsbauer? Nur Dummköpfe, Hasardeure oder Lebensmüde gehen derartig verantwortungslos mit dem wertvollsten Gut des Menschen, der körperlichen Gesundheit, um. Während dieser seltsamen Behandlung wichen meine in Hoffnung getränkten Heilungsfantasien der nüchternen Realität und ich spürte, wie ein Gefühl der Scham und auch ein wenig schlechtes Gewissen für meine Einfalt mein Bewusstsein streifte. Eine Vielzahl kritischer Gedanken jagte durch meinen Kopf, als mich eine Stimme zurück in Herrn Fuchsbauers Realität holte. »Hundert Prozent Konzentrationsfähigkeit, hundert Prozent Nerven, sieben Seelen ins Licht geschickt, Sie sind geheilt. Sie werden in den nächsten Tagen jede Menge Energie spüren. In ein, zwei Monaten kommen Sie wieder, dann erledigen wir den Rest«, sagte eine zufriedene Stimme. Ich blickte Herrn Fuchsbauer ins Gesicht und erwiderte reflexartig sein angedeutetes Lächeln. Die gesamte Situation kam mir lächerlich vor.

Und trotzdem rannten die Menschen Herrn Fuchsbauer die Tür ein. Manchmal kamen Minibusse voll besetzt mit Hilfesuchenden zu ihm in die Wohnbausiedlung. Zweimal im Monat bot er seine Hilfe für drei Tage auch in einer weit entfernten Ortschaft an. In den von einer Religionslehrerin zur Verfügung gestellten privaten Räumen arbeitete Herr Fuchsbauer dann täglich bis spät in die Nacht hinein. Ursprünglich wollte ich einen Termin in dieser Ortschaft vereinbaren, ein naives Vorhaben, über Monate hinweg war er dort ausgebucht. Der Mann schien Erfolg zu haben mit seiner Methode. Nur was war seine Methode? Persönlich hatte ich nämlich nichts von seinen Fähigkeiten gespürt. Das konnte natürlich auch an meiner fehlenden Feinfühligkeit oder meiner anders gepeilten Sende- und Empfängerfrequenz liegen. Vielleicht war ich lediglich ein zu grober Lackel, der die feinen Strahlen des Herrn Fuchsbauer nicht fühlen konnte. Vielleicht war ich bloß im falschen

Film gelandet. Vielleicht aber war Herr Fuchsbauer auch selbst bloß ein Geblendeter, jemand, der sich an seine unerklärlichen Fähigkeiten klammerte. »Die Leute spüren, dass ich ihnen helfen kann, sonst würden sie nicht wiederkommen«, sagte Herr Fuchsbauer, ohne auf meine festgestellte Behandlungsfrigidität näher einzugehen. Die kümmerte Herrn Fuchsbauer nicht einmal am Rande. Dass ich doch gesehen hätte, wie er sich konzentriert habe, meinte er dann noch, ganz so, als ob das ein Beweis für seine besonderen Kräfte wäre.

»Mein Mann ist für mich wie Jesus, einer, der anderen Menschen bloß helfen will«, sagte dann seine Frau, die sich nach Beendigung der Behandlung recht engagiert in das Gespräch einschaltete, um anschließend weiter auszuführen, dass ihr Mann allerdings nicht so einfältig gewesen sei, sich für die Menschheit ans Kreuz nageln zu lassen. »Jesus war dumm, dass er das zugelassen hatte, denn die Menschen danken es ihm nicht, und das hätte er wissen sollen.« Seit drei Jahren waren Herr und Frau Fuchsbauer ein Paar. Auf einer Kur haben sie einander kennen und lieben gelernt. Beide waren verheiratet, beide ließen sich von ihren damaligen Partnern scheiden, um einander das Jawort geben zu können. »Wir sind Seelenverwandte und verstehen uns auf allen Ebenen, nicht nur auf der körperlichen«, sagte Frau Fuchsbauer, die ihren Mann bei seiner Pendlertätigkeit unterstützte, wo immer möglich. Übrigens eine recht häufig erlebte Rollenverteilung bei Menschen dieses Gewerbes. Terminvereinbarungen, Telefonate und die Rolle der ersten Ansprechperson übernahmen sehr oft die Lebenspartnerinnen der Heilsbringer, viele schienen richtiggehend aufzublühen in dieser Rolle, die jener einer Chefsekretärin nahekommt. So auch Frau Fuchsbauer, die längst wieder das Wort übernommen hatte und auch das eine oder andere Vertrauliche in die Welt hinausposaunte. Herr Fuchsbauer, erfuhr ich zum Beispiel, brauche nach seinem Tod nicht mehr, wie wir anderen, auf diese Welt zurückzukehren. Er habe seine Schuld abgeleistet, er sei frei von Sünde und bliebe somit für ewig ein Engel im Himmelreich. Eine Vielzahl von hellsichtigen Personen habe diesen Umstand bereits bestätigt. Aus meinen Augenwinkeln beobachtete ich Herrn Fuchsbauer. Wie verhielt er sich bei solch gewagten Aussagen? Irritierte ihn das? Auf den ersten Blick nicht unbedingt. Stoisch saß er in seinem Ledersessel, ganz so, als würde ihn all das nichts angehen. Hin und wieder nickte er, fast unmerklich. Nur wenn ihm die Ausführungen seiner Gattin gar zu bunt wurden, zischte ein strenges »Gerti« aus seinem Mund. Und Gerti blieb dann erfrischend emanzipiert, woraufhin Herr Fuchsbauer sich noch fester in seinen Ledersessel hineindrückte, es wirkte dann, als würde er damit verschmelzen wollen. Wahrscheinlich überflüssig zu erwähnen, dass dieser Versuch nicht gelang. Keine Minute wollten sie voneinander getrennt sein, anfangs haben sie sich gegenseitig verfolgt, so groß war die Sehnsucht nach einander, plauderte es aus Gerti heraus. Oder plauderte da auch noch jemand anderer? Eine verlorene Seele, die in Gerti einen gefügigen Wirt gefunden hatte? Ich wusste es nicht, aber ihr Drang nach Zweisamkeit endete bereits bei den monatlichen Dreitagesreisen von Herrn Fuchsbauer. »Da fahre ich nicht mit, da würde mir langweilig werden«, sagte Gerti. Und diese Antwort ließ durchaus auf zumindest zwei Seelen in ihrer Brust schließen.

Aber wie hatte Herr Fuchsbauer überhaupt seine Kräfte entdeckt? Wann kam er das erste Mal mit ihnen in Kontakt? Wie schon bei anderen Heilern war es auch bei Herrn Fuchsbauer ein Unfall, der die besondere Gabe ans Licht brachte. Nach einem mysteriösen Frontalzusammenstoß lag Herr Fuchsbauer drei Wochen im Koma. Die Ärzte hatten kaum Hoffnung, dass er je wieder ohne nachhaltige Schäden würde leben können. Im Krankenbett liegend entdeckte Herr Fuchsbauer, dass er seinen Körper innerlich heilen konnte, dass er den Blutkreislauf bewusst steuern und das Blut an den richtigen Stellen zirkulieren lassen konnte. Auch seinen Pulsschlag konnte er lediglich durch Konzentration verändern. Und so bündelte er seine geistigen Kräfte und ließ helles, sauerstoffreiches Blut durch seine geschwächten Körperregionen fließen und beschleunigte somit den Heilungsvorgang um ein Vielfaches. Nachdem er das Krankenhaus verlassen hatte, probierte er seine neu entdeckten Kräfte bei Verwandten und Freunden aus. Seine erste Patientin war seine Mutter. Seit Jahren hatte sie eine Vielzahl von gesundheitlichen Problemen. Die Gelenke schmerzten unentwegt, und dementsprechend war auch ihre Lebensfreude an einem Tiefpunkt. Herr Fuchsbauer konzentrierte sich und schenkte seiner Mutter neue Lebensgeister. Das war vor zehn Jahren. Mittlerweile war sie sechsundachtzig Jahre alt, sah aus wie siebzig und fühlte sich wie im zweiten Frühling. Ihrem Sohn sei Dank. Aber wie war das möglich? »Ich heile durch göttliche Energie«, erklärte Herr Fuchsbauer. »Das kann man nicht lernen, man muss auserwählt dafür sein. Wahrscheinlich hatte ich schon immer diese Kräfte, und all meine Schicksalsschläge, wie auch der dubiose Verkehrsunfall, wollten mich zu meiner eigentlichen Bestimmung hinführen«, sagte er weiter. Die Firma mit dreißig Angestellten, die er verkaufen musste, die vielen Schmerzen, die er erleiden musste, der Umstand, dass er am normalen Arbeitsleben nicht mehr teilnehmen konnte und in Frühpension gehen musste, all die Steine, die das Leben Herrn Fuchsbauer vor die Füße geworfen hatte, interpretierte dieser nicht als Hindernisse, sondern als Wegweiser, hin zum eigentlichen Grund seines Daseins, zu seiner Tätigkeit als Heiler. »Erst jetzt weiß ich, dass ich ein

Heiler bin«, sagte Herr Fuchsbauer, und mit Verwunderung registrierte ich, dass trotz dieser an und für sich positiven Aussage in mir ein Gefühl des Mitleids aufkam. Kein Ärger mehr über seine offensichtlichen Fehldiagnosen, kein gekränkter Stolz, der ihn als Lügner überführen will. Nein, nichts dergleichen spürte ich in mir. Ich saß vor ihm, dachte nach und schwieg. Klammerte sich Herr Fuchsbauer vielleicht an die Rolle des Heilers? Alles bekäme Sinn dadurch, alles Negative würde sich ins Positive verkehren und alle Schicksalsschläge in kostbare Erfahrungen verwandeln. Solche Rationalisierungen helfen über Enttäuschungen, über das, was in der Psychologie als kognitive Dissonanz bezeichnet wird, hinweg, sie erzeugen Harmonie. Herrn Fuchsbauers Tätigkeit als Heiler würde demzufolge tatsächlich positive Effekte haben, in erster Linie freilich bei ihm selbst.

Aber zugegeben, all meine Überlegungen waren Mutmaßungen, denen ein voller Terminkalender und jede Menge zufriedene Patienten von Herrn Fuchsbauer gegenüberstanden. Ich beschloss, ihn noch ein letztes Mal auf die Probe zu stellen, und bat ihn, meinen Körper noch einmal durchzuchecken und dieses Mal besonders auf meinen Kopf zu achten. »Ich habe seit Monaten Kopfschmerzen«, verriet ich, und auch meine Sorge und Angst vor einem eventuellen Tumor in meinem Kopf verheimlichte ich nicht. Herr Fuchsbauer war gerne dazu bereit. Schon schwang das Pendel wieder über dem blauen Buch, und was passierte da mit mir? Die Fingerspitzen überzog ein zarter Schweißfilm, mein Herz schlug einen Takt schneller und der Tonus meiner Nackenmuskulatur erhöhte sich spürbar. Zudem schossen jetzt Blitze durch meinen Kopf, Blitze, die einen einzigen Gedanken befeuerten: »Hoffentlich findet er nichts, hoffentlich entdeckt er den Tumor nicht.« Eine völlig irrationale Überlegung. Denn nach all den bisherigen Fehldiagnosen von Herrn Fuchsbauer hätte ich wohl seine Aussage bezüglich des Tumors nicht ernst genommen. Oder doch? Mein Gehirn drückte jetzt richtiggehend an die Schädeldecke vor lauter angestrengtem Denken. Die beiden möglichen Antworten wurden verglichen, die Vor- und Nachteile abgewogen, interpretiert und ansatzweise auch gleich rationalisiert. Ganz offensichtlich bemühte sich meine Psyche schon im Vorfeld um einen möglichst positiven Umgang. »Kein Tumor«, disqualifizierte sich dann der Mann mit den vermeintlich übersinnlichen Fähigkeiten ein weiteres Mal und machte mir damit die größte Freude. Denn vielleicht, dachte ich, kann er ja doch etwas, sonst würden nicht so viele Leute kommen.

# TOHUWABOHU

*Österreich*

Einige Zeit nachdem ich Herrn Fuchsbauer konsultiert hatte, war ich kurz davor, mein Unternehmen, alternative Heiler aufzusuchen, abzubrechen. Mein Vorhaben schien in die falsche Richtung zu laufen, denn entweder waren die von mir zuletzt aufgesuchten Heiler allesamt Scharlatane, oder aber ich musste mir ernsthaft eingestehen, dass ich tatsächlich massive gesundheitliche Probleme hatte. Und zwar nicht nur eines, wie ich nach dieser Tumordiagnose dachte, sondern eine Vielzahl von gesundheitlichen Defiziten. Wo war ich da hineingeraten? Ich gewährte mir eine zweiwöchige Auszeit, um in mich zu gehen und abzuwägen, wie ich vernünftig weitermachen sollte. Das Passierte musste erst einmal eingeordnet, analysiert und dann die richtigen Schlüsse daraus gezogen werden. Ich notierte die Vorkommnisse der vergangenen Wochen, um sie mir tiefgehend bewusst machen zu können, denn vieles hörte sich auch für mich verrückt, wie ausgedacht an – oder wie nicht von dieser Welt.

So war ich bei einem Jenseitsmedium, bei einem Menschen also, der von sich behauptete, dass er mit verstorbenen Seelen kommunizieren könne. Wir saßen beieinander und beteten, als das Medium, das im Übrigen Besitzer eines Schlosses war und zudem auch noch den Titel Baron führte, eine verstorbene Seele aus meinem engsten Umfeld erfühlte. »Es ist jemand da, der sich sehr freut, mit Ihnen Kontakt aufnehmen zu können«, informierte mich das Jenseitsmedium. Ich erfuhr, dass die verstorbene Seele gerade jetzt neben mir sei und mir sagen wolle, dass ich große Talente und alle Fertigkeiten für den Beruf des Gärtners mitbrächte. Die verstorbene Seele bedankte sich auch für meinen zu ihren Lebzeiten so liebevollen Umgang mit ihr. Weiters erfuhr ich, dass ich ein großer Tierfreund sei, was stimmt, und derjenige, der mir all das aus dem Jenseits vermitteln wollte, musste es auch wissen, denn wenn man dem Jenseitsmedium Glauben schenken wollte, handelte es sich bei der ersten mich kontaktierenden mitteilungsfreudigen Seele um meinen verstorbenen Hund Rex. »Er wedelt jetzt mit dem Schwanz vor Freude und will auf Ihren Schoß springen«, verriet mir das Jenseitsmedium, während er das für mich natürlich nicht ersichtliche Schauspiel mit verzücktem Blick beobachtete. Wobei noch zu erwähnen wäre, dass Rex seinen Namen nicht verriet, denn davon hatte das Jenseitsmedium keinen blassen Schimmer. Während der zweieinhalbstündigen, wahrlich sonderbaren Sitzung kamen auch noch meine Großmutter und mein Großvater auf einen Sprung zu mir herunter und ich erfuhr, dass ich ernsthafte Probleme mit meinem Magen hätte und auch mit meinem Darm so einiges nicht in Ordnung wäre. Mein Kopf aber, der sei Gott sei Dank absolut unauffällig.

Danach traf ich auf einen Heiler, der sich seiner Klienten nicht erwehren konnte und den besten Ruf genoss, und als ich nach endlosem Warten in sein Zimmer eintrat, sah ich ihn bloß schemenhaft hinter einem stinkenden Rauchnebel sitzen. Giftiger Nikotingeruch füllte meine Nase. Der Heiler saß hinter einem unaufgeräumten Schreibtisch, eine Zigarette klemmte zwischen seinen Fingern, und ich brauchte all meine Überredungskunst, um überhaupt einmal einen Termin bei ihm zu erbitten. Mit einer Terminzusage, schon beim Hinausgehen, drehte ich mich noch einmal um und fragte ihn, ob er denn sehe, was ich hätte, ob er erkennen könne, an welcher Krankheit ich litt. Woraufhin er erst einmal aufblickte, mich für Sekunden anstarrte und mich daraufhin wie aus der Pistole geschossen mit einer derartigen Vielzahl von gesundheitlichen Problemen konfrontierte, dass mir richtiggehend schwummrig wurde. Mein gesamter Körper sei völlig verunreinigt und vergiftet und kurz vor dem Kollaps, meinte er. Auf meine Äußerung hin, dass dies ja stimmen könne, aber nicht der eigentliche Grund meines Hierseins sei, kniff er die Augen zusammen, um mir zwei weitere bedenkliche Schwachstellen an den Kopf zu werfen. Obwohl jetzt nur noch wenige Organe als gesundheitlich unbedenklich übrig blieben, hatte er den eigentlichen Grund meines Besuchs noch nicht diagnostizieren können. Ich schluckte einmal und intervenierte ein weiteres Mal. Und da war mein Gegenüber nun wirklich irritiert. »Was haben Sie denn noch? Sagen Sie es mir!«, bekundete er jetzt erstmals ernsthaftes Interesse. »Neeeiiiinn«, sagte er in überzeugtem Ton, nachdem ich ihm von diesem Tumor in meinem Kopf berichtet hatte. Mit einem metallenen wünschelrutenartigen Gestänge fuchtelte er daraufhin über meinem Kopf herum und wiederholte sein Dementi. »Nein, lassen Sie sich da nichts einreden, das ist kein Tumor, sondern bloß eine Zyste«, woraufhin sich der folgende vielsagende Dialog entspann:

»In einem Jahr hat sich dieses Ding in Ihrem Kopf aufgelöst, Sie können beruhigt sein.«

»Ihr Wort in Gottes Ohr.«

Er setzte sich wieder auf seinen Stuhl, lehnte sich zurück, zog noch einmal kräftig an der Zigarette und sagte dann mit überzeugter Stimme: »Einer muss es ihm ja sagen. Dafür bin ich hier, glauben Sie mir.«

Zu meiner eigenen Verwunderung vertraute ich trotzdem auf die Fähigkeiten dieses Menschen. Ich nahm sämtliche Heilmittel, die er mir verschrieb und suchte ihn nach einem halben Jahr, so lange musste ich auf den Termin warten, wieder auf. Bereits seit der Tumordiagnose achtete ich auf gesunde Ernährung, aß weder Fleisch noch Produkte, die raffinierten Zucker enthielten, keine Fertigprodukte, keine Mehlspeisen, keine Süßigkeiten, kein Eis, nichts dergleichen. Eigentlich aß ich vorwiegend Gemüse. Ich trank keinen Alkohol und keine Softgetränke, sondern zumeist stilles Wasser. Zudem kam ich erst wenige Tage vor dem neuerlichen Treffen mit diesem Heiler zurück von einer Entgiftungskur aus Thailand. Acht Tage hatte ich dort überhaupt nichts gegessen und täglich zwei entgiftende Einläufe über mich ergehen lassen. Meine inneren Organe mussten mehr oder weniger wie generalsaniert wirken und aussehen wie die eines Neugeborenen. Natürlich erwähnte ich nichts von alldem bei unserem neuerlichen Aufeinandertreffen. Blauer Rauch schwebte wieder über seinem Kopf, als ich in den Behandlungsraum trat. Er schaute mich aus zwei Metern Entfernung an und meinte dann, dass ich innerlich gereinigt sei, als hätte ich eine lange Diät hinter mir. Meine Organe seien recht gut im Fluss, lediglich Kleinigkeiten seien da, aber nichts Ernsthaftes. »Und der Tumor?«, fragte ich. »Welcher Tumor?«, fragte er genauso überrascht wie bei unserem ersten Treffen. Wie sich herausstellte, nahm er ihn auch dieses Mal nicht wahr und Aufzeichnungen oder Notizen über seine Patienten führte er nicht, denn in der geistigen Welt zähle ohnehin immer nur das Jetzt. Tatsächlich schien sich dieser Heiler zu hundert Prozent auf seine übersinnlichen Fähigkeiten zu verlassen, und tatsächlich schien er das ein oder andere wahrzunehmen. Meinen Tumor aber ganz offensichtlich nicht.

Eine Kartenlegerin, die auch hellseherische Fähigkeiten hatte, lieferte eine eher seltsame Performance. Schon nach fünf

Minuten redeten wir nur noch über ihre persönlichen Ängste, Sorgen und Hoffnungen. Fünfundneunzig Prozent der Zeit waren wir ausschließlich mit ihren Themen beschäftigt. Abschließend stellte sie, wie zum Dank für meine Zuhörerqualitäten, eine nicht funktionierende Schilddrüse bei mir fest. Die Gesundbeterin, die ich wenige Tage danach aufsuchte, setzte mich auf ihre Liste, die ellenlang war, und versprach mir, mich wegen angeblicher Probleme mit meinen Eltern in ihre Gebete einzuschließen. Aber ich wisse überhaupt nichts von derlei Problemen, erwiderte ich. Das sei nicht außergewöhnlich und auch nicht notwendig, sie heile, weil es nötig sei, meinte sie.

In einer Apotheke wiederum half mir eine Angestellte aus der Patsche. Die Schrift auf meinem Zettel war für mich nicht zu entziffern. Die Apothekerin warf aus zwei Metern Entfernung verkehrt herum einen Blick darauf und wusste, wie von Geisterhand, welche Mittel der Heiler darauf notiert hatte. »Woher wissen Sie das, wie können Sie diese Schrift aus dieser Entfernung, zudem auch noch verkehrt herum lesen?«, fragte ich irritiert. Die Antwort war ernüchternd. Es kämen ständig Leute mit diesen bunten Zetteln in ihren Händen, und eigentlich, verriet sie mir, stehe auf nahezu allen das Gleiche drauf.

All das mag durchaus amüsant klingen. Letztlich aber schwächten diese negativen Diagnosen und scheinbar teils unseriösen Vorgehensweisen mein Selbstvertrauen gewaltig. Besonders der Umstand, dass nahezu jeder der von mir zuletzt aufgesuchten Heiler meinen Gesundheitszustand als bedenklich eingestuft hatte, nagte an meinem Selbstvertrauen. Obwohl ich mich bis auf diesen Tumor und den damit einhergehenden psychischen Belastungen recht gesund und kräftig fühlte, bewerteten sämtliche alternativen Heiler meinen Allgemeinzustand schlichtweg als beschissen. Nun gut, einige konnte man vielleicht nicht ernst nehmen, das stimmt. Aber die meisten der von mir aufgesuchten

Personen, waren erfolgreich in ihrem Tun, und meinen Zweifeln an ihren Fähigkeiten und an ihrer Seriosität standen volle Warteräume gegenüber. Zwei Fakten waren aber nicht von der Hand zu weisen. Erstens: Niemand hatte den Tumor erkannt. Zweitens: Jeder Heiler stellte andere Defizite an mir fest, die jeweiligen Diagnosen deckten sich so gut wie nie. Montags stellte der eine Schwächen in der Lunge fest, drei Tage später erkannte ein anderer Heiler einen Schilddrüsendefekt, meinte aber dafür, dass meine Lunge bestens funktioniere. Es war ein einziges Desaster, eine wahrlich ernüchternde Erfahrung. Mit jedem Besuch tat ich mir schwerer, mein Gegenüber und die Szene, die diese Menschen umgab, ernst zu nehmen. Mir war klar, dass ich etwas ändern musste. Die Frage war bloß was.

# JOÃO DE DEUS II
*Abadiânia, Brasilien*

Es dauerte eine Weile, bis ich mir eingestand, dass etwas in mir in Erwägung zog, wieder einen Schritt dorthin zu tun, wo sich mein Bewusstsein für geraume Zeit im freien Fall befunden hatte. Nach Nächten des Halbschlafs und Tagen des Ringens um eine Entscheidung beschloss ich, mich meinen Ängsten zu stellen. Sieben Jahre nach meinem ersten Besuch bei João de Deus flog ich unter völlig neuen Vorzeichen ein weiteres Mal nach Brasilien, diesmal mit einem Tumor im Kopf und der Hoffnung auf Heilung. Angst war mein Begleiter und eine noch unbeantwortete Frage, die mir für die Erfolgsaussicht der Reise wesentlich erschien: Würde ich bereit sein, meinen Verstand zu opfern?

Im Flugzeug saßen Gleichgesinnte, ich erkannte sie sofort. Zwei Reihen vor mir nahm ein Pärchen Platz. Insbesondere die Frau, die etwa in meinem Alter zu sein schien, strahlte wie beseelt in die Welt hinaus, die sich in diesem Fall auf den bis auf den letzten Sitz völlig ausgebuchten, engen und stickigen Innenraum eines Airbus 330 beschränkte. Aber nicht ihr Blick verriet sie, sondern das kleine gleichschenkelige Dreieck, das an einer Halskette vor ihrer Brust baumelte. Diese Art Schmuckstück kannte ich noch von meiner ersten Reise. Das heilige Dreieck. Die drei Seiten stehen für Glaube, Liebe und Vertrauen, aber auch für Körper, Geist und Seele. In den Gebetsräumen in Abadiânia hängen drei solche Dreiecke aus Holz im Großformat an den Wänden. Gläubige lehnen sich an die Wand, positionieren dabei ihre Stirn im Zentrum des

145

Dreiecks und beten. Es heißt, dass Wünsche dann besonders erhört werden, weil das Dreieck das Tor zu den Wesenheiten und zu Gott symbolisiert. So wie das Kreuz bei den Katholiken die Leiden Christi.

Wetterleuchten und ein aufgebrachter Himmel begleiteten die zweistündige Fahrt vom Flughafen in Brasília in die rund hundertneunzig Kilometer entfernt liegende Ortschaft Abadiânia. Da mein Fahrer kein Englisch sprach, lehnte ich mich in den Beifahrersitz und betrachtete die schwarzblauen Gewitterwolken, die in der Ferne hoch oben am abendlichen Himmel standen, und an deren Rändern die Sonnenstrahlen wie ein Lichterkranz hinunter bis zu Mutter Erde leuchteten. Es war, als würden Himmel und Erde miteinander tanzen. Mir fiel ein, dass mich auch auf meiner ersten Reise ein ähnliches Schauspiel fasziniert hatte, der abendliche Himmel wirkt hier im Landesinneren Brasiliens im Bundesstaat Goiás anscheinend irgendwie immer wie magisch. Doch noch während der Fahrt verschluckte die Schwärze der hereinbrechenden Nacht das hügelige Land, sodass mich um einundzwanzig Uhr Ortszeit an unserem Zielort die sternenlose, dunkle Nacht empfing und finstere Straßen voll gähnender Leere.

Aber das kannte ich ja bereits, in der rund fünfzehntausend Einwohner zählenden kleinen Stadt Abadiânia gibt es natürlich kein Nachtleben, zumindest nicht östlich der Highways, in jener Stadthälfte also, in der sich die Casa de Dom Inácio befindet, die Wirkungsstätte von John of God. Hier haben die guten Geister das Kommando. Negatives hat in diesem Stadtteil keine Macht. Nicht hier, quasi im Paradies auf Erden. Aber westlich des Highways, in der anderen Stadthälfte, herrscht das Böse, dunkle Energien haben dort drüben die Oberhand, und die wollen den Menschen nichts Gutes. Besucher sollten deshalb diese Seite meiden, zumindest wenn sie ihr Leben ins

Positive ändern wollen. Ich lag bereits im Bett, als mir dieses Geplapper, das hier in Abadiânia im Umlauf ist, nach sieben Jahren erstmals wieder ins Gehirn kroch wie klebriger Eiter. Mit solchen Geschichten, die mir in etwa so real vorkamen wie der Glaube an den Osterhasen, musste ich mich hier allen Ernstes auseinandersetzen. Und Stories wie diese gibt es hier reichlich, man möchte es kaum glauben. Ich starrte auf die kahle Zimmerdecke meiner spartanisch eingerichteten Unterkunft und versuchte den aufkommenden Ärger über so viel Einfältigkeit durch mich hindurchfließen zu lassen, möglichst ohne Widerhall. Aber da war auch noch dieses Surren vom Kühlschrank, das sich mit dem Gezirpe einer Heerschar von Zikaden zu einem derart nervigen Geräusch vereinte, dass an Einschlafen nicht zu denken war. Und so überfiel mich anstatt des Schlafes bloß Müdigkeit, flankiert von einem Gefühl der Schwere. Ich bemitleidete mich selbst, wegen des Tumors, und auch weil mir die Angst im Nacken saß. Die Angst davor, wieder meine Sinne zu verlieren. Nein, ich wollte nicht hier sein und wäre es nicht gewesen, wenn ich gesund gewesen wäre. Und nein, ich wollte nicht an den Osterhasen glauben müssen. Irgendwann schlief ich ein.

Der Morgen kam noch schneller als befürchtet. Ich kleidete mich an, weißes T-Shirt, weiße Hose, weiße Socken, weiße Schuhe, und machte mich auf den Weg zur Casa, die lediglich zehn Minuten Fußmarsch entfernt lag. Zahlreiche Pousadas, Souvenirshops und Essenslokale säumten die Straßen. Je näher ich der Casa kam, desto mehr Menschen stießen hinzu, wie Ameisen strömten sie aus den Gassen, und bald waren wir zu einem einzigen imposanten Menschenstrom angewachsen, der sich recht zügig Richtung Gebetshaus bewegte. Und alle trugen, wie von John of God und den Wesenheiten erwünscht, weiße Kleidung. Blütenreines, unschuldiges Weiß. Ich fühlte mich wie ein weißes Schaf in einer Herde weißer Schafe, die alle das gleiche Ziel verfolgten – das Medium sehen, den Heiler. Es braucht keine besonders blühende Fantasie, um erahnen zu können, welchen Eindruck ein derartig kollektiver Aufmarsch im Einheitslook in meinem Kopf entstehen ließ. Unweigerlich fühlte ich mich wie in einer Sekte.

Bevor ich den Schritt auf das Gelände der Casa de Inácio setzte, hielt ich inne und atmete einige Male tief durch. Morgendlich kühle Luft durchströmte meine Lungenflügel. Jetzt gab es kein Zurück. Ich war so gut wie am Ziel, im Zentrum der spirituellen Heilungen. Viele Bezeichnungen beschreiben diesen Platz. Gebetshaus, Krankenhaus, Haus der Wohltätigkeit und der Liebe, Ort der Wunder. Ausdrücklich handelt es sich bei der Casa aber weder um ein spirituelles Zentrum noch um eine Kirche, am ehesten vielleicht um einen ökumenischen Tempel, einen Treffpunkt für Menschen verschiedener Religionen. Ich lehnte mich an den Zaun, der das rund zwölftausend Quadratmeter große Gelände umgibt, und schloss meine Augen. Obwohl die vorbeiströmenden Menschen größtenteils, wenn auch nicht im Flüsterton, so doch leise miteinander sprachen, sorgten die laut brummenden Reisebusse, für die gegenüber des Eingangs ausgiebige Parkflächen geschaffen worden war, und die zahlreich ankommenden und wieder abfahrenden Taxis für eine erhebliche Geräuschkulisse, die mich am ehesten an eine Messeveranstaltung erinnerte. Abgasgeruch schwängerte die Luft, in der etwas Feierliches lag, vermischt mit etwas Aufgekratztem, Nervösem.

Mein Herz raste beim Betreten des Geländes. Ich ließ die Nebengebäude, in denen sich ein Bistro und ein Souvenirladen befinden, links liegen und ging schnurstracks Richtung Hauptgebäude, das an ein ebenerdiges Krankenhaus aus den siebziger Jahren erinnert. Ein verwinkelt wirkender, ebenerdiger Gebäudekomplex, mit weiß und blau gehaltenen Wänden und Betongängen, der aber insgesamt etwas Freundliches ausstrahlt. Von Minute zu Minute wuselten mehr Menschen, mehr oder weniger hektisch, im und rund um das Gebäude herum. Um eine Handvoll Menschen, die mit Stift und Papier im Eingangsbereich des Gebäudes herumstand, hatten sich bereits Menschentrauben gebildet. Zu einer gesellte ich mich hinzu und wurde sogleich Zeuge einer der menschlichen Spezies unwiderruflich anhaftenden Gemeinsamkeit, unser aller Unvollkommenheit. Zwei schon reifere Frauen mit im Wind wehenden, modischen weißen Kleidern und auffallend herzlichem Getue lagen sich von einem Moment zum anderen in den Haaren. Sie warfen sich böse Blicke zu und versuchten einander wegzudrängen. Sie wirkten wie zwei Erpel, die um eine Ente rangeln. Was war passiert? Was war der Grund für diesen Aufruhr?

Die Antwort darauf war so einfach wie beschämend. Es ging lediglich um die Einhaltung einer gewissen Reihenfolge. Beide Frauen glaubten, zuerst hier gewesen zu sein, und beide pochten darauf, als Nächste an der Reihe zu sein. Das Streitobjekt blickte währenddessen beschämt lächelnd ins Leere. Was machte diesen Menschen überhaupt so begehrt, dass die Frauen sich um seine Dienste stritten? Es waren seine Sprachkenntnisse, es war sein Portugiesisch. Denn John of God, der Mann, der angeblich Wunder wirken kann, der Mann, der mit verstorbenen Seelen kommuniziert und scheinbar auch die vielen Wesenheiten, die durch ihn wirken, versteht nur eine einzige Sprache, Portugiesisch. Somit muss jeder Besucher seine Anliegen in diese Sprache übersetzen lassen. In den Tagen, an denen João in der Casa aktiv ist, laufen deshalb rund ein halbes Dutzend Übersetzer auf dem Gelände herum, um fremdsprachigen Besuchern ihre Dienste anzubieten. Sie tun das unentgeltlich, sind zumeist aber in irgendeiner Form mit der Casa zumindest indirekt verbunden.

Als ich an der Reihe war, war mir, als hätte ich Asche im Mund. Der Satz »Ich habe einen Hirntumor und bitte um Heilung« ging mir nur schwer von den Lippen. Einerseits erschrak ich beim Aussprechen meines Gesundheitszustands jedes Mal wieder aufs Neue, andererseits aber fühlte sich die freimütige Offenbarung meines Leides an wie eine Kapitulation meines Verstandes und ein Verrat meiner Ideale. Wo war meine ursprüngliche Überzeugung, wenigstens eine Art Sensor in meinem Kopf zu tragen, der Echt und Unecht auseinanderhalten könnte, hingekommen? Wo mein Glaube, die Echtheit eines Heilers von dessen Fähigkeit ableiten zu können, ob er den Tumor in meinem Kopf erkennt oder nicht? Wo war diese ersehnte Klarheit? Woooo?

Den Übersetzer beim Notieren meiner Worte beobachtend, wusste ich, dass ich hier und jetzt endgültig mit diesem weltlichen Zugang brechen musste. Dass es keinerlei neue Erkenntnisse bringen würde, hier meinen gesundheitlichen Zustand zum Geheimnis hochzustilisieren. Schon bei William Nonog war diese Festmachung auf den Verstand eine täuschende Reduzierung, die mir irgendwie lächerlich erschien, und für John of God galt dies wahrscheinlich noch ein Stück weit mehr. Denn John of God spricht zumeist keinen einzigen Satz mit seinen Besuchern. Es gibt weder Anamnesen noch stellt er Diagnosen. Er heilt. Oder auch nicht. Was, wie und ob bleibt oft ein Rätsel. Alles, was hier passiert, ist Lichtjahre entfernt von herkömmlichen menschlichen Zugängen. Hier vor John of God mit einem kleinen Ratespielchen über meinen Gesundheitszustand anzutanzen, wäre wie bei einer Audienz vom Papst ein Leumundszeugnis zu verlangen. Für solche Spielchen ist João einfach ein zu großes Kaliber.

Zudem rührte mein kleiner Hirntumor hier sowieso keine Menschenseele. Lächelnd wie ein Versicherungsvertreter notierte Claudio, ein brasilianischer Übersetzer, dessen Erscheinung mich an eine Mischung aus Asterix und Obelix erinnerte, meine Bitte und übergab mir die übersetzten Zeilen. Bevor er seinen voluminösen Körper von mir abwendete, bot er mir noch ein Kristallbett zum Kauf an, eines jener Betten also, die für Chakrenbehandlungen genutzt werden und auf denen John of God häufig halbstündige Sitzungen zur Therapie verschreibt. Ich lehnte das Angebot ab und ließ den Zettel mit der Übersetzung in meine Hosentasche verschwinden.

Sieben Uhr dreißig. Ich hatte noch etwas Zeit, bis John of God um acht Uhr mit den Behandlungen beginnen würde. Ich ließ die Richtung Garten hinaus offene Haupthalle hinter mir und schlenderte labyrinthartige Fußwege entlang, die sich durch die gepflegte Gartenanlage mit Hecken, Rasenflächen, Mangobäumen und blühenden Blumen schlängelten. Hier im Gartenbereich herrschte nun ruhige, fast bedächtige Stimmung, wie in einem Sanatorium vielleicht. Am östlichen Ende der Anlage befand sich eine überdachte Terrasse, von der aus lediglich der Horizont in weiter Ferne das hügelige und scheinbar menschenleere Land begrenzte. Vögel zwitscherten. Die Zikaden zirpten wieder auf Teufel komm raus. Eine Gruppe farbenfroher Papageien schoss im Stile einer Armada aus kleinen, bunt bemalten Minidüsenjets von einem Baum zum nächsten hinüber. Und hoch oben am Himmel kreiste ein Geier durch die glasklaren Lüfte. Sowohl auf der Terrasse als auch in der restlichen Gartenanlage standen Bänke, auf denen Menschen saßen. Die meisten von ihnen schauten einfach in die Ferne oder schienen zu meditieren. Ich setzte mich auf die letzte freie Holzbank und probierte das auch.

Stimmen aus Lautsprechern holten mich aus einem Gedankenstrudel heraus. Es wurde gebetet, auf Portugiesisch, Vaterunser, tippte ich.

Die Halle war überfüllt. Nicht nur die vielen Sitzreihen waren belegt, die Halle war bis zu den Rändern voll mit stehenden Personen. Da die hintere Hälfte der Halle tiefer lag als der vordere Bereich, konnte man ab Mitte des Raumes nur erahnen, was sich vorne abspielte. Den meisten schien das egal zu sein. Mir nicht. Ich arbeitete mich ein wenig nach vorne. Vorbei am Raum, in dem Urkunden, Dekrete und Auszeichnungen hingen und weggelegte Krücken und Rollstühle von Geheilten ausgestellt waren, vorbei an Heiligenbildern und den zwei Flatscreens an den Seitenwänden, in denen Videos von John of Gods sichtbaren Operationen rauf und runter liefen. Vorne auf einer Art Bühne, an deren Rückwand ein heiliges Dreieck hing, standen die Verursacher der Stimmen aus den Lautsprechern. Zwei Frauen, nein, eine Frau. Die andere war ein Engel. Glänzendes schwarzes Haar, makelloses Gesicht, aus dem verträumte Rehaugen schauten.

Schon wieder so ein makelloses Wesen. Auffallend viele von denen laufen hier zwischen von Leiden Gezeichneten herum. Manche schwirren sogar leichtfüßig wie Schmetterlinge übers Gelände, in ihren modischen weißen Gewändern wirken sie wie Traumtänzer im Glückstaumel. Täschchen hier, Silbergürtelchen da, Goldkettchen dort. Küsschen links, Küsschen rechts. Und wo soll's hingehen?, möchte man noch fragen. Zur Erleuchtung, wäre wahrscheinlich die Antwort. Hedonistisches und spirituelles Gedankengut bringen hier auffallend viele Besucher, aber auch einige Mitarbeiter der Casa recht eindrucksvoll unter einen Hut. So nach dem Motto: Glück und Luxus sind der Guten Lohn. Aber der Engel mit den Rehaugen und die Frau daneben hatten etwas anderes zu verkünden.

Im Wesentlichen verlautbarten sie Folgendes: Demütig und

geduldig sollten wir sein und dankbar für die Möglichkeit, hier sein zu können. Hier an diesem außergewöhnlichen Ort, wo täglich Wunder geschahen. Wir sollten in uns gehen, so tief wie möglich, und uns ohne Angst und voller Vertrauen auf die Heilung unserer Seele einlassen. Und dann hörten wir noch, dass die Wesenheiten schon unter uns waren, mit ihrer Arbeit schon begonnen hatten und das im Übrigen immer tun würden, sobald wir in der Casa oder auch nur auf dem Gelände ringsum verweilten. »John of God«, sagten sie, »begibt sich jetzt gerade, in diesem Moment, während wir hier warten, in eine tiefe Meditation, um seinen Körper den Wesen für Heilungen zur Verfügung zu stellen, er gibt so viel von sich, von seiner Zeit, von seiner Kraft, von seinem Leben, damit wir, wir alle, von der Geisterwelt profitieren können.« Rund eine halbe Stunde zog sich der Vortrag, in dem auch allerhand Organisatorisches vermittelt und der auch einige Male durch lautes, gemeinschaftliches Beten unterbrochen wurde.

Und irgendwann stand dann John of God auf der Bühne. Es war ein seltsamer Auftritt. Er blieb im Hintergrund und unterhielt sich mit zwei Mitarbeitern, die um ihn herumstanden. Dann stieg von der Seite eine ältere Frau auf die Bühne, sie flüsterte João etwas ins Ohr und setzte sich auf einen Stuhl vor ihm nieder. João wurde ein Messer gereicht, mit Zeigefinger und Daumen zog er das Augenlid der Frau auseinander und begann, mit leerem Blick übers Publikum, an der Pupille der Frau zu schaben. All das passierte nicht etwa im Zentrum, sondern links hinten am äußersten Rand der Bühne und ohne großes Aufsehen. Ohne Trommelwirbel oder Trompetenfanfare. Und auch ohne besondere Effekthascherei. João tat seine Arbeit, und niemand aus seinem Umfeld schien genau zu wissen, was als Nächstes passieren würde. Nicht die Vortragenden, nicht die unmittelbaren Assistenten, wir Zuseher sowieso nicht, und ich glaube fast – auch João hatte keinen blassen Schimmer. Alles schien spontan zu geschehen, von Moment zu Moment. João zeigte bei den zahlreichen Auftritten, die ich während meines Aufenthalts erlebte, recht unterschiedliche Gesichter. Mal steuerte er schnurstracks aufs Mikro zu und hielt eine kurze Ansprache, dann wieder nicht, mal nahm er die totale Aufmerksamkeit in Anspruch, dann wieder hielt er sich im Hintergrund, wirkte wie ein menschenscheuer Sonderling, und oft lag sein Verhalten auch irgendwo zwischen Extro- und Introvertiertheit, zwischen Rampensau und Mauerblümchen. Nichts war unmöglich, die einzelnen Auftritte waren von Vielfalt geprägt. Nur das Team um ihn tat immer das Gleiche, rackerte sich ab, um das jeweils passende Umfeld für Joãos Aktionen zu kreieren. Immer wieder, so gut es eben ging, bei einem Chef, der von Geistern geführt wird. Das Treiben auf der Bühne wirkte somit zumeist seltsam. Chaotisch irgendwie. Und unprofessionell. João vollbrachte wahrlich wundersame Dinge, und Darbietung wie auch Inszenierung erschienen unkoordiniert und laienhaft. Und trotzdem wirkten die Beteiligten entspannt. Tiefenentspannt und gottergeben.

Nur ich war verkrampft. Ich konnte mich dieser ruhespendenden Hingabe nicht unterwerfen. Mir war flau in der Magengrube. Denn João blickte, nachdem er die soeben behandelte Frau in einem Rollstuhl hatte abführen lassen, wieder übers Publikum. Und wenn er das tat, konnte alles passieren. Auch wenn üblicherweise nur jene Patienten in den Genuss einer sichtbaren Operation kommen, die das ausdrücklich wünschen, so wusste ich bereits, dass Regeln hier in Abadiânia nicht in starres Blei gegossen waren und ich mich somit nicht in Sicherheit wiegen konnte. Denn seit Wochen schwirrte die Sorge einer sichtbaren Operation an meiner Person wie ein lästiges Insekt in meinem Kopf herum. Der Gedanke war nicht totzukriegen. Ich stand auf der Bühne und João schob mir die Klingen einer Schere in die Nase, drückte sie hinauf bis zum Gehirn und versuchte so den Tumor herauszuschnipseln. Ich war dabei hellwach, Blut schoss aus meinen Nasenlöchern, und ich wand mich vor Schmerzen. War das eine Vorahnung? Saßen die Wesenheiten seit Wochen in meinem Kopf, um mich genau darauf vorzubereiten? Ist es nicht so, dass in der spirituellen Welt genau das eintritt, was man am meisten fürchtet? Und João hatte seinen Kopf längst in meine Richtung gedreht, und sein Blick lag, wenn nicht auf mir, so doch auf jemandem ganz in meiner Nähe. Ich fühlte, wie das Schicksal seinen Lauf nahm. War schon bereit, mich zu ergeben, lediglich mein Reptiliengehirn rebellierte noch. Flucht, Flucht, Flucht, suggerierte es mir im Dauerfeuer. Doch João zeigte sich an diesem Tag gnädig mit mir, er rammte die Schere einem anderen, einem Freiwilligen, in die Nase und verließ dann seltsam wankend die Bühne. Er verschwand in einem der Strömungsräume, wo ich ihm zwei Stunden später gegenüberstehen sollte.

Zuvor aber war warten angesagt. Um vor João treten zu können, ordnete ich mich in jene Schlange ein, die aus Menschen bestand, die schon einmal von ihm behandelt worden waren. Elends lang zog sie sich durch sämtliche erwähnenswerten Räume des Gebäudes, an den Toiletten vorbei bis hinaus in den Garten. Neben dieser gab es noch eine Menge anderer Wartereihen. Die Reihe des ersten Mals, die des zweiten Mals, die Acht-Uhr-Reihe, die Zwei-Uhr-Reihe, die Revisionsreihe. Aber egal in welche Reihe man gehörte, eine Tugend wurde hier jedem Einzelnen abverlangt: Geduld. Wir brauchten alle die Geduld eines Bekifften.

Zäh wie erkaltende Lava ging es voran. Vom Garten durch die lang gezogene Halle hindurch, hinein in die Strömungsräume, wo Hunderte meditierende Menschen auf alten Kirchenbänken saßen. Viele von ihnen schienen zu schlafen, einige hatten sogar eigene Pölster mit dabei, um das stundenlange Sitzen besser auszuhalten. Neben der Hoffnung, hier im Strömungsraum besondere Behandlung von den Wesenheiten zu erhalten, liegt das kollektive Bestreben dieser meditierenden Menschen primär darin, John of Gods Arbeit mit ihrer Energie zu unterstützen. Hunderte kleine Gehirne vereint zu einem einzigen großen Gedankenstrom voller Liebe, Glaube und Hoffnung. Wahrlich seltsame Schwingungen schwirrten durch die Luft. Liebliche Musik tönte leise im Hintergrund und zauberte eine harmonische Atmosphäre in die Räume. Mit jedem Schritt Richtung João schien die innere Gefühlswelt heftiger und heftiger in Aufruhr zu geraten. Bei den Menschen mit geistigen Beeinträchtigungen wurde dies am deutlichsten sichtbar. Einige konnten ihrem inneren Druck nicht standhalten. Ein Jugendlicher mit Downsyndrom wiegte sanft seinen Kopf hin und her. Anfangs wirkte das durchaus noch wie eine beruhigende Geste, eine, die auch wohlige Harmonie ausdrücken könnte. Mit jedem Schritt Richtung João aber wurde die Bewegung energischer, ausufernder und härter, bis sie im Strömungsraum zum zügellosen Headbangen ausartete. Da stand dann, mitten in den heiligen Hallen der Casa de Dom Inácio, ein Junge und wirkte wie ein rabiater Hardrocker. Mehrmals legte ihm eine Mitarbeiterin zur Beruhigung liebevoll die Hand auf die Schulter, aber es war sinnlos, der Junge schüttelte sich das Hirn aus dem Schädel. Aber auch viele andere schienen mit ihren inneren Geistern und Dämonen zu ringen. Ein Mann, eine kräftige Person mit breitem Kreuz und maskuliner Ausstrahlung, öffnete plötzlich seine Hände, ließ den Kopf in den Nacken fallen und begann laut zu beten. Einer Frau rannen Tränen über die Wangen. Viele um mich wirkten völlig in sich versunken, klagten leise vor sich hin oder schienen Selbstgesprāche zu führen. Niemand genierte sich für seine Emotionen. Ein Gefühl der Verbundenheit lag über uns wie unsichtbarer Nebel. Nach ungefähr eineinhalb Stunden Wartezeit erhaschte ich dann erstmals einen Blick auf João de Deus. Starr saß er am Ende des Saales in einem hellen Lederfauteuil, den Kopf leicht nach rechts geneigt, den linken Arm hatte er auf einer Lehne abgelegt, den rechten Ellbogen auf der anderen aufgestützt. Er wirkte teilnahmslos und winkte eine Person nach der anderen weiter. Ich versuchte, jeden aufkommenden kritischen Gedanken aus meinem Bewusstsein herauszudestillieren, sodass nur noch Harmoniegefühle meinen Kopf betörten. Ich fühlte, dass es wichtig war, mit der richtigen Software vor João zu treten. »Bitte hilf mir, diesen Tumor wieder aufzulösen. Bitte hilf mir.« Bloß noch diesen Gedanken ließ ich in meinem Hirn Kreise drehen. Noch zwei Leute vor mir. Dann war ich an der Reihe. Ich übergab den Zettel mit der Übersetzung an einen Mitarbeiter, doch noch bevor dieser auch nur A sagen konnte, winkte mich Joãos rechte Hand schon weiter. »Operation heute um vierzehn Uhr«, flüsterte mir ein Mitarbeiter beim Hinausgehen ins Ohr. Wieder draußen, setzte ich mich auf den nächsten freien Stuhl und spürte, wie die innere Anspannung langsam von mir wich. Ich war froh über den Operationstermin am Nachmittag. Eine meditative Operation, das war doch, was ich wollte. Aber hatte er auch wirklich eine meditative OP gemeint? Wieder war ich mir nicht sicher.

Kurz nach vierzehn Uhr bewegte sich eine lange Reihe der Menschen, die operiert werden sollten, durch die Strömungsräume hindurch, hinein in den Operationsraum. Da man vor einer meditativen OP nicht noch einmal vor João tritt, ging es diesmal recht zügig voran, fast im gemütlichen Schritttempo. Im Operationsraum wiesen uns zwei Mitarbeiter Plätze zu. Wir saßen auf Kirchenbänken, zusätzlich standen an den Wänden

Betten, in denen Menschen lagen, die wirkten, als ob sie schon vor einiger Zeit ins Koma gefallen wären. Angeblich befinden sich bei allen meditativen Operationen auch zwölf spezielle Heilungsmedien im Raum. Wer und wo die waren, konnte ich nicht ausmachen. Ich saß am hinteren Ende des nackten Raumes, neben mir eine junge Familie. Ein langhaariger Typ, der rein optisch als Kumpel von mir durchgehen würde, neben ihm seine kleine Tochter, nicht älter als drei Jahre, und daneben wahrscheinlich seine Frau, die einen Kopf größer war als er, den Gesichtszügen nach Japanerin. Wir lächelten uns zu, waren Schicksalsgenossen, wie jeder hier im Raum. Ich stellte mir die Frage, was dem Mädchen wohl fehlte. An reden war in diesem Moment aber nicht zu denken. Nach einer kurzen Instruktion, bei der wir angehalten wurden, die Augen zu schließen, uns auf den Grund unseres Hierseins zu konzentrieren und unsere Hand möglichst auf die zu operierende Körperstelle zu legen, wurde uns auch noch offenbart, womit wir hier rechnen könnten. Die Kurzversion: Alles ist möglich, aber nix ist fix. Mit geschlossenen Augen, die rechte Hand auf meinen linken Hinterkopf haltend, erwartete ich die Geister. Die Türen fielen ins Schloss. Für Momente herrschte jetzt vollkommene Stille. Dann vernahm ich eine portugiesisch betende Männerstimme. Woher kannte ich diese Stimme? Ich blinzelte durch die Augenlider und sah, wie John of God von zwei Männern gestützt den Raum verließ. Zack, da flogen auch schon die Türen wieder auf. Aus, vorbei, Operation beendet. Noch während uns die Mitarbeiter nach draußen wiesen, rekapitulierte ich. Was war passiert? War was passiert? Nichts, dachte ich zuerst. Nur als ich beim Hinausgehen darüber nachdachte, wie lange ich jetzt in diesem Raum gewesen sein könnte, wurde ich stutzig. Das müsste ich doch einschätzen können, zumindest so ungefähr. Fünf Sekunden? Fünf Minuten? Eine

Stunde oder einen Tag? Aber sosehr ich mich auch quälte, ich musste es mir eingestehen, ich hatte keinen blassen Schimmer. Realität und Fantasien umarmten sich beim Reflektieren zusehends, und bald konnte ich beim besten Willen keine Zuordnungen mehr treffen über das soeben Geschehene. Hatte ich João tatsächlich im Raum gesehen? War der Mann neben mir real gewesen, der Mann, die Japanerin und das Kind? Nebel in meinem Kopf, keine Klarheit in Sicht. Nur eine Vermutung wuchs sich rasend schnell zur Gewissheit aus. Ich hatte da drinnen einen Blackout gehabt. Zumindest für Sekundenbruchteile war mein Verstand nicht Herr im Haus gewesen. Die lediglich vagen Gedankenfetzen, die in meinem Kopf über die Vorkommnisse im Operationsraum herumgeisterten, waren ein klares Indiz dafür, sie waren vernebelt, wie nach einer durchsoffenen Nacht.

Draußen vor dem Hintereingang empfing uns ein Typ Marke Django. Weniger seine Optik als seine Art zu reden und sein Habitus erinnerten mich an einen coolen Westernhelden. Grundsätzlich sollte er uns mit den einzuhaltenden Regeln nach der soeben passierten meditativen Operation vertraut machen. Das Verbot, Alkohol zu trinken, klang aus seinem Mund in etwa so: »Keinen Sekt, keinen Wein, keinen Scotch, keinen Glühwein und auch keinen Gin. In den nächsten Wochen gibt's nicht einmal das Wörtchen Alkohol in euren Köpfen. Nicht weil Alkohol schlecht ist. Nein. Grundsätzlich ist nichts einzuwenden gegen ein gutes Schlückchen, ich genehmige mir selbst gerne hin und wieder den ein oder anderen Schluck. Aber das ist nichts für euch in den nächsten Wochen. Und übrigens: Bier ist auch Alkohol, nur zu eurer Info.« Und dann lachte er kurz über seine originelle Bemerkung. Wie beduselt lauschten wir seinen Worten. Und ich war wieder einmal von der Rolle, denn angeblich obliegt die Auswahl aller Mitarbeiter der Casa ausschließlich höheren Mächten, also João und den Wesenheiten höchstpersönlich, und dieser Typ hier war doch offensichtlich die totale Fehlbesetzung.

Aber zu den Fakten, kurz und nüchtern: Kein Schweinefleisch, keinen Pfeffer, keinen Chili, keine Eier, zudem sollten wir uns nicht dem Sonnenlicht aussetzen und die nächsten vierundzwanzig Stunden im Bett verbringen. Ohne Lesen oder sonstige Ablenkungen. Schlafen, nachdenken oder beten war erlaubt. Sex natürlich nicht. Nicht heute, nicht morgen, nicht in einer Woche und auch nicht in einem Monat. Vierzig Tage müssen erstmals Operierte Keuschheit wahren, um sämtliche vorhandene Energien auf ihre Heilung richten zu können. Zudem durfte die Casa erst wieder am Nachmittag des nächsten Tages betreten werden, und vor João zu treten war frühestens in einer Woche erlaubt.

Da geistige Operationen durchaus mit herkömmlichen Operationen vergleichbar seien (angeblich wären auf Röntgenbilder Narben und Einschnitte an unseren inneren Organen sichtbar), müssten wir alle uns jetzt schonen. Das ging so weit, dass uns vermittelt wurde, keinesfalls zu Fuß zurück zur Unterkunft zu gehen, sondern unbedingt ein Taxi zu nehmen. Dann wurden wir entlassen, fast zugleich sprangen die Türen zum OP-Raum wieder auf, der nächste Schub Leute wankte sichtlich irritiert ins Sonnenlicht hinaus, direkt in Djangos Arme.

Glückliche Taxifahrer empfingen uns wie alte Freunde vor der Casa de Dom Inácio. Ihre Wagen standen in einer langen Schlange hintereinander, und zum Einheitspreis von umgerechnet zwei Euro fünfzig wurde jeder von uns in seine gewünschte Unterkunft gebracht. Es war fünfzehn Uhr am Nachmittag, als ich mein Zimmer betrat, den Ventilator anschaltete und mich samt Kleidung rücklings aufs Bett fallen ließ. Ich war froh, endlich mit mir alleine zu sein und meine Gedanken schweifen lassen zu können. Weder war ich besonders müde noch besonders aufgekratzt. Ich starrte bloß an die Decke und war besorgt wegen der vierundzwanzig Stunden, die vor mir lagen und die ich im Bett überbrücken sollte. Ich schloss die Augen und versuchte meinen Körper zu fühlen. Nach wenigen Minuten spürte ich Ameisen in meinem Kopf. Sie krabbelten von der Schädelmitte aus in Richtung linken Hinterkopf. Millionen wohldosierte, nadelfeine Stiche torpedierten jetzt mit Höllentempo immer die gleiche Stelle. Wieder und wieder jagten die Nadelspitzen ins Gewebe, genau dort hinein, wo der Tumor diagnostiziert worden war. Anfangs zweifelte ich natürlich an meiner Wahrnehmung, dachte mir, dass ich mir dieses Kribbeln wahrscheinlich bloß einbildete. Aber nein, es war klar und deutlich spürbar, da war ein Gefühl in meinem Kopf, wie ich es noch nie zuvor gespürt hatte. Da passierte etwas in meinem Gehirn. Mit Wohlwollen nahm ich es wahr. Vielleicht, dachte ich, arbeiten die Wesenheiten wirklich an mir. Das war der letzte Gedanke, bevor mir schwarz vor den Augen wurde. Zwanzig Stunden später erwachte ich aus einem Schlaf ohne Träume. Ich fühlte mich wie frisch operiert, matter also als beim Einschlafen zuvor. Wo waren die Nadelstiche? Ja, es kribbelte noch in meinem Hinterkopf, zusätzlich jetzt auch im Unterbauch. Da passiert etwas mit dem Tumor, da war ich mir jetzt ganz, ganz sicher. Hoffnung in mir, so viel Hoffnung. Ich glaubte fest daran, auf dem richtigen Weg zu sein.

Die restlichen Stunden der verordneten Bettruhe beschäftige ich mich mit Joãos Leben. Ich schnappte das halbe Dutzend Bücher, das ich mir tags zuvor im Buchladen in der Casa gekauft hatte, und begann zu lesen. So wie jedes einzelne Buch, das ich über João finden konnte, waren auch meine ausnahmslos mit ausdrücklicher Genehmigung der Wesenheiten geschrieben worden. Das heißt, der Autor wurde entweder direkt von den Wesenheiten darum gebeten oder der Autor hatte die Wesenheiten um Erlaubnis gebeten, die ihm dann auch gewährt wurde. Trotzdem waren die Bücher grottenschlecht. Nicht weil jedes einzelne in etwa so objektiv daher kam, wie wenn ein nordkoreanischer Schriftsteller eine Biografie über Kim Jong-un verfasst hätte. Nein, diese Art Kritiklosigkeit war zu erwarten gewesen. Das ging in Ordnung. Den Schreibstil der Werke allerdings nahm ich mit Verwunderung wahr. Da waren Menschen am Werk, die nicht schreiben konnten. Warum, zur Hölle, suchte sich die göttliche Welt keinen Shakespeare, Hemingway oder zumindest einen kleinen Thomas Bernhard für das Verfassen ihrer Schriften aus, sondern bloß talentlose Dilettanten? Gedanken wie dieser jagten durch meinen Kopf. Sinnlose Gedanken, wie mir sogleich bewusst wurde. Ich legte ihnen ein Korsett an und versuchte, lediglich an meine Heilung zu denken. War das Kribbeln noch da? Etwas in mir sagte mir, dass das jetzt wichtig wäre. Ich musste nicht kämpfen, ich wollte heilen.

Zudem fand sich auch Interessantes in den Büchern. Joãos Werdegang zum Beispiel. Natürlich las sich dieser wie eine Legende. João wurde als sechstes und jüngstes Kind in einem kleinen Dorf in Zentralbrasilien geboren. Er wuchs in ärmlichen Verhältnissen auf, sein Vater Juca Faria arbeitete als Schneider, seine Mutter Francisca Teixeria Damas kümmerte sich um Kinder und Haushalt. Aufgrund des ärmlichen Elternhauses konnte João lediglich zwei Jahre die Schule besuchen. Er lernte weder lesen noch schreiben. Angeblich kann er das heute noch nicht. Er war ein schwieriges Kind, das sich immerzu gegen Autoritäten und Ungerechtigkeiten auflehnte. Seine erste sichtbare Operation machte er im Alter von sechzehn Jahren. João hatte eine weibliche Stimme wahrgenommen, die ihm empfahl, das Spiritistische Zentrum Cristo Redentor aufzusuchen. Dort angekommen fiel er in Ohnmacht. Als er wieder zu sich kam, standen viele Menschen um ihn herum, um sich bei ihm zu bedanken. Man erzählte ihm, dass er mehrere sichtbare Operationen durchgeführt hatte. João war schockiert, er hatte keine Ahnung, was passiert war, er konnte doch eigentlich nicht einmal Blut sehen. In den nächsten Monaten wurde João von den Wesenheiten geführt und auf seine Bestimmung vorbereitet. Bald war er im ganzen Land als João Curador bekannt und zog über Jahre hinweg durch Brasilien, um Kranke zu heilen. Unzählige Male wurde er der Kurpfuscherei angeklagt und landete im Gefängnis. Es waren Jahre voller Entbehrungen, und er war ständig Diskreditierungen ausgesetzt. Zudem hatte er zumeist nicht ausreichend Geld, um seinen Hunger zu stillen, oft tat man ihm auch körperliche Gewalt an. Um Geld zu verdienen, begann er als Schneider bei der brasilianischen Armee zu arbeiten. Für lange Zeit lebte er im Schutz der Armee und heilte dafür die Kranken des Militärpersonals und deren Familien. Nach neun Jahren bestanden die Wesenheiten darauf, sich nicht auf ein paar Bevorzugte beschränken zu müssen. João verließ daraufhin die Armee und ließ sich auf den Rat eines guten Freundes hin in Abadiânia nieder. Hier eröffnete er ein erstes Heilungszentrum. 1978 zog das Zentrum an seine heutige Adresse.

Nach vierundzwanzig Stunden Bettruhe und der Lektüre einiger Bücher über João ging ich ganz in Weiß mit einem aufgespannten schwarzen Regenschirm in der Hand durch das brütend heiße Abadiânia Richtung Casa und schlug mich mit der Frage herum, ob mein Gehorsam schon ein blinder war, denn für einen Außenstehenden vermittelte mein Anblick mit Sicherheit das Bild eines angepassten, folgsamen Mitläufers. Ich genierte mich für den schattenspendenden Schirm in meiner Hand, der die Kapitulation meines Verstands und die

Unterordnung in das System João so offensichtlich machte. Aber das nächtliche Kribbeln in meinem Kopf und die damit verbundene Hoffnung auf Genesung wollte ich nicht leichtfertig aufs Spiel setzen. Dafür machte ich mich gerne zum Narren. Trotzdem fragte ich mich, wie weit ich wohl gehen würde für die Wiedererlangung der Gesundheit. Die Grenze bürgerlicher Vernunft hatte ich ja schon lange überschritten. Zunehmend spielte mein Verstand bloß noch die zweite Geige hinter der Hoffnung auf die Kraft des Irrationalen und Unerklärlichen. Nur, wenn man das rationale Denken hinter sich lässt, wo zieht man dann die Grenzen? Die moralischen zum Beispiel. Moral ist doch ein Denkkonzept, oder? Eines, das unserer Zivilisation den Humanismus gebracht hat. Aberglaube, Hexenverbrennungen, Menschenopfer, allesamt Verfehlungen, die die Menschheit mittels Verstand hinter sich gelassen hat. Sanft versuchte ich meine Zweifel wieder wegzuschieben. Ich nahm den Gedanken an, registrierte ihn wertfrei und schob ihn dann zur Seite. Ich tat, was ich in der Meditation gelernt hatte.

Mit rauchendem Kopf betrat ich die Casa. Alles war wie immer. Viele Menschen. Viele Hoffnungen. Viele Begegnungen. Viele irrationale Vorkommnisse. Im Garten sah ich den langhaarigen Typen, der mein Kumpel hätte sein können, wieder. Ihn gab es also wirklich. Er war ohne Kind und ohne japanische Frau unterwegs. Er wirkte wie vom Bus überfahren, bewegte sich im Tempo einer Schildkröte und trug in etwa so viele Lebensgeister in sich wie ein Zombie. Ich warf ihm ein freundliches »Wie geht's?« zu, und drei Sätze später entblößte er seinen Oberkörper, woraufhin ein nässender, stinkender, rötlicher Hautausschlag mit gelblichen, stecknadelkopfgroßen Eiterpusteln zum Vorschein kam. Er überzog den Bereich von Leber und Niere. »Die Auswirkungen der OP«, sagte er trocken. »Was hast du? Weshalb bist du hier?«, wollte ich wissen.

Die überraschende Antwort: Er wollte hier bloß spirituelle Erfahrungen sammeln und vielleicht die Wesen zu seinem weiteren Lebensweg befragen. »Und jetzt«, sagte er, »reagiert mein Körper mit diesem Ausschlag, zudem habe ich Visionen und Träume, die mir den Boden unter den Füßen wegziehen. Ich gehe da wo durch, ich reinige mich innerlich, das ist mystisch.« Dann war er auch schon wieder weg, er müsse sich ausruhen, meinte er. Trotz seines traurigen Anblicks ließ er eine gehörige Portion Hoffnung zurück. Er war überzeugt, dass er hier profitieren können würde. Dachte ich das nicht auch, dachten das nicht alle hier?

Martin zum Beispiel, der zwanzigjährige Bursche aus Hamburg, den ich in den nächsten Tagen kennenlernen sollte, war beseelt von Hoffnung. Mit fünfzehn hatte man Blutkrebs bei ihm festgestellt, nicht die chronische Form, sondern jene, die unweigerlich zum Tod führt, früher oder später. Nach zwei Jahren war er schulmedizinisch austherapiert. Keine Hoffnung mehr für den jungen Mann. Er packte seine Koffer und flog nach Abadiânia, wo er sich seitdem zahlreichen Operationen unterzogen hatte. Heute war er zwar nicht geheilt, aber er lebte noch, und bei jeder Rückkehr in sein Heimatland Deutschland wunderten sich die Ärzte. Erstens darüber, dass er noch lebte, und zweitens über seine hervorragenden Blutwerte. Relativ gesehen natürlich. Und es war nicht zu leugnen, dass sie sich mit der Zeit auch immer wieder verschlechterten. »Es ist mein Karma«, sagte Martin selbstkritisch, aber ohne Kummer, »ich muss noch intensiver an mir und meinem Glauben arbeiten.« Dieses Mal wollte er deshalb sechs Monate und nicht wie bisher bloß drei Monate am Stück in Abadiânia bleiben. Auch wenn Martin auf mich sehr wohl den Eindruck eines Schwerkranken, um nicht zu sagen eines Todkranken machte, so keimte da Hoffnung in ihm, Hoffnung auf weitere Jahre Leben.

Was so manchem trotz allem nicht geschenkt wurde. Ich will kurz eine Geschichte erzählen, die gerade die Runde machte, als ich vor Ort war. Es ging um eine Amerikanerin, ich nenne sie Ann. Ann kam mit einer schlechten, aber keineswegs katastrophalen Diagnose nach Brasilien. Brustkrebs, hieß es. Ann war voller Hoffnung und Glauben und somit auch guter Dinge, alternativ geheilt werden zu können. An jenem Tag, als sie vor João trat, war bereits die gesamte Casa in Aufruhr, weil João einen dieser ganz besonderen Tage hatte, einen jener Tage, an denen die Wesen noch stärkere Kräfte entwickeln konnten als sonst und somit noch mehr Menschen heilen. Nahezu Biblisches geschah an diesem Tag. Ein Gelähmter konnte wieder gehen, eine Blinde erstmals wieder Konturen wahrnehmen. Es war, man kann es so sagen, ein Tag der Wunder. Wahrscheinlich wusste Ann schon von diesen Heilungen. Solche Vorkommnisse verbreiten sich in der Casa in Windeseile. Ich stelle mir vor, wie Ann, in der Schlange stehend, von diesen besonderen Heilungen hörte. Wie ihr jemand die frohe Botschaft ins Ohr flüsterte, wie sie diese positive Information in sich einsaugte und mit jedem Schritt zu João noch tiefer in die Hoffnung auf Heilung eintauchte. Vielleicht wähnte sie sich schon als Glückspilz, weil sie genau an diesem speziellen Tag hier war, um vor João zu treten. Sie war doch ein guter Mensch. Alles wird gut werden, sagte sie sich wahrscheinlich. Voll innigem Glauben stand sie dann vor João und der verkündete ihr, dass sie an dieser Krankheit sterben würde, dass er nichts für sie tun könne, außer ihr beim Sterben beizustehen. Ich stelle mir vor, wie Ann anfangs nicht verstand, welche Worte da in ihre Ohren vordrangen, wie Ann sich langsam deren Bedeutung bewusst wurde, und wie sie von einem Moment auf den anderen emotional zusammensackte, sich verloren fühlte und ohne Hoffnung. Ich kann mir gut vorstellen,

wie Anns Welt in Trümmern lag nach so einer Enttäuschung.
Aber so war es nicht. Angeblich schenkte ihr João, während
er Ann die traurige Botschaft mitteilte, derart viel Kraft und
Liebe, dass sie ihr Schicksal mit Fassung annehmen konnte.
Sie flog nach Hause in die Staaten und schied dort, begleitet
von João und den Wesenheiten, ruhig und in Frieden aus dem
Leben. Angeblich war das so. Eine berührende Geschichte mit
unerwartetem Ende.

Eine Geschichte aber auch, die ich nicht verifizieren konnte.
Im Gegensatz zu meinem persönlichen Befinden. Und das befand sich auch auf recht sonderbaren Wegen. Das Kribbeln in
meinem Kopf hatte etwa vierundzwanzig Stunden nach der OP
stark nachgelassen und war nur noch hin und wieder spürbar.
Den Großteil der Zeit verbrachte ich in der Casa. Dort saß
ich, beobachtete mein Umfeld und ließ Gedanken und Zeit
an mir vorüberziehen wie ein rekonvaleszenter Kurgast auf
Erholung. Zu reden hatte ich aufgehört, es ging nicht, denn
in mir war ein Feind. Es war, als führte jemand Krieg gegen
mich. Einen strategischen Krieg, der mich auf einen ganz bestimmten Pfad (Verhalten) drängen sollte. Denn kaum begann
ich mit jemandem eine Konversation, entschwanden mir die
Lebensgeister, und wenn ich all meine Kraft zusammennahm,
um das Gespräch weiterzuführen, pochte mein Hirn gegen die
Schädeldecke, und wenn ich auch dieses Zeichen ignorierte,
verlor meine Stimme ihren Klang, sodass mir letztlich nur noch
eines übrig blieb: schweigen und mich mit mir selbst auseinan-
derzusetzen, mit meinen Gedanken, meinen Gefühlen, meinen
Ängsten, dem Tumor. Als ich am Tag sechs zum gefühlten
hundertsten Mal auf meiner Bank im Garten der Casa saß und
in die Leere starrte, segelte das Wort M-e-d-i-t-a-t-i-o-n an meinem Geist vorüber, und da wusste ich sofort, dass dies nicht als
Bitte, sondern als Auftrag zu verstehen war. Noch bevor ich

begreifen konnte, was passierte, fielen meine Augenlider zu wie Rouleaus und ich begann zu meditieren. Nein. Falsch. Ich will ehrlich sein. Jemand oder etwas begann mich zu meditieren.

Ich drang in Ebenen vor, von denen ich bis dato keinen blassen Schimmer gehabt hatte. Das Blau war satter als jenes der tiefen Ozeane, das Licht heller als der hellste Sonnenstrahl, den unsere Erde je erblickte, das Schwarz weit schwärzer als die totale Finsternis der dunkelsten und sternenlosesten Nacht, und die Stille, die war magisch. In meinem Wesenskern spiegelten sich Eindrücke und Erkenntnisse wider, die Unerklärliches wie von Geisterhand schlüssig machten. Es war farbenprächtig, es war gewaltig, es war außerirdisch, es war phänomenal, es war, es war – war es eine Erleuchtung? Nein, ich will auf dem Boden bleiben, es war eine Erfahrung außerhalb meines damaligen Bewusstseinsstands. Und als ich aus dem Bann der Erkenntnis wieder entfesselt wurde und mein Geist wieder wohlbehütet auf Mutter Erde, auf der Holzbank im Garten der Casa landete, hatte ich zwei Erkenntnisse in der Tasche, die man durchaus auch als Anweisungen sehen konnte:

Bleib entspannt, sei gelassen und vertraue. Versuche nicht, geistige Erfahrungswelten in das menschgemachte Korsett von sechsundzwanzig konventionellen Zeichen einzufangen, tu das nicht! Ausrufungszeichen!

Und was tat ich? Kurzfristig war ich völlig aus dem Häuschen. Wie vom Skorpion gebissen lief ich in der Casa hin und her, um das Unfassbare zu fassen. Dann setzte ich mich wieder hin, um sogleich die zweite Vorschrift zu brechen: Ich versuchte das Erlebte auf Papier zu bringen. Ich kann es vorwegnehmen, das hätte ich mir sparen können. Es hätte gereicht, Max Frisch zu lesen oder zumindest den Eintrag über ihn auf Wikipedia. Das Wesentliche bleibt für die Sprache unsagbar, wusste er schon vor vielen Jahren. Ohne Transzendentalreise in

Abadiânia. Zum Beweis für die Richtigkeit dieses Gedankens meine Notizen von damals:

*Du wirst ernten, was du säst. Jeder von uns ist bloß ein winziges Rädchen in einem riesigen Uhrwerk. Alles hängt mit allem zusammen. Liebe ist der Sinn des Lebens. Liebe ist die einzig allumfassende Medizin. Du bist nicht deine Gedanken. Jeder Gedanke beeinflusst dein Leben. Es gibt kein Gut und auch kein Böse. Urteile nicht über andere, wenn du nicht willst, dass über dich geurteilt wird. Folge deinem Herzen …*

Tja, kein Witz. Das waren die Erkenntnisse. Die Liste war noch erheblich länger. Lauter billige Kalendersprüche. Das wird nämlich aus Wahrheiten über die geistige Welt, wenn man sie auf die Eindimensionalität des Verstands herunterbricht und in ein einengendes Regelsystem wie die Sprache hineinzwingen will. Peinlicher Esoterik-Scheiß. Sind es deshalb leere Sprüche oder Lügen? Nein. Aber es sind maximal Halbwahrheiten oder Viertelwahrheiten oder Zehntelwahrheiten, weiß der Kuckuck, wie vielschichtig das Leben ist und wie viele Ebenen es in der menschlichen Wahrnehmung gibt. Und Wörter sind nun mal Ausdrucksmittel des Verstands und somit immer einschränkend. Das hatte ich nun endgültig ganzheitlich begriffen und nicht nur intellektuell verstanden.

Und was hatte das alles mit meiner Krankheit zu tun? Oder, besser gefragt, mit meiner Gesundung? Nach dieser Millenniumsmeditation folgten noch zahlreiche persönliche Jahrhundertmeditationen. Meditationen, die meine bisherigen diesbezüglichen Versuche zu pubertären Lachnummern denunzierten. Ich schloss die Augen und war weg. Mein Verstand war weg. Eigentlich war er nicht weg, er war da, wie eine ausgeknipste Glühlampe im taghellen Raum, ohne Auftrag. Er wertete nicht, er spielte sich nicht in den Vordergrund, er war, wo er hingehörte, ein stiller, unaufdringlicher Teil in meinem ganzheitlichen Sein. Und da begann ich mich intensiv zu spüren. Mein Atem wanderte durch meine Nase in meine Lungenflügel hinunter, füllte meinen gesamten Torso und dehnte ihn aus, zentimeterweit über seine physischen Grenzen hinaus, bevor er sich wieder in mir konzentrierte und durch meinen Mund in die Welt hinaus entwich. Jeder einzelne Atemzug dauerte Minuten, und jede Pore meines Körpers wurde mit frischer Energie genährt. Und mein Herz war Energieherd, der meinen Körper neu zu stimmen vermochte. Jeder Atemzug war Heilung. Ich befand mich im Fluss, in der Welle, im Flow. Und als von irgendwoher der Impuls kam, meine Augen zu öffnen, tänzelte gerade das süßeste Wesen des südamerikanischen Kontinents an mir vorüber und lächelte mir ins Gesicht. Sie machte kehrt und bot mir wegen eines Terminproblems ihre bereits gebuchte Kristallbettsitzung an. »Ich würde dir das gerne schenken«, flüsterte sie. Und als sie meine Frage nach dem Grund ihres Hierseins beantwortete, erkannte ich, dass man im Fluss sein konnte und trotzdem auf dem Holzweg. »Ein Baby«, sagte sie, »ich wünsche mir ein Baby. Deswegen bin ich hier.« Und für einen Bruchteil einer Sekunde durchstieß ein Geistesblitz all meine spirituellen Gedanken. »Von mir?«, fuhr es mir allen Ernstes durch die Glieder. Natürlich nicht. Aber wir umarmten uns und wir umarmten die Welt.

Was verriet mir diese kleine Episode? Dass das Geschenk, das ich erhalten habe, diese neue Sensibilität, die Schwingung meines Körpers spüren und ein Stück weit auch beeinflussen zu können, dass diese Bewusstseinserweiterung eine Möglichkeit war, eine Chance zur Heilung. Vielleicht sogar ein Werkzeug dafür. Und dass dieser zarte, feine, kaum wahrnehmbare Impuls schwuppdiwupp auch wieder verschwunden sein könnte, wenn ich nicht auf ihn achtete und ihn mittels Aufmerksamkeit nährte. Ja, das war die Lehre. Keine Spontanheilung, keine Wandlung von Saulus zu Paulus über Nacht oder vom Patienten zum Gesunden durch Handauflegung. Bloß das Standardprogramm von Joãos breiter Heilungspalette hatte ich erhalten. Das simple Standardprogramm für jedermann, wenn man es genau nimmt. »Follow your inner voice«, lautete die Message. Und die kam tatsächlich auf Englisch daher. Was egal war. Sie hätte auch auf Serbokroatisch, Latein oder Mandarin zu mir rüberrasseln können, denn ihr zu folgen, war seit meinem Schulabgang ohnehin mein Lebensmotto gewesen. Joãos Verdienst aber war, dass er meine innere Stimme von lästigen Störgeräuschen befreit hatte, sodass ich sie jetzt klarer und deutlicher interpretieren konnte als je zuvor. Sie kroch jetzt ohne Rauschen in mein Herz.

Den Regeln der Casa zufolge sollte man sieben Tage nach dem meditativen Eingriff wieder vor João treten. Zudem wurde man angehalten, nachts zuvor weiß gekleidet zu Bett zu gehen, das ebenso mit weißen Laken überzogen sein sollte. Es hieß, dass zu nächtlicher Zeit die Wesenheiten vorbeikämen, um die Operationsnähte zu entfernen, deshalb weiß, eine Frage des Respekts. Traumlos verlief meine Nacht, traumlos und ohne erwähnenswerte Vorkommnisse. Tags darauf trat ich ein letztes Mal vor João. In meiner Brust schien wieder ein Atomreaktor am Werk zu sein, so intensiv spürte ich die Kraft meines Herzens. Mit jedem Atemzug schien meine Herzensenergie weit über meinen Körper hinauszustrahlen. Keinerlei Zweifel ob der Echtheit der mystischen Vorkommnisse hier in Abadiânia durchkreuzten mehr meinen Geist. Ich hatte mich, ich fühlte es ganz deutlich, unterworfen. Ich war im Glück. Und als João mich kommentarlos vorbeiwinkte, glaubte ich tatsächlich die klitzekleine Andeutung eines Lächelns über sein Antlitz huschen gesehen zu haben. Ich war dankbar und mir sicher, dass er mir bei der Heilung des Tumors geholfen hatte, und falls nötig auch noch weiter helfen würde. Und ich war erleichtert, erleichtert auch darüber, schon in wenigen Tagen diesen rätselhaften Ort wieder verlassen zu können. Drei Tage verbrachte ich noch in Abadiânia, und jeder Atemzug ließ die Kraft meiner Herzensenergie wachsen und vielleicht den Tumor schrumpfen.

Zum Flughafen brachte mich ein Norweger, der illegal Taxifahrten für Touristen anbot und dessen Tarife jene der offiziellen brasilianischen Taxifahrer unterboten. Die Geschäftsanbahnung verlief über Mundpropaganda. Nur Insider konnten demnach seine Dienste nutzen. Was machte mich zum Insider? Mein Pass? Dass ich Europäer war? Vielleicht. Aber wahrscheinlich eher, dass ich ein lockerer Typ war. So wie er. Øystein. Fünfundzwanzig Jahre, lange Haare, langer Bart, wache Augen, lockere Skaterklamotten. Auf seinem Kopf trug er zumeist einen Strohhut spazieren. Vor fünf Jahren hatte er eine Dokumentation über João und Abadiânia gesehen, woraufhin er beschloss, sich das »Unglaubliche« mit eigenen Augen anzusehen. Seitdem lebte er hier. Aus Interesse und weil er, wie er meinte, nirgends auf der Welt mystischere Erfahrungen machen und sich spirituell besser entwickeln könnte als hier in Abadiânia, hier bei João. Natürlich sprach er mittlerweile Portugiesisch, natürlich kannte er hier mittlerweile jede Maus und natürlich glaubte er an die Kraft Joãos. Oft schon hatte er sie gespürt und auch schon das eine oder andere Wunder beobachtet. Aber Øystein war kein betriebsblinder Fantast, wusste auch von einigen Gerüchten. Liebe, Sex, Macht, Reichtum. Es gab zu allem etwas zu sagen. Als er davon erzählte, spürte ich meine Herzensenergie schwächer werden. »Achte auf deine Gedanken«, meldete sich meine innere Stimme. Und warf ungefragt auch gleich noch eine Erklärung hinterher. Zweifelst du, wird sich der Zweifel bestätigen, glaubst du, der Glaube. »Denkst du, diese Gerüchte könnten stimmen?«, unterbrach ich Øystein. »Keine Ahnung, aber ich glaube zu wissen, dass es keinen Heiligen braucht, um Wunder wirken zu können«, antwortete Øystein. Das waren Worte, die für mich nach Wahrheit klangen.

Schon im Flieger Richtung Heimat schloss ich die Augen, um meine Innenwelt durchzuchecken. Wahrheitsphilosophien torpedierten meine Gehirnzellen. Es gibt so viele Wahrheiten wie Menschen, Wahrheit ist relativ, Wahrheiten können nur mittels Metapher übermittelt werden. So ging es dahin. Auch Friedrich Nietzsche schlich vorbei. Es gibt keine Wahrheit, das ist die Wahrheit. Ohne die geringste Regung ließ ich die Gedankenflut inklusive Nietzsche an mir vorüberziehen, und da spürte ich weit hinter dem letzten meiner Gedanken, dass meine Suche nach meinem Heiler nun beendet war. João war mein Heiler, Abadiânia mein Zufluchtsort. Und hoch oben über den Wolken, zwischen Himmel und Erde, fühlte ich, dass meine Reisen zu weiteren Hellern trotzdem noch nicht beendet waren. Mit Wohlwollen nahm ich das als Auftrag zur Kenntnis.

# NACHWIRKUNGEN
# DER BEHANDLUNGEN BEI
# JOÃO DE DEUS

*Wien*

Fieber, Gliederschmerzen, entzündete Stirnhöhlen, geschwollene Atemwege, verschlagene Ohren und die Nase zu. Ich roch nichts, Zucker schmeckte wie Salz und Honig, mein Kopf schien in einer Taucherglocke zu stecken. Pro Nacht durchschwitzte ich mehrere Leintücher, die Tage schleppte ich mich dahin. Noch am Tag meiner Rückkehr aus Brasilien war ich krank geworden und blieb es über drei Wochen hinweg. Eine gute Freundin, die von einer dieser regelmäßig über westliche Kulturen hinwegschwappenden Esoterikwellen mitgerissen und letztlich verschluckt wurde, interpretierte meinen Zustand optimistisch. Sie meinte, ich befinde mich im Wandel, ich werde in eine neue Bewusstseinsebene vordringen, eine Metamorphose durchmachen, und wie eine Raupe vom kriechenden Wurm zu einem über den Dingen flatterndern Schmetterling aufsteigen. Krankheiten seien Metamorphosen, Krankheiten seien immer Entwicklungsschritte, wiederholte sie unentwegt. Mir war mein Befinden trotzdem nicht ganz koscher, ich ging zum Arzt. Der diagnostizierte einen grippalen Infekt und verschrieb mir Medikamente. Drei Tage danach schmeckte Salz wieder salzig, Zucker wieder süß und auch mein Geruchssinn bereitete mir wieder Freude.

An meinem Alltag veränderte diese Befreiung vom grippalen Infekt aber relativ wenig. Ich meditierte täglich und versuchte meine Umwelt so ganzheitlich wie möglich in mich aufzusaugen. Nach meiner Rückkehr aus Brasilien hegte ich kaum mehr Zweifel daran, dem Tumor in meinem Kopf den Garaus machen zu können. Aber ich war auch überzeugt davon, dass die volle Wirkung von Joãos Maßnahmen erst in den nächsten Monaten vollends zur Geltung kommen und meiner Mithilfe bedürfen würde. Ich beschloss deshalb, mich der nächsten schulmedizinischen Untersuchung erst wieder in einiger Zeit auszusetzen. Bis dahin verschrieb ich mir einen bewussten Umgang mit mir selber und die Umsetzung der Erkenntnisse aus Brasilien im normalen Leben. Mit Gefühl und Verstand gleichermaßen wollte ich meine Umwelt deuten. Sehen und spüren, verstehen und erfühlen, im Paarlauf sollte die Welt von nun an in mich dringen. Nach wie vor fühlte ich diese geballte Energie, die ich erstmals in Abadiânia gespürt hatte, in meinem Brustraum, zumindest immer dann, wenn ich mich darauf einließ. Dieses Empfinden schien mir Wegweiser und vermittelte mir ein angenehmes Gefühl der Ruhe. Mich interessierten keine anderen Heiler und auch keine Therapien. Ich wollte schlicht die von João gesäte Saat pflegen und hoffte, irgendwann die daraus entstandene Frucht in Form meiner Gesundheit ernten zu können.

Etwa vierzehn Wochen nach meiner Rückkehr saß ich so wie jeden Tag zwischen sechs und sieben Uhr am Morgen meditierend auf dem Parkettboden meines Wohnzimmers und musste mir eingestehen, dass ich die Kraft meines Herzens kaum noch spüren konnte. Und meine innere Stimme? Auch die war wieder zum piepsenden Fragezeichen geworden. Ich registrierte diesen schwindenden Kontakt schon seit einigen Wochen, konnte aber nichts dagegen tun. Warum war das passiert? Woran lag's? Wie eine Heuschreckenplage brachen Unmengen an Zweifel und Fragen über mich herein. Was war schuld? Mein Denken? Mein Fühlen? Mein Alltag? Mein

Wohnort? Mein Elternhaus? Meine Prägung? Mein Karma? Mein Hund oder meine Frisur? Aber sosehr ich auch in mich ging, ich wusste es nicht. Wurde ich verarscht? Hatten die Geistwesen mich verarscht? Hatte ich mich selbst verarscht? Es konnte doch nicht sein, dass bloß João mich für die geistige Welt sensibilisieren konnte. Das ergab doch alles keinen Sinn. Nichts ergab Sinn, nirgends erkannte ich eine Logik. Logik?! Da war sie wieder, die Falle. Wieder war ich hineingetappt. Ich hatte es doch schon in Brasilien begriffen. Die geistige Welt hält sich in etwa so sehr an meine Wunschvorstellungen wie das Weltall an die Wunschvorstellungen der NASA. Die Welt scheißt doch auf unser aller Logik. »Follow to your inner voice«, hatte ich in Abadiânia erfahren. Ja, aber das war nur ein Teil der Übung. Der andere, nicht minder wichtige Teil hieß »loslassen«. Notfalls auch davon, die innere Stimme hören zu wollen. Sonst funktioniert es nämlich auch schon wieder nicht mehr. Mit anderen Worten: nicht wollen zu wollen. Das war die Übung. Das war der Knoten in meinem Schädel. Aber natürlich war auch dies nicht der Weisheit letzter Schluss und machte nur einen Bruchteil eines wesentlich vielfältigeren und komplexeren Systems sichtbar, eines Systems, dessen schier unendliche Komplexität die Möglichkeit meines Verstands nun einmal an seine Grenzen brachte. So wie ein dreidimensionales Puzzle mit Milliarden Teilen, die alle miteinander harmonieren müssen, mich überfordern würde. Sollte ich nicht doch auch noch andere Heiler aufsuchen, war das nicht ein Auftrag, den ich damals fühlte? Das hatte ich doch tun wollen. Loslassen der simplen Wunschvorstellung, gesund zu werden und darauf vertrauen, dass das Richtige passiert. Und in jedem Moment tun, was ich für richtig halte, ohne endlos darüber nachzudenken. Und jederzeit konnte ich wieder nach Brasilien fliegen. Warum nicht?

# BODYSCAN UND RÖNTGENBLICK

*Österreich und Deutschland*

Nach all den bisherigen Erlebnisse fühlte ich mich keineswegs mehr als Frischling in Sachen Wunderheiler. Aufgrund der Vielzahl von Erfahrungen glaubte ich die Qualitäten meines jeweiligen heilenden Gegenübers recht gut erahnen zu können. Ich war gespannt, was der vor mir liegende Besuch bei Herrn Vogel* bringen würde. Am Telefon, bei der Terminvereinbarung, hatte er sich ja wahrlich weit aus dem Fenster gelehnt. Ich müsse nichts mitnehmen, keine Röntgenbilder, keine Arztbriefe oder sonstigen medizinischen Berichte. Er wolle sich sein eigenes Bild machen und dann eine genaue Diagnose stellen, gerne könne ich diese nachher mit schulmedizinischen Diagnosen vergleichen, hatte er gemeint. Herrn Vogels Stimme drückte Ruhe, Sicherheit und Seriosität aus und stand damit der Methode, die er bei seinen Diagnosen anwendete, diametral entgegen, denn er behauptete, er könne durch meinen Körper hindurchsehen wie durch einen Glaskörper. Bis hinein in meine inneren Organe könne er schauen, auch meine Knochen durchleuchten und somit kleinste Krankheitsherde aufspüren. Gefäßverkalkungen, Herzfehler, Tumore, Prostataprobleme, selbst Puls und Blutdruck, PH-Wert des Urins, die roten Blutkörperchen und auch die weißen, Vitamine, Mineralien, alles, alles erkenne er angeblich Kraft seines durchdringenden Blickes. Herr Vogel behauptete, im Besitz eines Röntgenblicks zu sein. Kann man sich so etwas vorstellen? Einen Menschen mit Röntgenblick, wie einer dieser Superhelden aus dem Hause

---

* Name geändert.

Marvel? Nicht in Hollywood, sondern im echten Leben? Ich muss gestehen, ich tat mir schwer mir dieser Vorstellung.

Laut seiner Homepage hatte er die Fähigkeit, in den Körper eines Menschen blicken zu können, aufgrund eines besonderen Erlebnisses im Jahre 2009 erlangt. Lange dachte ich darüber nach, welch besonderes Erlebnis eine derartige Veränderung bewirken könnte. Ein Stromschlag? Eine Nahtoderfahrung? Eine wundersame Erscheinung? Auf der Homepage fand ich nichts darüber. Jedenfalls musste es sich um eine Grenzerfahrung gehandelt haben. Seit diesem Tag trug Herr Vogel auch besondere energetische Kräfte in sich, mithilfe derer er sein Gegenüber ohne es zu berühren heilen konnte. Zahlreiche Dankesworte auf seiner Homepage schienen seine außergewöhnlichen Talente zu bestätigen. »Seit ich bei Ed war, fühle ich mich wie ausgewechselt. Meine Füße haben wieder Kraft und die Schmerzen werden immer leichter. Jahrelang abgequält! Aus einem Blick so viel sehen – unvorstellbar!!! Ich kann dich nur weiterempfehlen. Alles Gute für dich auch«, schrieb Gerlinde. »Ich bin soooo dankbar für deine Hilfe und sehr beeindruckt von deiner Gabe«, bedankte sich Beatrice. Die Resonanz auf Ed Vogels Behandlungen war durch die Bank positiv. Zudem schienen ihm die Klienten die Tür einzurennen, zwei Monate musste ich auf einen Termin warten.

Als ich in das Haus, in dem Herr Vogel praktizierte, und das versteckt und verwinkelt mitten im Waldviertel lag, eintreten wollte, lief mir eine Frau, so um die Sechzig, in die Arme. Sie hinkte ein wenig und wirkte insgesamt wie eine vom Leben geprüfte Person und doch in diesem Moment irgendwie hoffnungsvoll. Ich warf Wörter als Köder aus, um mit der Frau ins Gespräch zu kommen. Drei Minuten später war ich im Bilde. Über die zahlreichen Beschwerden der Frau genauso wie über die Behandlungsmaßnahmen von Herrn Vogel. Er hatte ihren Tinnitus sofort erkannt. Er hatte seine Hände auf ihre Ohren gelegt, woraufhin sich die Frequenz des lästigen Pfeiftons veränderte und ihre Ohrmuscheln sich so groß anfühlten wie die eines Elefanten, erklärte die Frau sichtlich beeindruckt. Hoffnung lag in ihrer Stimme, Hoffnung, dass der sie seit Jahrzehnten marternde Dauerton in einigen Monaten vielleicht wirklich verschwinden würde. Noch zwei, drei Behandlungen, dann werde sie eine spürbare und dauerhafte Verbesserung bemerken, habe er ihr versprochen, erzählte sie. Selbst eine völlige Heilung hatte er nicht ausgeschlossen, erwähnte die Frau noch zum Schluss und lächelte mir ins Gesicht. Es war ein irritierendes Lächeln, das so gar nicht zu ihren eigentlichen Gesichtszügen, die Sorge und Leid signalisierten, zu passen schien. Ob Herr Vogel diesen Sinneswandel bewirkt hatte? Und wenn ja, wie lange würde er anhalten?

Das Wartezimmer bestach durch Nüchternheit gepaart mit einem seltsamen Hang zum Kitsch. Hier war ein Mensch mit praktischem Denken und einem eher dürftigem Sinn für Ästhetik am Werk gewesen. Rotes Sofa, Glastisch, Radio. An den Wänden hingen Bilder von Frauenköpfen, auf deren Hälsen Glassteine klebten, die Brillanthalsketten darstellen sollten. Auch Marilyn Monroe schmunzelte derart aufgepeppt von der Wand herunter. Im Radio spielte der Belustigungssender Ö3. Ein Mann meines Alters saß auf der Couch, er verriet mir, dass auch er das erste Mal Herrn Vogel aufsuchte, viel mehr erfuhr ich aber nicht von meinem Gegenüber, nach zwei Sätzen war klar, er hatte keine Lust auf eine ausführlichere Unterhaltung. Also schwiegen wir und ließen uns vom leeren Gequatsche im Radio berieseln.

Es dauerte nicht lange, da stand auch schon Herr Vogel im Türrahmen und rief nach dem nächsten Patienten. Ich saß auf der Couch und beobachtete, wie der Introvertierte aufstand und im Behandlungsraum verschwand. Schon hatte ich meinen Blick wieder in meine Zeitschrift gesteckt, da wandte sich Herr Vogel überraschend an mich und begrüßte mich wie einen alten Bekannten. »Na, du bist auch wieder einmal da, wir kennen uns ja schon seit Längerem«, sagte er, und er sagte das derart überraschend und in einem derart überzeugenden Ton, dass ich kurz überlegen musste, ob wir uns nicht wirklich schon einmal begegnet waren. Aber nein, nach kurzer Überlegung war ich mir ganz sicher, er hatte mich mit jemand anderem verwechselt.

Wieder alleine, kam mir ein seltsamer Gedanke. Vielleicht, dachte ich, war diese Verwechslung weniger eine Verwechslung als eine schlaue Täuschung, ein taktisches Manöver, um mich vorab gleich einmal grob einordnen zu können. Meine Reaktion war jedenfalls zu hundert Prozent authentisch gewesen, und für einen Menschenkenner war ich bei dieser Verwechslungsszene garantiert lesbar wie ein offenes Buch gewesen. Oder waren das bloß paranoide Gedanken, war ich wieder einmal Opfer meiner chronischen Zweifel? Um meine Hirnaktivität nicht noch weiter anzuheizen, stand ich auf, um zumindest einmal für einen ordentlichen Radiosender im Warteraum zu sorgen. Doch natürlich fand ich nichts dergleichen, also stellte ich das Ding einfach ab. Sogleich krochen Stimmen durch die Wände. »Ihre Prostata ist etwas vergrößert«, sagte eine Stimme, die ich Herrn Vogel zuordnete. »Ja, die macht mir schon seit Jahren wirklich Sorgen«, antwortete eine andere Stimme. »Sie müssen wahrscheinlich öfter Wasser lassen, auch nachts«, setzte Herr Vogel fort. »Ja, manchmal zwei- bis dreimal pro Nacht«, bestätigte der Introvertierte. »Das wundert mich gar nicht, Ihre Prostata hat eine eigenartige Form, ich sehe es eindeutig, auch ist da jetzt immer noch Restharn in Ihrer Blase«, erklärte Herr Vogel. Der Introvertierte bestätigte, bei jedem Toilettengang das Gefühl zu haben, die Blase nicht völlig entleeren zu können. »Sie leiden auch unter Schlafmangel«, stellte Herr Vogel jetzt fest. Es klang wie aus einem Buch »Manipulative Gesprächsführung für Dummies«. Das hatte doch nichts mit Röntgenblick zu tun. Herr Vogel legte Köder aus, die sein auf Hilfe hoffendes Gegenüber dankbar aufschnappte. Lag er falsch, relativierte er die Äußerung gekonnt, völlig daneben lag er somit nie. »Cold Reading« nennt man diese Methode des Vortäuschens von Wissen. Von Zauberern, Mentalisten, Wahrsagern wird sie gerne angewendet – und anscheinend auch von Herrn Vogel. Ein lautes, bestimmtes »Grüß Gott« riss mich aus meinen Überlegungen. Die nächste Patientin kam bei der Tür hereinspaziert und setzte sich neben mich. Ende des Lauschangriffs.

Aber ich hatte mittlerweile ohnehin genug vom Treiben hinter den Wänden mitbekommen. Meine Zweifel waren befeuert und ich fasste einen Plan. Eine Salzsäule wollte ich mimen. Schweigen wie ein Grab, lautete meine Prämisse. In den Behandlungsraum reingehen, mich setzen, die Hände auf den Schoß legen und die Ohren spitzen. Aus, sonst nichts. Keinen Smalltalk, keine Fragen stellen, keine Reaktionen zeigen. Weder meine Mimik noch meine Gestik sollte meinem Gegenüber allzu viel von mir verraten. Und in ein Gespräch wollte ich mich auch nicht verwickeln lassen. Nach dem, was ich mitbekommen hatte, vermutete ich, dass der Mann mit dem Röntgenblick nicht wirklich in mich hineinschauen konnte, sondern bloß eine herausragend gute Beobachtungsgabe besaß und aus kleinsten Reaktionen treffende Schlüsse ziehen konnte. Es ist kein Geheimnis, dass so etwas möglich ist. Auf nahezu jeder Tourismusmeile dieser Welt wird man schnell zum Zeugen solcher scheinbar übermenschlichen Fähigkeit, oder zum Opfer. Allein aus dem Gang, aus der Kleidung, der Mimik und der Gestik schließen fähige Keiler, woher ihre potenziellen Kunden stammen und wie sie vorgehen müssen, um ihre Produkte an den Mann zu bringen. Wissenschaftliche Studien enttarnen übernatürlich wirkende Fähigkeiten als Ergebnis simpler, über Jahre gewonnener Beobachtungsgabe. So stellte man fest, dass erfahrene Ärzte innerhalb von lediglich zehn Sekunden anhand der Körpersprache ihrer Patienten deren Krankheiten diagnostizieren konnten. Mit anderen Worten, der Weg vom Wartezimmer bis zum Ordinationsraum plus Hinsetzen reichte aus und die Ärzte waren über den gesundheitlichen Zustand ihres jeweiligen Gegenübers im Bilde. Die Trefferquote lag bei unglaublichen fünfundachtzig Prozent. Kein einziges Wort musste gewechselt werden. Warum sollte Herr Vogel nicht ebenso über diese Fähigkeiten verfügen?

Exakt zwanzig Minuten dauerte die Behandlung des Introvertierten. Die Tür sprang auf, ich war an der Reihe. Vorsorglich hatte ich zuvor das Radio wieder aufgedreht. Wer braucht schon neugierige Zuhörer in Warteräumen? Ein Massagetisch stand diagonal im Behandlungszimmer, zwei Holzstühle lehnten an der Wand, draußen vor dem Fenster leuchtete das Blau vom Himmel. Leichter Schweißgeruch hing in der Luft. »Setzen Sie sich auf einen der Sessel«, forderte mich Herr Vogel auf. Er nahm einen Schreibblock und einen Kugelschreiber, stellte sich zum Fenster und notierte meinen Namen, meine Wohnadresse und mein Alter.

»Sie brauchen nichts zu tun«, sagte er dann, »ich werde Sie jetzt mit meinen Augen durchleuchten und Ihnen sagen, wie es um Ihre Gesundheit bestellt ist.« Still war es dann für Sekunden. Herr Vogel schaute in meine Richtung, seine Pupillen schienen allerdings nicht mich zu fokussieren, sondern die Wand hinter mir, es wirkte, als starrte er durch mich hindurch in die nicht vorhandene Weite. Spürte ich etwas? Nein. War ich nervös? Mitnichten, aber ich brannte vor Neugierde. Was würde er sehen können? Mit einem einzigen Wort eröffnete Herr Vogel seine Diagnosestellung. »Migräne«, sagte er und schaute mir mit leerem Blick direkt ins Gesicht. Ich wusste nicht so recht, ob dieses Wort als Frage, Vermutung oder Feststellung in den Raum gestellt wurde, aufgrund des neutralen Tonfalls konnte ich das beim besten Willen nicht seriös einschätzen. Ich beschloss deshalb, regungslos zu bleiben. Die Sekunden zogen sich wie Honig. Stille im Raum. Ich spürte, wie ich mich innerlich ein wenig verkrampfte. Mein Magen gluckste. Das Blau vor dem Fenster war immer noch blau. Keine Wolke im Anflug. Kein Zucken in Herrn Vogels Gesicht. Nach einer gefühlten Ewigkeit wiederholte Herr Vogel das Wort Migräne, fügte aber noch drei weitere Wörter hinzu: »Migräne haben Sie nicht.«

»Kopfschmerzen«, meinte er dann weiter, und ich musste schlucken bei der Vorstellung, dass wir nun den gesamten Körper, von den Haarspitzen bis zur großen Zehe, durcharbeiten würden. Doch die Sorge war unbegründet, denn nach diesem zögerlichen Beginn ging es recht rasant dahin, zudem mit vielen Fakten. Er stellte meinen Blutdruck fest, den Glukosewert, er befand die Schilddrüsenfunktion als einwandfrei, erkannte, dass meine Haut trotz Muttermalen in Ordnung sei, die Nieren ihre Arbeit gut verrichteten, der für die Prostata aussagekräftige PSA-Wert altersgemäß bei null Komma sieben liege und sagte dann mittendrin plötzlich den Satz: »Sie leben in einer Beziehung.« Und wieder kam der Tonfall derart neutral daher, dass es mir unmöglich war einzuschätzen, ob das nun eine Frage oder eine Aussage gewesen sein sollte. Anscheinend handelte es sich auch bei diesem Einwurf um eine Feststellung, denn Herr Vogel wartete jetzt kaum mehr auf Antworten, längst analysierte er wieder meine Körperfunktionen: »Milz: schaut gut aus. Lungenfunktion ist in Ordnung, vor Jahren haben Sie eine kalte Lungenentzündung übergangen; Augen gut. Sie haben seltsame Gehörgänge, aber machen Sie sich keine Sorgen, Sie hören ausgezeichnet«, setzte er fort. Und so ging es dahin. Zwischen den Aussagen, die sich eindeutig auf meinen gesundheitlichen Zustand bezogen, schummelten sich immer wieder vereinzelte Aussagen über mein Privatleben hinein. Oder waren es doch Fragen? Wie sollte man das wissen bei einer derart neutralen Sprachmelodie? »Ihre Eltern leben noch«, »Langzeitbeziehung«, »Kinder«, sagte oder fragte er zum Beispiel. »Darm einwandfrei. Herz okay; Lymphknoten okay.« Ich fand diese privaten Fragen zwischen den Diagnosen seltsam. Irgendwann schmiss ich meinen Plan des Schweigens und fragte ihn, woher er all das denn wisse. »Ich sehe es«, antwortete er nüchtern. Aber woran er denn sehen könne, dass ich nicht verheiratet bin, aber Kinder habe und in einer Langzeitbeziehung stecke, wollte ich wissen. »Wie ist so etwas möglich?«, setzte ich nach und formte meine Gesichtszüge zu einem Fragezeichen. Ich erfuhr, dass der Mensch alles, was ihm widerfährt, sein Leben lang mit sich herumträgt. »Auch bei einem Computer kann nichts endgültig von der Festplatte gelöscht werden, und aufgrund meines Röntgenblicks habe ich quasi Zugriff auf die Festplatte jedes Menschen«, zeichnete er für mich ein Bild. Ich rang nach Worten und verhaspelte mich sogar bei der nächsten Frage. »Ja aber, heißt das, Sie sehen sogar, wie viele Kinder ich habe?« Für Sekundenbruchteile begegneten sich jetzt unsere Blicke, und im gleichen Moment hörte ich die Zahl zwei. »Sie haben zwei Kinder«, sagte Herr Vogel. Wie kam er auf diese Zahl? Hatte er einfach geraten? Ich war, ich gestehe es, wie soll ich sagen, überrascht. »Stimmt«, antwortete ich und schüttelte ungläubig den Kopf.

Der Bann zwischen uns war damit gebrochen. Es gab keine offenen Fragen mehr zwischen uns, zumindest nicht von meiner Seite, es gab nichts mehr zu testen. Ich war jetzt gesprächig wie ein Kind und zeigte dementsprechend Emotionen und Herr Vogel, der Mann mit dem Röntgenblick, der ehemalige Baggerfahrer, erzählte mir auch von seinen Leidenschaften. Eine davon stand direkt vor der Ordination. Sie glänzte schwarz, trug die Energie von über dreihundertfünfzig Rappen in sich, war tiefer gelegt und mit edlen silbernen Alufelgen ausgestattet. Wenn Herr Vogel von seinem Audi A6 zu erzählen begann, ging mit ihm das Temperament durch, man musste ihn dann richtiggehend bremsen. Ich tat das mit der Frage, ob er den Gesundheitszustand von Menschen auch anhand von Fotos analysieren könne. Er bejahte das. »Auch anhand von Spielfilmen?«, wollte ich wissen. »Ja«, bestätigte er meine Vermutung. Und da ging die Fantasie mit mir auf Reisen. Den Gesundheitszustand von allen Berühmtheiten dieser Welt kennen, über die Leiden aller Menschen Bescheid wissen, tot oder lebendig. Einsteins Krankheiten aufgrund von Fotos genauso nachforschen zu können wie den geistigen Gesundheitszustand des amerikanischen Präsidenten Donald Trump. Was für eine verrückte Vorstellung. »Auch vom Papst?«, stieß es mir heraus. »Sie kennen auch den Gesundheitszustand des Papstes?« Herr Vogel kratzte sich mit dem Stift auf der Stirn, wie ein Volksschulkind, das über eine Rechenaufgabe grübelte. Er sah jetzt ein wenig überfordert aus. »Ja«, sagte er dann, »auch vom Papst.« Er fügte sogleich hinzu, dass er sich über den Zustand ihm fremder Personen nicht äußern dürfe, er brauche immer die Zustimmung des jeweiligen Durchleuchteten. Und da hatte ich dann keine weiteren diesbezüglichen Fragen.

Denn ohnehin ging es nicht um den Papst, sondern um meinen persönlichen Gesundheitszustand. Wie war der jetzt? Bis auf leichte Abnützungen im Lendenwirbelbereich und leichten Arthrosen in den Schultergelenken war laut Herrn Vogel alles paletti. »Kopf«, fragte ich noch einmal nach. »Ich habe seit geraumer Zeit ständig Kopfschmerzen und mache mir deswegen Sorgen«, sagte ich wahrheitsgetreu. »Unauffällig«, sagte Herr Vogel. Siebzig Euro wechselten den Besitzer, und eigentlich könnte die Geschichte hier enden, wenn Herr Vogel nicht bei der Verabschiedung gemeint hätte, dass mein Serotoninspiegel lediglich bei sechsundfünfzig Prozent liege, und dies bedeute, dass mein Nervenkostüm äußerst labil sei. Er verschrieb mir Baldriantropfen und empfahl mir, dies unbedingt behandeln zu lassen. Bei wem? Ja richtig, bei ihm persönlich. Schon stand er vor mir mit aufgeschlagenem Terminkalender in der Hand, denn heute ginge das natürlich nicht mehr, aber in zwei Monaten hätte er wieder einen Termin frei. Fünfundsechzig Euro würde das dann wieder kosten und rund zwanzig Minuten dauern.

Da streckte ich Herrn Vogel die Hand entgegen, wie zur Verabschiedung, und als ich seinen viel zu festen Händedruck spürte, seinen aufgesetzten, auf Dominanz ausgerichteten Händedruck, sagte ich: »Nichts«, und meine Hand steckte immer noch in seiner, »nichts von alledem, was Sie über mich gesagt haben, war richtig.« »Nichts«, wiederholte ich unsinnig ein weiteres Mal. Und dann brachte ich Licht ins Dunkel und outete mich als Journalist. Es passierte mehr, als dass ich es vorgehabt hatte. Aus Ärger, im Affekt. Herr Vogel wich ein wenig zurück, lehnte sich wieder ans Fensterbrett, seine rechte Hand umklammerte es. War er verunsichert? Überfordert? Ich versuchte Anzeichen zu erkennen. War da was? Aber bis auf den Griff zum Fensterbrett, den man als Suche nach Halt interpretieren könnte, blieb er unbeeindruckt. Ganz im Gegenteil, er parierte sogleich mit einer Gegenfrage. Was, fragte er, was er denn nicht erkannt habe? Falls da Missverständnisse passiert seien, er könne mir die Zusammenhänge sicher erklären. Doch darauf ging ich nicht ein. Ich pickte den größten Unsinn unter seinen Aussagen heraus. Die Kinder. Zwei hätte ich, hatte er gesagt, in Wahrheit hatte ich keines. »Also bitte, was soll das?« Er schmunzelte, wie jemand, der seinem Gegenüber einen offensichtlichen Bären aufgebunden hatte, den dieses, zu seiner eigenen größten Verwunderung, ernst genommen hatte. »So etwas«, sagte er, könne er natürlich nie mit hundertprozentiger Garantie feststellen, »wie auch, niemand könnte das«, berief er sich auf den Hausverstand. Und dann stand schon wieder seine Gegenfrage im Raum. »Aber sagen Sie mir, was an meinen Diagnosen über Ihren Gesundheitszustand falsch war, und ich erkläre Ihnen gerne die Zusammenhänge.«

Es war zwecklos. Vor mir stand ein völlig anderes Kaliber als alle bisher von mir aufgesuchten Heiler. So fragwürdig die Diagnosen, Herangehensweisen und Fähigkeiten so mancher der bisherigen Heiler gewesen waren, so hatte ich bis jetzt jedem Einzelnen abgenommen, dass er selbst an seine Fähigkeiten glaubte oder zumindest inständig daran glauben wollte. Konnte ich das von Herrn Vogel auch behaupten? »Gut«, sagte ich nach längerem Hin und Her, »Sie sehen doch mein gesamtes Knochengerüst, zudem meine Bänder und Sehnen, oder?« Er bestätigte mir dieses Können. »Mein rechter Unterschenkel, ist der operiert oder nicht?«, fragte ich. Herr Vogel drückte jetzt ein wenig herum und entschied sich dann dafür, dass dieser Knochen noch unversehrt sei. »Rechtes Knie operiert oder nicht?«, fragte ich weiter. »Schlüsselbein?« »Linkes Handgelenk?« »Große Zehe?« Knochen für Knochen, Gelenk für Gelenk, Sehne für Sehne, mein gesamtes Knochengerüst ging ich mit Herrn Vogel durch, wie bei einem Medizinexamen. Mittendrin enthielt er sich der Aussage, das Gelenk sei schon zu versulzt, meinte er dann. Alsbald hatten wir eine aussagekräftige Liste beisammen. Siebzehn Fragen, siebzehn Antworten. Trefferquote? Kaum zehn Prozent. Nur zweimal lag er richtig. Selbst meine Oma hätte nicht weniger erraten. Jegliche weitere Diskussionen über seinen Röntgenblick erschienen mir damit als überflüssig. Beim Hinausgehen meinte Herr Vogel, dass er mir nicht erlaube, über ihn zu schreiben und dass nun mal bei zwei bis drei Prozent der Menschen sein Blick nicht funktioniere. Im Warteraum saß bereits die nächste Kundin. Die Frau blickte entgeistert, als hätte sie von der Auseinandersetzung etwas mitbekommen. Sollte ich sie vor Herrn Vogel warnen?, überlegte ich, während ich an ihr vorbeiging, doch der Impuls fand keinerlei Widerhaken in meinem Denken, ich war doch Patient und Journalist und kein Moralapostel. »Kommen Sie herein in die gute Stube«, hörte ich Herrn Vogel die Frau begrüßen, bevor die Tür hinter mir ins Schloss fiel.

Auf der Heimfahrt nervte mich mein Gewissen noch einmal. Ich ärgerte mich zwar darüber, aber da war nichts zu machen, ich fühlte mich wie ein Kind, das etwas angestellt hatte. War ich zu streng gewesen mit Herrn Vogel? Wie so oft schlugen zwei Seelen in meiner Brust und wie so oft kamen sie sich in die Haare. Der Lockenkopf in mir quasselte etwas von Wertfreiheit, Toleranz, Vergebung und prangerte vor allem meine Verurteilung samt deren möglichen Auswirkungen an. »Wer weiß, wie vielen Menschen Herr Vogel schon helfen konnte, und jetzt komme ich daher und mime den Richter? Schon der Frau im Wartezimmer habe ich vielleicht mit meiner Wichtigtuerei Hoffnung genommen?, prangerte Lockenköpfchen mein rüdes Benehmen bei Herrn Vogel an. Woraufhin der Scheitelträger in mir auf Recht und Ordnung pochte, auf Fairness, Grenzen und Tatsachen. Hilfesuchenden Menschen Geld aus der Tasche zu ziehen, kann man ja wohl nicht tolerieren, argumentierte dieser. Ehrlich gesagt zerraufen sich die beiden auch heute noch die Haare wegen dieser Problematik. Was tun mit offensichtlichen Scharlatanen, die natürlich auch Heilerfolge vorweisen können? »Wer heilt, hat recht«, sagt der Volksmund, doch der Volksmund sagt vieles, was nicht stimmt. In einem Punkt einigten sich Lockenköpfchen und Scheitelträger jedoch sofort: Ich, Thomas Bruckner, erwartete bei Herrn Vogel definitiv keine Heilung, nach dem Termin noch weniger als zuvor.

Trotzdem verfolgten mich die Vorkommnisse beim Mann mit dem Röntgenblick noch für geraume Zeit, denn etwas wollte nicht in meinen Kopf hinein. Warum täuscht jemand ausgerechnet die Fähigkeit des Röntgenblicks vor, eine Fähigkeit, die glasklare Antworten erwarten lässt? Es wäre doch wesentlich schlauer, sich mit einem Talent zu rühmen, das lediglich zu interpretierende Antworten erwarten ließe. Als Pendler, Kartenleger, Medium, das mit Toten kommunizieren oder meinetwegen auch als Handaufleger ließe sich der Schein wesentlich einfacher wahren. Oder hatte Herr Vogel tatsächlich bloß einen schlechten Tag gehabt?

Dass die Fähigkeit des Röntgenblicks nicht per se an den Haaren herbeigezogen sein musste, davon war ich nach intensiverer Recherche überzeugt. Mittlerweile hatte ich mehr als eine Handvoll solcher »Mutanten« ausfindig machen können. Eine Chinesin in Peking, die schon als Dreijährige das Skelett ihrer Eltern gesehen haben soll und angeblich mittlerweile im Dienste des chinesischen Militärs steht. Eine Ukrainerin, die nach einem Dreihundertsechzig-Volt-Stromschlag plötzlich Nierensteine, Mägen, Gedärme und allerlei sonstige Innereien in den Körpern der Menschen, die ihr gegenüberstehen, sehen kann. Auch ein blinder Mexikaner gehörte zu den bekannten Menschen dieses Schlages. Vor seiner Baracke sollen über Jahre hinweg täglich Dutzende Hilfesuchende gestanden sein, um sich von ihm durchleuchten zu lassen, weil er Krebszellen in Körpern aufspürte, lange bevor Ärzte diese feststellen konnten. Mittlerweile soll er allerdings gestorben sein. Des Weiteren hörte ich noch von einer Bulgarin, die in zahlreichen Experimenten ihre Fähigkeiten beweisen konnte, auch von einer Russin war immer wieder die Rede. Auch in Deutschland beansprucht eine Handvoll Menschen diese Fähigkeit für sich.

Der bekannteste aber, der sagenumwobenste und der Öffentlichkeit am wenigsten abgeneigte Repräsentant dieser Menschen ist Georg Rieder. Schon wieder ein Österreicher. Ich stolperte im Internet über einige seiner Fernsehauftritte. Georg Rieder befand sich dabei vor einer Betonmauer, hinter der drei Personen nebeneinander aufgereiht standen. Ein Feuerwehrmann mit Helm, eine Frau mit einer lebenden Schlange um den Hals und eine leblose Schaufensterpuppe war die dritte »Person«. Georg Rieder konzentrierte sich, blickte für rund zwanzig Sekunden aus rund drei Metern Entfernung starr auf die Betonwand und sagte dann in etwa Folgendes: »Ich sehe eine Frau, die einen Schal umgehängt hat, aber der Schal bewegt sich. Ich sehe einen Mann und dann noch etwas, ein weiteres Ding, das aussieht wie ein Mensch, aber ohne Unterteil.« Beim anschließenden Gespräch mit dem Moderator erklärte Georg Rieder, dass der Unterteil der Puppe aus weniger Material als der Oberteil bestehe, weshalb er ihn nicht habe wahrnehmen können. Und dann sagte er einen für mich doch entscheidenden Satz, den der Moderator zu meiner Verwunderung kommentarlos überging: »Es ist immer so, ich nehme das einen kurzen Augenblick wahr und dann muss ich das erst umsetzen.« Mit anderen Worten, das Tor in andere Sphären öffnet sich auch für Georg Rieder bloß für Sekundenbruchteile. Eine Interpretation, die all die Ungenauigkeiten erklären und vom Gefühl her stimmen konnte, eher zumindest als die einfältige Annahme, ein Mensch laufe dauerhaft mit Röntgenaugen durch die Welt. Bei einem weiteren Test brillierte Georg Rieder. Vor laufender Kamera erkannte er bei einer ihm erstmals gegenüberstehenden Frau eine Knieoperation, eine leichte Beinlängendifferenz, eine Wirbelsäulenverkrümmung und auch noch Probleme mit den Nieren. Die Frau war daraufhin sprachlos, bestätigte die Diagnose zu hundert Prozent und legte als Beweis für die Richtigkeit der Aussagen auch noch ein ärztliches Attest vor. Dass Georg Rieder ein Betrüger war, war nach dieser Performance eher auszuschließen. Außer er machte mit dem Moderator gemeinsame Sache. Natürlich, wie könnte man im Zeitalter der Fake News solch eine Möglichkeit ernsthaft ausschließen.

Georg Rieders Homepage ist äußerst informativ. Er vermittelt darin sein gesamtes Weltbild und auch die Geschichte darüber, wie er seine außergewöhnlichen Fähigkeiten entdeckt hatte. Immer schon war er an Grenzphänomenen interessiert gewesen. Tischerücken, Kartenlegen – alles hatte er ausprobiert. Als junger Erwachsener versetzte ihn ein Freund in Hypnose. Zurück aus dem Hypnosezustand begann Georg Rieder den Astralkörper seines Freundes zu sehen. Doch damit nicht genug. Plötzlich sah er Haare und Fleisch sich vom Körper seines Freundes ablösen und sich verflüssigen. Die Augen fielen aus den Augenhöhlen, die Lippen, die Nase – alles rann an ihm herab. Einige Zeit später sah Rieder die Knochen und Organe seines Freundes, und zu seiner Verwunderung konnte er mittels Handauflegen auch heilen. Einige Jahre lang arbeitete er danach mit einem Mediziner zusammen. Mittlerweile war er mehrmals umgezogen, arbeitete mal hier und mal dort und verdiente sein Geld als selbständiger Heiler.

Zuletzt hatte es Georg Rieder in eine abgelegene Ortschaft in der Nähe von Passau verschlagen. Hier hatte er sich vor einiger Zeit ein feudales, siebenhundert Jahre altes Haus gekauft, das er nun Schritt für Schritt wieder auf Trab bringen wollte. Wahrscheinlich waren diese Arbeiten mit ein Grund dafür, dass man drei Monate lang auf einen Termin bei ihm warten musste. Aber der Ausblick von seinem Anwesen aus war herrlich, bis zum Horizont konnte man von hier ins weite, hügelige Land hineinschauen. Der Warteraum befand sich am Gang des alten Bauernhauses, gleich hinter der Eingangstür. Auch allerlei Baumaterialien waren hier abgestellt, dazwischen stand ein Sofa, daneben ein Kästchen, Zeitschriften lagen darauf. Der Gang war unbeheizt, die weißen Wände und die Fliesen auf dem Boden strahlten Kälte aus, das Ambiente erinnerte eher an eine Baustelle als an einen Warteraum. Während ich auf meinen Termin wartete, belästigte mich eine Frau, die ihre Behandlung bei Herrn Rieder schon hinter sich gebracht hatte und eigentlich hinaus rauchen gehen wollte, mit ihren Theorien. Ich signalisierte mehrmals mein Desinteresse, doch davon wollte die Dame nichts wissen, sie war auf Mission, sie musste ihrem Umfeld die Welt erklären. Ein Phänomen, das ich übrigens bei vielen Menschen, die von sich glaubten, einen Weg gefunden zu haben, erlebte, insbesondere in der alternativen Szene, und das mich jedes Mal aufs Neue nervte.

Unter anderem erzählte sie mir von einem Hasen. Auch der habe einen Schock, wenn er vor einem Fuchs flüchten müsse, auch der zittere danach am ganzen Körper oft über Stunden. Das sei eine völlig normale Reaktion, die den Körper eben wieder in Balance bringe, meinte sie in energischem Ton. »Und was machen wir, wenn jemand einen Schock hat, nach einem Unfall zum Beispiel?«, fragte sie, um sich sogleich die Antwort selbst zu geben. Wir, mit wir meinte sie die Schulmedizin, täten alles dafür, dass der Körper seine natürliche Reaktion nicht ausleben könne, was fatale Folgen habe. Und so kam sie vom geschockten Hasen zu folgendem Schluss: Jeder Krankheit liege ein unaufgearbeitetes Schockerlebnis zugrunde, das sich bei genügend Zeit und Bewusstseinsbildung auch wieder auflösen würde, und die Schulmedizin unterbinde diesen natürlichen Akt der Heilung mit ihren Maßnahmen. Die Schuldmedizin war also schuld an allem. Nach drei Sätzen wusste ich, woher der Wind wehte, ich hatte mich mit dieser Theorie schon einmal beschäftigt, und ich muss gestehen, ich wünschte sehr, sie wäre richtig. Laut dieser würde nämlich auch der Tumor in meinem Kopf wieder von selbst verschwinden, sobald ich den Auslöser dafür erkannt hätte. Ein einladender Gedanke. »Germanische Neue Medizin« nennt sich diese Theorie. Der deutsche Arzt Ryke Geerd Hamer war deren Begründer. 1986 wurde ihm die deutsche Approbation entzogen. Er starb 2016 in Oslo.

Die Rettung war Georg Rieder. Kleiner Mann, bärtiges Gesicht, freche Augen. Er konnte es nicht verbergen, da steckte ein Schelm in seinem Körper. Seine Schlapfen sahen aus wie riesige weiße Bärentatzen. Ein witziger Kerl stand vor mir, dessen zurückhaltendes Naturell mir auf Anhieb sympathisch war, wir sagten sofort du zueinander. Das Behandlungszimmer war geräumig. Ein grüner Kachelofen sorgte für Wohlfühlklima, Aloepflanzen und auch einige Kristallgesteine standen in Blumentöpfen im Raum herum. Ein schwerer Tisch war in der Mitte des Raumes platziert, zwei Sessel standen einander gegenüber. Ein Block lag auf dem Tisch, ein Stift darauf. Wir setzten uns, meine Daten wurden aufgenommen. Dann musste ich mich vor eine weiße Wand stellen. Georg Rieder stellte sich rund fünf Meter gegenüber von mir hin und schaute mich mit starrem Blick an. Er wirkte hoch konzentriert. Ein wenig kniff er seine Augen zusammen. Ich spürte ein leichtes Kribbeln in der Bauchgegend. Nach etwa fünfundvierzig Sekunden musste ich mich um hundertachtzig Grad drehen, nun wurde meine Rückseite begutachtet. Wieder kribbelte es, diesmal vom Nacken ausgehend abwärts bis hinunter zu meinen Fersen.

Dann setzten wir uns wieder zum Tisch. Ich nahm den Kugelschreiber in die Hand, um mir Notizen zu machen. Herr Rieder begann mit meinem Knochengerüst. Er meinte, dass er an der Struktur meiner Knochen erkenne, dass ich in Schüben gewachsen sei. Er diagnostizierte Schwächen im Lendenwirbelbereich und eine eigenwillige Verdrehung meiner Wirbelsäule, die im Nackenbereich zu Verspannungen führe, was wiederum Kopfschmerzen auslösen würde. »Hast du öfters Kopfschmerzen?«, fragte er nach. »In letzter Zeit schon«, antwortete ich wahrheitsgetreu. »Hmmm«, brummte er und schaute für eine Weile an mir vorbei ins Leere. »Da sind viele Kleinigkeiten, nichts Gravierendes«, meinte er dann und begann meinen Körper auf recht imposante Weise zu analysieren. Von der Magensäure über mein Pflichtbewusstsein bis hin zu meiner Kurzsichtigkeit arbeitete er sich durch meinen Körper und meine Psyche, knüpfte erstaunliche Verbindungen und kam zu irritierenden Schlüssen, die teils nicht von der Hand zu weisen waren. Auch einige Tipps gab er mir, Tipps, die ich mir auch gerne zu Herzen nehmen wollte. Und trotzdem waren seine Aussagen alles andere als punktgenau, teils waren sie auch schlicht falsch. So stellte er anhand meines Knochenbaus fest, dass ich ein Frühentwickler gewesen sei, in Wahrheit aber war das Gegenteil der Fall. Noch mit sechzehn steckte ich im Körper eines Schuljungen. Trotzdem unterhielten wir uns schon nach wenigen Minuten wie gute Freunde. Was auch den Rahmenbedingungen geschuldet war. Denn nach einer Weile, es war schon Abend, kam Georgs Freundin Renate samt kleinem gemeinsamem Sohn Mike bei der Tür herein, um ihn im anscheinend einzigen wirklich warmen Zimmer des Hauses, im Behandlungsraum, zu baden. Und so philosophierten wir über Gott und die Welt, während Mike quietschte und vergnügt in der Badewanne herum plätscherte. Da schwebte nichts Mystisches im Raum umher, und da war auch nichts Übersinnliches zu spüren, wir tauschten uns lediglich aus, wie zwei Menschen, die einander verstehen.

Irgendwann informierte ich Georg über den eigentlichen Grund meines Besuchs, den Hirntumor. »Siehst du den nicht?«, fragte ich verwundert nach. »Nein«, sagte er offen und bat mich, mich nochmals vor die weiße Wand zu stellen. Wieder betrachtete er mich eine ganze Weile. Dann diagnostizierte er eine Synapsenblockade, wodurch der Informationsaustausch zwischen Klein- und Großhirn beeinträchtigt sei, wodurch es zu Reizüberflutungen komme, Entzündungen würden daraus entstehen, daraus wiederum Ablagerungen, die keiner brauche, und so weiter und so fort. Letztlich aber, meinte er, sei das Ding in meinem Kopf eine Art Zyste, die sich jederzeit auch wieder auflösen könne. Und warum habe er das nicht vorher gesehen, wollte ich wissen. Ich meinte das weder provozierend, noch wollte ich damit meine Skepsis ausdrücken. Und so fasste er es auch nicht auf. Unumstritten saß mir ein angenehmer, reflektierter Mensch gegenüber, zu dem die Fähigkeit des Röntgenblicks meines Erachtens so überhaupt nicht passte. Nüchtern erklärte er mir, dass er eben nur Dinge sehe, die störend für den Organismus seien. Wenn jemand nur eine Niere habe, aber damit keine Probleme, dann würde er das auch nicht sehen, meinte er. »Brauche ich mir wegen des Tumors also keine Sorgen machen?«, fragte ich nach. Georg schmunzelte und meinte in halbernstem Ton, dass es noch nie etwas gebracht habe, sich Sorgen zu machen. Er wisse das vor allem von sich selber, denn wenn er sich selbst und seine eigenen Fähigkeiten bitterernst nehmen würde, wäre er längst in der Klapsmühle. »Nein, im Ernst«, korrigierte er sich danach, »das Ding in deinem Kopf hat keinerlei Auswirkung auf dein Leben, glaube mir, ich würde es sehen und es dir sagen, wenn es anders wäre.«

# DIE HANDAUFLEGERIN

*Rosental, Kärnten*

Es war der 26. Oktober 1989, als die damals einundvierzigjährige bulgarische Journalistin Krassimira Dimova das Badezimmer in ihrer bescheidenen Wohnung, die sich in der Donauhafenstadt Russe befand, neu ausmalen wollte. Um neun Uhr am Morgen genehmigte sie sich eine Pause. Sie ging in ihre Küche, um sich einen Kaffee zu machen. Niemand sonst war an diesem Tag mehr zu Hause. Sowohl ihr damaliger Mann als auch ihre Tochter hatten die Wohnung schon verlassen. Seit Stunden war Krassimira alleine. Sie griff nach einer Tasse, als sie, wie vom Blitz getroffen, zusammenzuckte. Es fühlte sich an, als hätte sie in einen offenen Stromkreis gegriffen. Grellweißes Licht durchfuhr ihren gesamten Organismus. Als sie um sich blicken wollte, um herauszufinden, was da passiert war, bemerkte sie, dass sie nichts mehr sehen konnte. Lediglich blendend weißes Licht durchströmte sie. Dann fiel sie in Ohnmacht. Etwa fünf Stunden später wurde sie von ihrer Tochter gefunden. Ein befreundeter Kardiologe brachte sie ins Krankenhaus. Als sie dessen Unterarm berührte, wunderte er sich, dass seine ihn seit Monaten quälende Sehnenscheidenentzündung plötzlich nicht mehr schmerzte. Im Krankenhaus wurde die Frau ans EKG angeschlossen, und der Schreiber zeichnete bloß eine einzige gerade Linie an, dann schlug er zackenartig aus. Man rätselte, ob die Maschine kaputt sei. In Krassimira Dimovas Psyche herrschte einstweilen Panik, Panik und Angst. Immer noch konnte sie nichts sehen, zudem fühlte sie sich schwach, und ihr Körperinneres schien zu glühen, so heiß, als würde ein Feuer in ihr brennen. Niemand konnte sich erklären, was da vor sich ging. Über Tage konnte sie nur Wasser trinken. Immer noch war sie blind. Würde sie je wieder ihr Augenlicht zurückgewinnen? Würde sie je wieder sehen können? Ohne die Liebe ihrer Tochter wäre sie wahrscheinlich verrückt geworden.

Einige Tage nach diesen Vorkommnissen führte sie ihr Bekannter, der sie ins Krankenhaus gebracht hatte, durch die nebelige Stadt Russe, und plötzlich erkannte sie schemenhaft Umrisse der Plattenbauten. »Wasser!«, sagte ihr Bekannter, »du brauchst Wasser«, wiederholte er immer wieder. Und tatsächlich, als das Wasser über ihren Körper rann, fühlte es sich an wie ein Befreiungsschlag, ganz so, als würde sich eine sie einengende Hülle abwaschen lassen. Ihr Kopf begann sich wieder freier anzufühlen, ihre Sehkraft gewann wieder an Schärfe zurück. Drei Tage nach diesem sonderbaren Zusammenbruch war Frau Dimova wieder die Alte. Sämtliche ihrer aus dem Ruder gelaufenen Werte entsprachen wieder annähernd der Normalität. Doch etwas hatte sich verändert. Eine eigenartige Wärme strahlte aus ihren Händen heraus. Anfangs hatte Frau Dimova Angst, ihre Tochter zu berühren, sie fürchtete, dass sie sie verletzen könnte. Da erinnerte sich ihr Bekannter, der Facharzt, an die sonderbare Heilung seiner Sehnenscheidenentzündung. War das vielleicht keine Spontanheilung, sondern die Folge der Berührung Krassimiras gewesen? Um der Sache auf den Grund zu gehen, brachte er ihr verschiedene Patienten. Menschen mit Schnittwunden, Asthma, Bandscheibenvorfällen, Verbrennungen. Er untersuchte sie vor der Berührung von Frau Dimova und danach wieder. Das Ergebnis sorgte bei allen Beteiligten für Kopfschütteln. Tatsächlich schien Krassimira Dimova nach ihrem dubiosen Ohnmachtsanfall seltsame Kräfte in ihren Händen zu haben. Bald konnte sich die ehemalige Journalistin der Hilfesuchenden nicht mehr erwehren.

Doch trotzdem schlitterte Frau Dimova in eine Art Krise. Was sollte all das? Was war mit ihr passiert? Sie konnte das Erlebte nicht einordnen. Zu unrealistisch hörte sich die Geschichte an, zu sehr nach Sensation, zu sehr nach Märchen, zu sehr nach ausgedacht, selbst für ihre eigenen Ohren, obwohl sie all das ja selbst erlebt hatte. Und warum ausgerechnet sie? Nie war sie besonders gläubig gewesen, noch nie auf der Suche nach außergewöhnlicher Spiritualität. Seit jeher galt ihr Glaube eher der Wissenschaft als der Religion oder sonstigen unerklärlichen Phänomenen. Also schrieb sie einen Brief an die Vorsitzenden der Medizinischen Akademie in Bulgarien und bat diese, ihr zu helfen, ihren seltsamen Kräften auf den Grund zu gehen.

Krassimira Dimova, die ehemalige Journalistin und Professorin für Germanistik und Literatur wurde daraufhin von einer vierköpfigen Ärztekommission im Militärkrankenhaus von Russe genauestens auf ihre Fähigkeiten überprüft. Nach einer Woche des Testens beschloss man, weitere Tests durchzuführen. Nach mehrmonatigen Analysen und Kontrollen aber stand fest, dass von Krassimira Dimovas Händen unerklärliche Heilkräfte ausgingen. Unter ihren Händen heilten Verbrennungen und tiefe Schnittwunden teils ohne Narben, der Gesundheitszustand von Asthmakranken und Krebspatienten verbesserte sich offensichtlich, Sehstörungen verschwanden genauso wie Hauterkrankungen. Und Tumore verlangsamten ihr Wachstum, einige verschwanden sogar schon nach wenigen Behandlungen vollends. Aufgrund der vorliegenden Fakten ließ sich der bulgarische Staat zu dem außergewöhnlichen Schritt hinreißen, die besonderen Heilkräfte der Handauflegerin offiziell anzuerkennen. Das »Nationale Zentrum für Phytotherapie und Volksmedizin« stellte eine amtliche Urkunde aus, in der bestätigt wurde, dass Frau Krassimira Dimova ihre Heilkräfte bewiesen habe und somit ihre Tätigkeit auch in öffentlichen Krankenanstalten in Bulgarien ausüben dürfe.

Schon während ich die Informationen über diese Frau im Internet und aus Büchern zusammentrug, spürte ich, dass, wenn selbst nur die Hälfte der gefundenen Beschreibungen stimmten, kein Weg an einem Besuch bei Frau Dimova vorbeiführen konnte. Das war doch genau das, was ich suchte. Keine abgehobene Himmelsstürmerin oder windige Selbstvermarkterin, sondern ein Mensch mit unerklärlichen Fähigkeiten und trotzdem seriösem und bodenständigem Auftreten und zudem auch noch mit Wissenschaftsaffinität. Mein Optimismus galoppierte bereits dahin, als sich zur Freude doch noch eine Sorge hinzugesellte. Was, wenn die Informationen lediglich auf Wunschdenken und Lügenkonstrukten anstatt auf Realität fußten? In Zeiten »alternativer Fakten« ist das niemals völlig auszuschließen, zudem einige meiner Informationsquellen veraltet waren. Was, wenn Frau Dimova schon gestorben oder nicht mehr im Besitz ihrer Kräfte war? Oder wenn sie nicht mehr arbeitete? Und falls doch, wo tat sie das? Doch die Informationen verdichteten sich, und das Glück schien mir hold zu sein, denn bald stellte sich heraus, dass die Handauflegerin Krassimira Dimova noch aktiv war und zudem auch noch seit fünfundzwanzig Jahren im Tal der Rosen lebte. In St. Jakob im Rosental, in Kärnten. Sie arbeitete dort im Pfarramt als Heilerin. Mittlerweile war sie siebzig Jahre alt und angeblich noch bei guter Gesundheit. Um sie zu erreichen, rief ich beim Pfarramt in St. Jakob an, von wo aus ich mit ihr verbunden wurde.

Krassimiras Stimme klang am Telefon herzlich, aber irgendwie auch bestimmt. »Weshalb wollen Sie zu mir kommen?«, fragte sie. Ich stellte mich vor und berichtete ihr von diesem Tumor in meinem Kopf, den Empfehlungen der Ärzte, eine OP vornehmen zu lassen und meinem Vorhaben, alternative

Heiler aufzusuchen. Ich hätte von ihr gehört, ihren heilenden Händen, den wissenschaftlichen Untersuchungen …

»Herr Bruckner, es tut mir leid«, unterbrach sie mich, »aber ich bin mittlerweile im fortgeschrittenen Alter, arbeite nur noch in Ausnahmefällen und ich weiß nicht, ob ich Ihnen bei Ihrem Problem mit dem Tumor wirklich helfen könnte. Wissen Sie, was Sie tun sollten: Sie sollten den Anweisungen der Ärzte Folge leisten, glauben Sie mir, das ist das Vernünftigste, was Sie tun können.«

Stille. Wie schwarze, am Himmel aufziehende Gewitterwolken brachen dunkle Gedanken über mein Gemüt herein. Ich wusste bereits, dass Menschen aus aller Herren Länder zu ihr kamen, um sich von ihr behandeln zu lassen. Verständlich, dass sie vorab gut aussortieren wollte. Aber es musste doch noch einen Weg geben, eine Behandlung bei dieser Heilerin zu bekommen. »Ja, aber ich habe doch gehört, dass Sie auch schon Tumorpatienten haben heilen können«, sagte ich, und meine Worte fanden bloß zögerlich, wie abgerissen, aus meinem Mund heraus. »Das stimmt doch, oder?«

Wieder eine lange Pause. Ich fragte mich, ob ich noch mehr von mir erzählen, noch mehr von meinen Hoffnungen, die ich in ihre Person und ihre Fähigkeiten gesteckt hatte, preisgeben sollte. Wie sollte ich vorgehen, um doch noch einen Termin zu erhalten? Einfach ehrlich sein oder eine Strategie anwenden? Oder Ehrlichkeit als Strategie anwenden? Gedankenkarussell in meinem Kopf. Geschirrgeklapper drang durch die Telefonleitung, ein leichtes Schnaufen. Frau Dimova schien zu überlegen.

»Ich würde mich nicht zu sagen trauen, dass ich der alleinige Grund für die Heilung von Tumoren war, wissen Sie, der Mensch ist ein derart komplexes Wesen, es ist im Nachhinein schwer zu sagen, was das auslösende Moment für eine Heilung war, zumeist ist es wohl eine Vielzahl von Dingen«, antwortete sie mit weicher Stimme. Angenehme Nachdenklichkeit und Zurückhaltung lagen in ihren Worten. Mit jedem Satz, den sie sagte, steigerte sich mein Verlangen, von dieser Frau behandelt zu werden. Ihr Weltbild, ihre Gedanken, ihre Bescheidenheit, alles schien zu meinem persönlichen Umgang mit dem Leben zu passen. Alles entsprach meinen Erwartungen, die ich von glaubwürdigen Menschen habe.

Ich spürte, dass ich dieser Person trauen konnte, ohne Wenn und Aber. Das war mir bis dato nicht oft passiert mit Menschen aus dieser Szene. In meinem Kopf entstand eine Art Tunnelblick. Diese Frau würde mir helfen können, ich war mir sicher. Es fühlte sich an wie eine Vorsehung. Also legte ich mein Herz auf meine Zunge und ließ einfach die nackte, ungeschminkte Wahrheit über meine Zukunft entscheiden. Ich erzählte von meinen Hoffnungen in ihre Person und von den vielen Enttäuschungen bei anderen Heilern, ich vermittelte meine Ängste, Sorgen und Hoffnungen, selbst mit meiner journalistischen Tätigkeit und meinem Vorhaben, ein Buch zu schreiben, hielt ich nicht hinterm Berg, und da sagte Frau Dimova: »Ich bitte Sie, nicht zu viel von meinen Möglichkeiten zu erwarten.« Und dann vereinbarten wir ein Treffen, und Frau Dimovas größte Sorge war, mir einen Termin zur Mittagszeit zu ermöglichen, weil ich dann in der Früh des gleichen Tages anreisen konnte und nicht schon am Vortag und somit nicht ihretwegen zwei Tage verlieren würde.

In ruhiger, unaufgeregter Stimmung fuhr ich Wochen danach zu Frau Dimova. Schneegestöber begleitete meine gesamte fünfstündige Fahrt von Wien nach Kärnten. Die Ortschaft St. Jakob im Rosental liegt lediglich zwölf Kilometer vom Wörthersee entfernt, das Pfarramt mitten im Ort, gleich neben dem Kulturzentrum und dem Gemeindeamt. Ein dunkles, rundbogiges Tor in einem gelblich gestrichenen, älteren Haus, man brauchte keinen besonderen Spürsinn, um darin das Pfarramt zu vermuten. Drinnen ein langer Gang, »Krassimira Dimova, erster Stock«, stand auf einem Schild. Also die knarrende Holzstiege hinauf, oben, gleich links, Tür auf, und da stand mitten im Warteraum Frau Dimova ganz so, als hätte sie gespürt, dass ich genau in diesem Moment bei der Tür hereinkommen würde. Klein war sie und von eher rundlicher Statur, ein langes bis zu den Knien reichendes Hemd bedeckte ihren Oberkörper, sie hatte kurze graue Haare, und in ihren kleinen Augen funkelte es gehörig. Großmütterliche Wärme und Herzensgüte strahlten zu mir herüber. »Ich freue mich, dass ich kommen durfte«, sagte ich. »Danke.« Frau Dimova wendete sogleich, unangenehm berührt, ihren Blick von mir ab, Lobeshymnen schienen nicht ihr Ding zu sein. Im Behandlungsraum bat sie mich ein wenig von mir zu erzählen. Sie müsse wissen, welche Art Mensch ich sei, bevor sie mit der Behandlung beginnen könnte, meinte sie. Drei Minuten später kehrte ich mein Inneres nach außen wie ein Besoffener. Diese Dimova ist eine Meisterin des Zuhörens, dachte ich, während ich frei von der Leber weg einige meiner persönlichsten Gedanken äußerte. Kein Wort zu viel von ihrer Seite und auch keines zu wenig, keine übertriebene Gestik, aber doch ausreichend Körpersprache, dass man sich ihres Interesses gewiss sein konnte. Sie saß da und schenkte mir genau jenes Maß Aufmerksamkeit, das meinen Redefluss beflügelte. Ich hätte ihr mein ganzes Leben erzählt, wenn sie mich nur gelassen hätte. »Gut«, sagte sie nach einer Weile, »dann werde ich mir jetzt einmal ihren Körper anschauen.«

Weder Kleider noch Schuhe musste ich für die Behandlung ausziehen. Frau Dimova setzte sich einfach hinter mich auf einen Stuhl und legte ihre flachen Hände auf meinen Rücken.

Sie arbeitete sich von meinem oberen Rücken bis hinunter zum unteren Rücken, dann wieder hinauf bis zu meinem Kopf. Ihre Hände verharrten dabei zumeist nur wenige Sekunden an derselben Stelle. Bei der Druckausübung variierte sie ein wenig, allerdings nicht wie bei einer Massage, ihre Hände blieben letztlich immer flach auf der jeweiligen Körperstelle liegen. Es fühlte sich an, als ob sie nach etwas in meinem Körper suchte, nach einem Schwachpunkt wahrscheinlich. Ich schloss die Augen, um mich besser auf meine körperlichen Wahrnehmungen konzentrieren zu können. Was nahm ich wahr? Frau Dimova bearbeitete bereits meinen Hinterkopf, als ich mir nach rund zehn Minuten eingestand, dass ich nichts Außergewöhnliches wahrnahm. Ja, zwei Hände glitten über meinen Kopf und über meinen Körper, doch diese Hände hätten meinem Dafürhalten nach auch jene einer x-beliebigen Person sein können. Die Wirkung, die von ihnen ausging, hätte Herr Meyer genauso hingekriegt wie Frau Buxtehude, ein Effekt war schlichtweg nicht spürbar. Nach etwa einer Viertelstunde beendete Frau Dimova die Behandlung. »Herr Bruckner«, sagte sie, »Sie werden nichts Besonderes gespürt haben, aber ich kann Ihnen sagen, dass ich noch selten einen derart gesunden Körper behandelt habe. Ihr Körper braucht einfach keinerlei Energie, nirgends hat er angeschlagen, deshalb haben Sie auch nichts gespürt.«

»Tja«, schnaufte ich und machte eine lange Pause. Was sollte ich darauf auch sagen? Einerseits wunderbar, wenn ich angeblich so gesund bin, andererseits wusste ich ja, dass es anders war. »Aber was ist dann mit diesem Tumor in meinem Kopf?«, sagte ich nach einer Weile. Wir schwiegen jetzt beide. Unangenehme Stille füllte den Raum. Es lag auf der Hand, dass die erhofften Kräfte von Frau Dimova für mich in keiner Weise zu bemerken waren, und dass ich enttäuscht war darüber.

Auch sie wusste das. Klar warf dieser Umstand ein schales Licht auf ihre Fähigkeiten, egal wie wohlgesinnt ich ihr gegenüberstand. »Normalerweise«, sagte sie dann, »reagieren die Körper meiner Patienten mit Schweißausbrüchen, die Schwachstellen mancher meiner Klienten werden brennheiß, wenn ich sie mit meinen Händen berühre. Ich kann da nichts dagegen tun.« Sie ging zum Schrank und kam mit einer Art Fotoalbum wieder, sie zeigte mir Bilder von einem Burschen, dessen Gesicht völlig verbrannt war. Drei Wochen später war von den Verbrennungen nahezu nichts mehr zu sehen. Keine Narbenbildung, nichts. »Keine ästhetische OP hätte das so hingekriegt, das bewirkten bloß meine Hände«, sagte sie unaufgeregt, während sie in der Mappe blätterte. »Können Sie nicht beeinflussen, wie viel Energie Sie dem jeweiligen Patienten geben?«, wollte ich wissen. »Nein, der Körper nimmt sich so viel er braucht, und Ihrer brauchte anscheinend keine«, sagte sie.

Mit Verwunderung stellte ich fest, dass ich Frau Dimovas Fähigkeiten nach wie vor Glauben schenkte. Ich glaubte ihren Erklärungen. Ich glaubte an die Echtheit der Bilder in ihrer Mappe. Ich glaubte ihren angeführten Beispielen. Ich glaubte ihr alles, was sie sagte. Nach dem, was ich bei der Behandlung gespürt hatte, war das blinder Glaube par excellence. War es ihre unaufgeregte, zurückhaltende Art, die sie für mich so glaubwürdig machte? Ihre offensichtliche Tiefe und Abscheu davor, sich wie so viele andere in den Vordergrund zu spielen? Oder glaubte ich bloß, weil ich glauben und mir nicht eingestehen wollte, dass auch Menschen mit zurückhaltendem Naturell niederen Eigeninteressen folgen könnten? »Und woran glauben Sie?«, fragte ich Frau Dimova, um mich in meinem eigenen inneren Monolog nicht zu verrennen.

»Schon an etwas«, antwortete sie nach sekundenlangem Nachdenken, »aber nicht an den Mann mit langem weißen Bart und auch nicht an Karma oder solche Dinge.« Sie könne es nicht genauer sagen, meinte sie, aber, wenn kleine, unschuldige Kinder sterben müssten, sei sie zornig auf diese höhere Macht, die es wohl geben müsse. Nichts anfangen könne sie jedenfalls mit dieser übertriebenen, esoterischen Szene. Als sie vor Jahren einen Vortrag bei einer großen esoterischen Messe in der Schweiz gehalten habe, sei sie Opfer recht ausufernder Deutungen ihrer Fähigkeiten geworden. Einige der Anwesenden sahen, wie während ihres Vortrags eine kugelrunde Sonne ihren Körper umspielte, andere erkannten die Gottesmutter Maria hinter ihr an ihrem Sessel lehnen, auch Friedenstauben wollten einige hinter ihr aufsteigen gesehen haben. »Es gibt viele eigenartige Charaktere, die sich allerhand einbilden in dieser Szene«, sagte sie und untermalte ihre Irritation mit einem Kopfschütteln. Aber kannte sie denn keinen einzigen anderen Menschen, dem sie selbst unerklärliche Fähigkeiten nachsagen würde? Gab es niemanden mit ähnlichen unerklärlichen Kräften, so wie sie?

Frau Dimovas Blick richtete sich nach innen, so als würde sie in ihrer Historie herumstöbern, um jemanden ausfindig zu machen, der trotz ihres kritischen Denkens die Bezeichnung Heiler verdienen könnte. »Ja, doch«, sagte sie nach einer Weile zögerlich, »da gab es eine Person. Gonka.« Sie hatten einander in Sofia bei einer Versuchsreihe kennengelernt, in der Personen mit unerklärlichen Fähigkeiten wissenschaftlich getestet wurden. Gonka erkannte kranke Organe in Körpern mit bloßen Augen. Frau Dimova war dabei, als Gonka die Beschwerden eines Jungen auf ein Blatt Papier zeichnete und die anschließenden MRT-Bilder die angefertigten Zeichnungen zu hundert Prozent bestätigten. »Die Zeichnungen waren so eindeutig, das konnte kein Zufall sein«, sagte Frau Dimova. Gemeinsam behandelten sie daraufhin den Jungen, der an einer seltsamen Form von Synapsenblockade litt. »Ich legte meine Hände auf, dadurch verbanden sich die Synapsen, und sobald dies passiert war, gab mir Gonka ein Zeichen, meine Hände weiterzubewegen. So arbeiteten wir uns voran und konnten den Jungen von seinen epileptischen Anfällen befreien«, erklärte Frau Dimova. »Aber«, sagte sie weiter, und ihre Stimme wurde jetzt leise, »als ich Gonka vor einigen Jahren wieder einmal treffen wollte, hatte sie kaum Zeit für mich. Sie meinte, sie würde bereits in einer halben Stunde von Außerirdischen abgeholt.« Frau Dimova schaute mich jetzt so an, wie man jemanden anschaut, von dem man annimmt, dass er ohnehin nicht verstehen würde, was man eigentlich ausdrücken wolle. Ganz einfach, weil man auf keinerlei ähnliche Erfahrungen würde zurückgreifen können. Erfahrungen, die die Nachvollziehbarkeit einer Aussage zumeist überhaupt erst möglich machen. »Glauben Sie mir, man muss tief verwurzelt sein, wenn man mit solchen außergewöhnlichen Kräften gesegnet ist. Da kann es einem leicht den Boden unter den Füßen wegziehen.« Frau Dimova schaute jetzt ins Leere. Nichts Weiteres war dazu zu sagen.

Frau Dimova nahm keinen Cent von mir für die mir zur Verfügung gestellte Zeit. Sie meinte, dass wir ein Gespräch gehabt hätten, keine Behandlung. Ich hätte ja nichts gebraucht. Draußen war in den zwei Stunden die Schneedecke noch einige Zentimeter dicker geworden. Weiße Schneeflocken tanzten vom Himmel. Weiße Berge, weiße Wälder, selbst die Autobahn war mit weißem Gold überzogen. Nach etwa einer Stunde überkam mich große Müdigkeit, die eine Weiterfahrt gefährlich gemacht hätte. Also fuhr ich beim nächsten Parkplatz ab und blieb vor einer Autobahnraststation stehen. Ich lehnte mich an die Sitzlehne und schloss die Augen vor Müdigkeit. Für einige Minuten verharrte ich in dieser Stille und da spürte ich, dass sich mein Körper anders anfühlte als sonst. Überall da, wo Frau Dimova ihre Hände aufgelegt hatte, kribbelte es.

Durch meinen Körper raste das Blut wie nach einer Kneippkur. Während ich mich auf das angenehme Gefühl einließ, musste ich an Frau Dimova denken. Keine Rationalisierungen, keine Ausflüchte in rettende Glaubensphilosophien, keine kognitive Dissonanz. Frau Dimova hatte die Größe, sich einzugestehen, dass sie nicht wusste, was mit ihr passiert war, und auch nicht, woher ihre Kräfte stammten. Sie akzeptierte sie einfach, ohne großes Getue, ohne spektakuläre Erklärungen und ohne sich selbst in den Himmel heben zu müssen. Alleine dieser Umgang kam einem kleinen Wunder schon sehr nahe.

# KATZENBLUT
# UND VOODOO-ZAUBER
*Togo und Ghana, Afrika*

Trotz war der simple Grund, mich von Voodoo-Priestern in Afrika behandeln lassen zu wollen. Trotz diesem verdammten Tumor gegenüber, der mehr und mehr mein Leben zu bestimmen schien. Trotz der Vernunft gegenüber. Trotz der Ungerechtigkeit des Lebens gegenüber, das sich an keine Regeln zu halten schien. Trotz auch meiner Gesundheit gegenüber, die meine seit jeher gesundheitsbewusste Lebensführung überhaupt nicht zu honorieren schien. Und Trotz auch all den sonderbaren Phänomenen gegenüber, die mir selbst schon widerfahren waren und mir so viel Hoffnung und auch Glauben geschenkt hatten, letztlich aber anscheinend genauso spurlos an mir vorübergehen konnten, genauso vergänglich zu sein schienen wie auch alles andere im Leben. Schleichend waren in den letzten Wochen die Kopfschmerzen mehr geworden. Kaum noch ein Tag ohne diesen Druck in meinem Schädel. Kaum noch eine Stunde simple, ungetrübte Lebensfreude. Jede Minute vergiftet von Ängsten und Sorgen, die sich eingenistet hatten in mein Gehirn, und real oder eingeredet dort nichts verloren haben sollten. Wie sich von diesen Gespenstern befreien? Immer noch klammerte ich mich an den Gedanken, dass diese Kopfschmerzen nicht direkt mit dem Gewächs in meinem Kopf zu tun hatten, sondern psychosomatischer Natur waren, nur ein Ergebnis meiner psychischen Schwäche, ein Auswuchs meiner unkontrollierten Gedanken und ein Produkt meiner Ängste. Zwei Lösungsansätze kamen mir in den Sinn. Eigentlich waren es drei, doch den dritten schloss ich von vornherein aus. Schon wieder zu João fliegen? Nein, diesen Trumpf wollte ich erst ausspielen, wenn nichts anderes mehr ging, wenn alles andere verloren war. Er war die noch nicht ausgeschöpfte Option, sollte Kraftfutter bleiben für meine innere Stärke und Rettungsanker im äußersten Notfall. Die beiden anderen Möglichkeiten waren folgende:

Ab ins Krankenhaus zur Untersuchung, um Gewissheit zu schaffen.

Ausbrechen aus dem täglichen Trott, um den Kopf mit neuen Gedanken zu konfrontieren und somit abzulenken von dunklen Gedanken.

Sicherheit also oder einen Hauch von Risiko auf sich nehmen? Vernunftmensch oder Desperado? Sich fügen oder trotzig reagieren? Shirley war die Lösung. Eine gute Freundin, die vor einem Jahr mit ihrem togolesischen Mann nach Westafrika ausgewandert war. »Shirley, wie geht's?«

»Ich werde noch verrückt hier«, sagte sie im Laufe unseres Telefonats, »hier dreht sich alles um Voodoo.«

»Können die auch heilen?«

»Angeblich ja«, sagte sie, »aber glaub mir, mit westlichem Denken bist du hier verloren.«

Zwei Wochen später saß ich erstmals in meinem Leben einem Voodoo-Priester gegenüber. Er trug ein blaues Fußballtrikot und seine Beine verdeckte ein traditioneller afrikanischer Wickelrock. Rund eine Stunde lang beobachtete ich ihn aus nächster Nähe. Er saß im Langsitz auf einer Matte auf dem Boden und warf leise murmelnd mit immer gleicher Bewegung zwei Ketten, an denen je acht halbe Fruchtkerne hingen, vor sich hin. Wieder und wieder warf er die beiden Ketten aus, um aus deren jeweiligen Lage Antworten auf zuvor gestellte Fragen herauszulesen. Was für Christen die Bibel, für Juden die Thora, für Moslems der Koran und für Kapitalisten die Börsenkurse bedeuten, bedeutet für Anhänger des Voodoo die Befragung des Orakels. Es öffnet das Tor zu den Geistern, ist Wegweiser für ein ordnungsgemäßes irdisches Leben. Krankheitsdämonen werden damit aufgespürt, Prophezeiungen getroffen, Diagnosen gestellt. Anhand der vor ihnen liegenden Fruchtkerne sehen Voodoo-Priester den Wink des Schicksals fein säuberlich vor sich ausgebreitet. So heißt es zumindest.

Zu meiner eigenen Verwunderung empfand ich das Schauspiel, das vor meinen Augen ablief, als ziemlich unspektakulär. Es mag blasphemisch klingen und auch nicht wirklich nachvollziehbar sein, aber ich hatte den Eindruck, ich säße beim Black Jack oder beim Pokern in einem Casino. Auf den ersten Blick hinkt der Vergleich natürlich an allen Ecken und Enden. Denn weder gab es Prunk noch Glamour in meinem unmittelbaren Umfeld. Ich saß bloß auf lehmiger Erde unter freiem Himmel, vor mir ein nüchternes, rundliches Gemäuer, das den Göttern gewidmet war, begrenzt war der Platz durch graue Schilfwände, die Hinterwand bestand aus einer verwitterten, ehemals weiß gestrichenen Mauer. Was bitte, erinnerte mich dabei an ein Casino?

Es war der Mann, der links von mir saß, und sein Gehabe. Wie er das Geschehen beobachtete und indirekt leitete. Er interpretierte die Lage der Ketten, tauschte sich mit dem Priester darüber aus, nein, er beriet ihn eher, schien ihm hierarchisch übergeordnet, schien Letztgewalt über die Deutung zu haben, schien Tischcroupier zu sein und der Priester Wurfcroupier, um im Casino-Bild zu bleiben.

»Das ist der Voodoo-König«, klärte mich Simon, Shirleys Ehemann auf, der afrikanische Gastfreundschaft lebte und es sich nicht nehmen ließ, mich zu meinem ersten Voodoo-Priester zu begleiten. Der was? »Der Voodoo-König, das Oberhaupt dieser Voodoo-Gemeinde«, wiederholte Simon. Der König trug einen Wickelrock um die Hüften, und seinen nackten, ausgezehrten Oberkörper schmückten Skarifikationen (rituell zugefügte Narben, die vor bösen Geistern schützen sollen). Sorgenvolle Augen blickten aus einem sorgenvollen Gesicht. Er war wohl in meinem Alter, Mitte vierzig. Ansonsten hockten noch eine Handvoll Zaungäste in der Runde, die mehr oder weniger interessiert das rituelle Treiben verfolgten. Hin und wieder lief ein kleines Kind zum Voodoo-König. Liebevoll strich ihm der über den Kopf. Am anderen Ende des Platzes markierte ein Hund den Schilfzaun, zwei Hühner liefen quer über den Platz um die Wette.

Friede, Freude, Eierkuchen. Und Voodoo? Wie passte das zusammen? Was hatte ich nicht alles erwartet? Sodom und Gomorrha zumindest und so eine Art Pakt mit dem Teufel. Mit Nadeln durchstochene Voodoo-Puppen, Menschen in Trancezuständen, blutige Tieropfergaben, schwarze Magie, Verfluchungs- und Verwünschungsrituale. Und natürlich magische Heilungen mit Ansätzen aus anderen Sphären. Schon war ich enttäuscht ob der Harmlosigkeit des Treibens. Schon glaubte ich umsonst hierher nach Togo an die Westküste Afrikas gereist zu sein, da wandte sich der Voodoo-König zu mir und meinte, dass Voodoo mir erlauben würde, ihn zu befragen. Die Geister seien für mich bereit. Kurz hielt ich inne, überlegte für Momente, und wahrscheinlich war es der Harmlosigkeit der Situation geschuldet, dass ich mein eigentliches Vorhaben, langsam und Schritt für Schritt tiefer in die Thematik Voodoo einzutauchen, von einem Moment auf den anderen in den Wind schoss und Okay sagte. »Okay, was muss ich tun?«

Der Priester reichte mir eine Muschel, in der ein runder Stein lag, und ich folgte den weiteren Anweisungen. Ich führte den Stein zu meinen Lippen und sprach meine Anliegen in den

Stein hinein. »Ich bitte dich«, sagte ich, »dass dieser Tumor sich wieder auflöst, dass ich befreit davon werde, geheilt von dieser Krankheit. Das ist mein einziges Anliegen.« Ich sprach Deutsch, es hieß, dass mich der Voodoo ohnehin verstehen würde, so wie auch der Voodoo-König, der seine Informationen ohnehin von den Geistern erhielte. »Sie wissen dann auch, was ich in den Stein gesprochen habe?«, fragte ich den Voodoo-König. »So ist es«, sagte der souverän. Anschließend legte ich die geforderte Banknote (rund einen Euro fünfzig) in die Muschel und den Stein darauf und übergab alles zusammen dem Voodoo-Priester.

Das Ritual begann sofort. Der Priester warf den Geldschein vor sich hin, nahm den Stein zwischen Daumen und Zeigefinger, berührte damit den rötlichen Erdboden links von seiner Hüfte, dann rechts davon, senkte anschließend unterwürfig das Haupt und hielt den Stein für Momente mit beiden Händen in den Himmel hoch. Anschließend wanderte der Stein noch zu seiner Stirn, dann zu seinem Herzen, um letztlich rechts vom Priester auf der Matte abgelegt zu werden. Murmeln setzte ein, und die beiden Ketten mit den halben Fruchtkernen flogen wieder. Unzählige Male. Dazwischen wurde der Stein mehrmals in den Himmel gehoben, wieder zur Stirn, wieder zum Herzen des Priesters, um danach wieder abgelegt zu werden. Der Voodoo-König tauschte sich einige Male mit dem Priester aus, spielte dazwischen aber auch mit seinem Smartphone herum. Es war eine seltsame Stimmung. Nicht feierlich, nicht mystisch, nicht einmal voll konzentriert wirkten die Protagonisten, es war unaufgeregt wie eine stinknormale Alltagsroutine. Die Antworten kamen im Dreierschritt. Und sie klangen durchwegs bedrohlich.

Die erste Information war, ich sei zu neugierig. Es reiche. Ich solle aufhören, ständig Fragen zu stellen. Ich tue dies schon zu lange und hätte die Antwort längst gefunden, wenn ich bloß hinschauen würde. Ich solle aufpassen und es mir mit den Geistern nicht verscherzen.

Zweite Information: Meine Eltern. Ich solle sie achten und auf ihren Rat hören. Und mein Vater habe mir etwas Wichtiges zu sagen.

Dann erfuhr ich noch, dass ich kein Schweinefleisch essen solle. Und da dachte ich schon, dass es das gewesen sei. Ich gestand dem ersten Punkt noch eine gewisse Nähe zur Wahrheit zu, Punkt zwei – na ja, was sollte man dazu sagen, Vater und Mutter ehren, und sie wollen mir etwas vermitteln, warum nicht, und zum Thema Schweinefleisch – seit zehn Jahren lebte ich nun ohnehin schon vegetarisch. Fakt war, von der Krankheit, die mich hierherführte, war keine Rede.

Und dann kam die dritte Info, die meiner Zählweise nach eigentlich schon die vierte war, aber egal, sie kam jedenfalls, als ich mich schon entspannt hatte und gerade aufstehen und gehen wollte. Eine Gefahr stehe unmittelbar vor mir. Eine Bedrohung. Sie liege wie ein Schatten über mir. Es könne ein Unfall sein oder eine Krankheit. Punkt. Stille. Dann wieder Murmeln und weitere Orakelbefragungen. Das Ritual war noch nicht zu Ende. Im Gegenteil, es schien erst richtig loszugehen. Wieder und wieder wurden die Ketten ausgeworfen, wieder und wieder berieten sich der Voodoo-Priester und der Voodoo-König darüber, was deren jeweilige Lage zu bedeuten habe. Und dann war man sich einig. Ja, ich konnte die Gefahr noch von mir abwenden, ja, da gab es eine Möglichkeit. Ein Ritual. Zwei Flaschen Schnaps müsste ich dafür mitbringen. Und sieben Hühnern, einem Hund und einer Katze müsste die Kehle aufgeschlitzt werden, hieß es, dann wäre ich quasi aus dem Schneider. Noch bevor ich mich dazu äußern konnte, fragte mich der Voodoo-König, ob ich an einer Krankheit leiden würde, er sehe da etwas, ich solle ihm sagen, was es sei, es würde Sinn machen, Voodoo auch speziell darüber zu befragen.

Halt. Nein. Stopp. Bevor ich endgültig im Sumpf des Voodoo versank, musste ich noch schnell mal rekapitulieren. Sieben Hühner, einen Hund und eine Katze für meine Unversehrtheit opfern, das musste mein Verstand erst einmal fassen. Ich nahm an, wenn ich jetzt auch noch den Tumor erwähnte, würde es ein Gemetzel geben. Eine Heerschar von Tieren müsste dann dran glauben. Was also tun? Die Augen aller Anwesenden klebten an mir. Eine Reaktion musste her. Schnell. Nur welche? Konnte ich einfach absagen, einen Rückzieher machen? War das erlaubt? Natürlich glaube ich nicht an Verwünschungen, aber bei Voodoo wollte ich vorsichtshalber mal ein Fragezeichen hinter diese Aussage setzen.

Mir fiel nichts Besseres ein, als die uns Homo sapiens innewohnende Kunst des Täuschens anzuwenden. »Nein«, log ich, »ich bin nicht krank. Nicht, dass ich wüsste.« Um daraufhin gleich eine weitere menschliche Stärke in den Ring zu werfen, nämlich mittels Worten komplexe Gedanken auszudrücken. Und wie reagierte der Voodoo-König auf meine Bedenken und Zweifel? Sein sorgenvoller Blick wurde noch einen Grad sorgenvoller, Falten zerschnitten seine Denkerstirn. Der Voodoo-König schaute jetzt mitfühlend drein, wie ein verständnisvoller Sozialpädagoge. Wer hätte das erwartet? Das war doch kein Mann der schwarzen Magie, mit der Voodoo gerne in Verbindung gebracht wird, da saß doch ein Humanist vor mir, der das Beste für mich wünschte. »Alles kein Problem«, sagte er, »deine Entscheidung, du musst nur tun, was du für richtig hältst.« So nüchtern wie möglich machte er mich anschließend noch darauf aufmerksam, dass ich die Tiere für die Opfergaben noch heute kaufen müsse und wir das Ritual für die Abwendung des über mir schwebenden Unglücks morgen Vormittag durchführen könnten, wie gesagt, nur wenn ich wolle. Und wegen des Hundes, meinte er dann noch, anscheinend mein Problem ahnend, einen Hund opfern zu sollen, es müsse kein großes Tier sein, ein kleiner Hund würde reichen, sogar ein Welpe könne das Unglück von mir abwenden. Nun gut, ehrlich gesagt war das keine Entscheidungshilfe.

Umgerechnet rund sieben Euro verlangte die Marktfrau für sieben Hühner. Die Hühner lagen wie hingeworfen mit zusammengeschnürten Beinen in der afrikanischen Mittagssonne, wild verstreut auf der Erde herum. Sie sahen aus wie tot, bloß an ihren Augenlidern sah man, dass sie lebten. Zwei Stände weiter wurden auch Katzen und Hunde angeboten. Ein halbes Dutzend kleiner tollpatschiger Welpen mit braunem Fell, großen Augen und feuchten schwarzen Hundenasen. Aus einem Korb voll mit halb totem Federvieh zog der Verkäufer einen Welpen an der rechten Vorderpfote heraus und hob ihn zur besseren Ansicht hoch in die Luft hinauf. Apathisch und ohne Mucks ließ das kleine Wesen die grobe Umgangsform klaglos über sich ergehen. Umgerechnet fünf Euro wollte er für den Hund. Ich musste an Joli denken, meine kleine Hündin zu Hause, wie sie herumtollt und von uns verwöhnt wird, wie sie quietscht und protestiert, wenn sie vor ihrer Lade steht, um ein Leckerli einzufordern, und wie sie winseln würde und jaulen, wenn ich sie derart grob an ihrem rechten Pfötchen hochheben würde. Undenkbar wäre das, für mich und auch für Joli. Ich weiß natürlich, dass wir Europäer mit Tieren um keinen Deut besser umgehen als die Menschen hier in Afrika, wahrscheinlich sogar eher schlechter, zumindest mit den Nutztieren. Selbstverständlich ist mir bewusst, dass sich bei uns die Dramen lediglich hinter verschlossenen Türen abspielen und nicht offensichtlich und ungeschminkt, wie hier auf einem Markt irgendwo im

Hinterland Westafrikas. Auch Europas Umgang mit Tieren ist ein Skandal, ohne Frage.

Trotzdem schockiert mich der in Afrika übliche Umgang mit Tieren jedes Mal aufs Neue, sind doch die meisten Afrikaner animistischen Glaubens, davon überzeugt, dass jegliches Leben beseelt ist und einen dementsprechend respektvollen Umgang verdient. Und dann behandeln sie ihre Seelenbrüder wie Dreck. Für die meisten Tiere hier auf diesem Markt wäre es mit Garantie ein Segen gewesen zu sterben, besser heute als morgen. Beseelt oder nicht. Womit wir wieder beim Thema wären.

Neun Tiere für meine Gesundheit oder für die Abwendung eines Unheils umbringen? Oder in Anbetracht der katastrophalen Umstände hier auf dem Markt korrekter und für meine Psyche schmeichelhafter ausgedrückt: Neun Tiere für mein Wohlbefinden von ihren Qualen erlösen? Ich streckte meine Arme aus, um das kleine Hündchen, dessen Vorderbein immer noch in der Faust des Verkäufers steckte, an mich zu drücken. Weich war das Fell und warm, und dieser beruhigende Geruch nach Hund stieg in meine Nase. Ich spürte das kleine Herz im Körper des Tieres schlagen. Es raste. Poch, poch, poch. Dieses kleine Wesen töten? Nein, signalisierte mir mein Herz reflexartig. Doch was sagte mein Verstand? Wenn man es genau nimmt, argumentierte der, ist es ja ein Witz, wenn unsereins wegen der Tötung eines Tieres Stress kriegt. Wir, die wir ohnehin allesamt literweise Tierblut an uns kleben haben. Jeder von uns. Auch ich als Vegetarier. Lederbrieftasche, Lederschuhe, Haribo Goldbären, Schokolade. Ohne Beimischung tierischer Stoffe geht fast nichts im modernen Leben. Und dann herumzaudern wegen eines kleinen Hundes, für den der Tod ohnehin eine Erlösung wäre. Was für eine Doppelmoral! Was für ein scheinheiliges Verhalten! Was für eine Heuchelei! Nein, ich musste es mir eingestehen, Tierliebe war bloß ein vorgeschobener Grund für mein Zaudern. In Wahrheit gab es da eine innere Schwäche in mir, die mir gar nicht erlaubte zu tun, was eigentlich getan werden musste.

So wie im Mai 2008. Auch damals war ich zu schwach für die richtige Handlung gewesen. Ich erinnere mich daran, als ob es gestern gewesen wäre. Ich raste mit meinem Mountainbike einen Berg hinunter. Da knallte ein Feldhase in mein Vorderrad. Mit gebrochenem Rückgrat, wimmernd und zappelnd lag der Hase danach am Wegesrand. Er konnte sich nur noch auf seinen Vorderläufen dahinschleppen. Es gab objektiv nur eine sinnvolle Maßnahme in diesem Moment. Den Hasen von seinen Leiden befreien und ihn töten. Und konnte ich das? Ich nahm einen Stein, packte den Hasen bei den Ohren, woraufhin dieser mit dem Kopf, den er als Einziges noch bewegen konnte, herumschlug und lauthals zu wimmern begann. Es klang wie das Wimmern eines sich wehrenden Menschen, dem man den Mund zugeklebt hat. Nein, mir fehlte die Kraft, ich hatte nicht die Courage, das einzig Sinnvolle durchzuziehen. Ich musste einen Bauern suchen, der das für mich erledigte. Er packte den Hasen bestimmt und schlug mit einem Stein zweimal gegen den Kopf des Tieres. Anschließend schnappte er das erlöste Tier und warf es in den Kofferraum seines Autos. Dieser Bauer war der Held des Tages, er stand wie ein Fels im echten Leben, war im Fluss, tat, was getan werden musste, und schob anschließend wahrscheinlich einen Hasenbraten in den Ofen. Und wer war ich? Ein Schwächling, ein Zauderer, ein Mann, der sein Schicksal nicht alleine bändigen konnte, ein Tatenloser. Was mich daran störte? Nichts, bis auf die Abhängigkeiten, die diese in entscheidenden Situationen mangelnde innere Stärke mit sich brachte. Also, zurück zum kleinen Hündchen, ließ ich es für mich sterben? Letztlich solidarisierten sich Herz und Verstand und ließen die Vernunft sprechen. »Nie«, meinte die, nicht in hundert Jahren und auch nicht mit größter Anstrengung würde ich es schaffen, an Heilung durch Opfergaben zu glauben. Wodurch das Hündchen weiterleben durfte, ob ich ihm damit einen Gefallen erwiesen habe, ist eine andere Frage.

Nach der Nichterbringung der Opfergaben hatte ich Sorge über die Prophezeiung der Götter bezüglich des über mir schwebenden Unglücks. Wie eine schwarze Spinne hatte sich die potenzielle Gefahr in meinen Nervenzellen eingenistet. Wie damals beim philippinischen Wunderheiler Jun Labo, der mir bei Ablehnung seiner Heilungsmaßnahmen Geschwüre prophezeite und mich damit aus der Fassung brachte, hatte ich mir auch hier durch die Orakelbefragung das Leben eher erschwert als erleichtert. Aber das kannte ich ja schon und somit wusste ich, dass ich derartige Situationen schadlos überstehen konnte, nämlich durch Kontrolle meiner Gedanken. Trotzdem wollte ich solche prekäre Stimmungslagen nicht mutwillig herausfordern und unterschiedliche Voodoo-Priester abgrasen, um Diagnosen und Heilungsrituale zu erbitten, die ich hinterher ablehnte. Ich bin kein Hasardeur. Ich beschloss also, mich von nun an primär journalistisch mit Voodoo zu beschäftigen und erst dann wieder zum ratsuchenden Patienten zu switchen, wenn ich mich mit Voodoo vertrauter fühlte und einen Menschen vor mir hatte, der auch ohne Opfergaben zu heilen wusste. So hatte ohnehin mein Ursprungsplan gelautet, den ich nur aufgrund einer Fehleinschätzung der Situation spontan verworfen hatte.

Ich blieb also noch eine Weile in Westafrika. In Hahotui um genau zu sein. Fünfzehntausend Einwohner zählte die Stadt, die man sich aber eher als weitläufiges Dorf im Buschland Westafrikas vorstellen muss und nicht wie eine Stadt im europäischen Sinne. So verlief nur eine einzige lediglich bruchstückhaft asphaltierte Straße durch die Ortschaft. Ansonsten existierten bloß lehmige Pisten, die zwischen den wellblechbedeckten einfachen kleinen Häusern den Einheimischen als Wege dienten. Nur hin und wieder tuckerte abseits der Hauptstraße ein Motorrad über den lehmigen Boden. Autos traf man auf diesen Wegen sowieso so gut wie nie an. Wie auch, wenn geschätzt maximal ein halbes Prozent der Stadtbewohner ein vierrädriges Fahrzeug besitzen. Der Großteil der Menschen war zu Fuß unterwegs. Die Frauen in bunten traditionellen Kleidern und allerlei Gegenstände auf ihren Köpfen balancierend, Männer mit westlicher Montur, Kinder in Schuluniformen. Was gehörte noch zum Straßenbild? Jede Menge Müll, vorwiegend Plastik, der morgens und abends von den Bewohnern zusammengekehrt und in kleinen Haufen verbrannt wurde. Aber die Stadt glich keineswegs einer bewohnten Müllhalde, sondern kam recht sauber und wohnlich daher. Überall spielten Kinder herum. Hunde, Katzen, Ziegen, Schafe, Hühner und sonstiges Federvieh liefen kreuz und quer in der Gegend umher. Die ganze Stadt war eine erfrischende Begegnungszone. Ordnungshüter gab es keine. Überall standen Palmen. Und auch einige Kirchen. Und zwei Moscheen. Und mehrere Voodoo-Tempel, die zumeist ganz normalen Häusern glichen. Den mir schon bekannten Voodoo-König suchte ich ein weiteres Mal auf. Nicht um Tiere zu opfern, sondern um mit ihm zu sprechen, über ihn und seine Religion Voodoo.

Wir saßen in seinen privaten Räumlichkeiten. Wir saßen auf einfachen Stühlen, ein einfacher Tisch stand zwischen uns, an den kahlen Wänden hingen drei Bilder, eines davon von seinem Großvater, der auch Voodoo-König war. Der Großvater befand sich ebenfalls im Raum. Ich konnte ihn allerdings nicht sehen, denn sein Kadaver war im Fußboden einbetoniert.

Somit wusste der Voodoo-König den Geist seines Großvaters immer in seiner Nähe und konnte mit ihm kommunizieren, wenn ihm danach war. Tat er das auch manchmal, wollte ich wissen. »Ja«, antwortete er, das sei kein großes Ding, er kommuniziere ständig mit Geistern aus anderen Ebenen, natürlich auch mit seinem verstorbenen Großvater. Er könne ihn auch vor sich sehen. Real. Wie sah er aus? »So wie früher«, erklärte der König, »unverändert.« Vieles würde aber in Wahrheit völlig anders aussehen als wir glaubten, setzte er fort, der Regenbogen zum Beispiel sei eigentlich eine Schlange. Voodoo-Könige sehen tatsächlich die Welt mit anderen Augen, dachte ich. Auch Wochenendkönige. Denn unter der Woche arbeitete Togbui Adja Kossi Afangbehoun, so lautete sein vollständiger Name, als ganz normaler Arbeiter in einer Firma in der zwei Stunden entfernt liegenden Hauptstadt Togos, in Lomé. Dort wohnte er mit seinen drei Frauen und sieben Kindern. Wie wird man überhaupt Voodoo-König? Dumme Frage. Durch Bestimmung natürlich. Durch mystische Zeichen. Bei Togbui war es ein Stück Kohle, das er bei seiner Geburt in der Hand hielt und nicht mehr losließ. Seit er denken kann, hat er Visionen, sieht Geister und kommuniziert mit ihnen. Diese Gabe könne er weder steigern noch verlieren. Sie sei einfach da, Voodoo gegeben. Und so quatschten wir über seine Religion, seinen Rang als Voodoo-König. Nach diesem Gespräch war nichts mehr wie zuvor, ich war kein Einfaltspinsel mehr in Sachen Voodoo, sondern einigermaßen im Bilde. Und Togbui war mir vertraut wie ein alter Kumpel. Ich wusste damals noch nicht, welch Glück das für mich noch werden sollte.

Und außerdem: Wer hat schon einen Voodoo-König zum Spezi? Wobei man auch da wieder die Kirche im Dorf lassen muss, ist doch die Rolle eines Voodoo-Königs nicht viel anders als jene eines Dorfpfarrers vor hundert Jahren. Zudem gab es einige Voodoo-Könige in der Stadt, allesamt Oberhäupter ihrer jeweiligen Gemeinde, die sich zumeist aus einer Vielzahl von Verwandten zusammensetzte. Und jede Familie hatte ihre eigenen Götter, die sie ehrten, feierten, anhimmelten, besangen und natürlich befragten. Und die Götter antworteten, indem sie einzelne Anwesende durch den Raum trieben und sie besetzten, um sich über sie auszudrücken.

Die erste von Geistern gerittene Person sah ich in einem kleinen Dorf rund eine Stunde von Hahotui entfernt. Simon war bei mir. Wir suchten einen mächtigen Voodoo-Priester, der für eine Begräbniszeremonie angeblich für kurze Zeit in diesem Dorf sein sollte. War er aber nicht. Keine Menschenseele war zu sehen. Da stürmte eine völlig orientierungslos wirkende Frau auf uns zu. Es brauchte keine besondere Gabe, ihren Irrsinn zu erkennen. Zerzaustes Haar, weggetretener Gesichtsausdruck, leere Augen und Bewegungen wie ein tollwütiger Zombie. Fünf Männer mit nackten Oberkörpern und Wickelröcken um ihre Hüften, versuchten, die aggressiv um sich schlagende und angriffswütige Besessene in eine Richtung zu drängen. Eine Szene wie im Film. Zehn Sekunden später war die Meute schon wieder hinterm nächsten Hügel verschwunden. Nur die entrückten Schreie der Frau hörte ich noch für eine Weile. Klar wollte ich ihnen folgen, mich an ihre Fersen heften, schauen, was da noch passiert, doch Simon hielt mich ab, bat mich, es nicht zu tun, nicht die Geister herauszufordern und nicht uneingeladen dieses Ritual zu stören. Zurück blieb meine Fantasie, die war beflügelt, zehn Sekunden Einblick sind dafür zumeist mehr wert als viele Stunden.

Doch ich will hier keine Fantasiegeschichte erzählen, sondern Erlebtes. Denn zwei Tage nach dieser Beobachtung wohnte ich einer Voodoo-Zeremonie mit zahlreichen Besetzten bei. Togbui sei Dank, er war nicht dabei, aber er hatte mir den Tipp gegeben. Rund vierzig Leute saßen unter freiem Himmel in einer Art Innenhof auf einfachen Bänken, die Hälfte der Anwesenden sorgte mit Trommeln und Schellen für rhythmische Klänge, der Rest verursachte mit Hölzern oder den bloßen Händen Geräusche. Es wurde gesungen, getanzt, es herrschte reges Treiben. Die Schwingungen der Trommelschläge und Schellengeräusche und der zusammenknallenden Hölzer vibrierten im Körper, und wer keine Watte in den Ohren hatte, war zwangsläufig irgendwann Teil der Feier, vereint mit den anderen durch den gemeinsamen Rhythmus. Nur der Voodoo-König, der uns zugewandt vorne auf einem gemütlichen Stuhl saß, blieb unbeeindruckt und machte einen auf erhaben. Hin und wieder stand er auf und legte ein paar Tanzschritte auf den rötlichen Erdboden hin, lässig fast wie John Travolta in »Pulp Fiction«, immer aber bloß parodierend und nie wirklich echt sich der Stimmung hingebend. Alles war friedlich und kam daher wie eine Mischung aus gesitteter Party und einer etwas ausgelassen gefeierten Messe.

Bis plötzlich ein Mann einen Seufzer ausstieß, wie vom Skorpion gebissen aufsprang und wie irre geworden sich ständig um sich selbst drehend durch den Hof wirbelte. Sogleich begleiteten zwei Personen den unkoordiniert um sich schlagenden jungen Mann um aufzupassen, dass er sich nicht selbst verletzte und, wie ich annahm, auch niemanden von uns anderen. Doch der Kerl kämpfte um seine Unabhängigkeit, schrie, rempelte seine Aufpasser an, wollte ständig aus deren Obhut ausbrechen, flehte darum, bat, wimmerte, gab sich dann wieder stolz, unbeugsam und angeberisch. »Voodoo ist jetzt unter uns«, erklärte mir mein Sitznachbar. Schießpulver wurde vor dem Gesicht des Besetzten entzündet, kleine Stichflammen schossen in die Höhe und der aufsteigende Rauch ließ dahinter oft nur noch die Konturen eines menschlichen Wesens erahnen. Und dann erwischte es schon wieder jemanden, der sprang auf, schrie wie von Sinnen, wirbelte wie ein Kreisel durch den Hof. Wieder hatte Voodoo einen aus den Reihen in Besitz genommen. Um ihn zu heilen oder um sich über ihn auszudrücken. Wer wusste das schon, außer natürlich der Voodoo-König. Bald jagten eine Handvoll Besetzte durch den Hof und der halbe Hof verschwand im dichten Rauchnebel, dazu Trommelschläge, Rasselgeräusche, helle Töne von aufeinandergeschlagenen Hölzern. Es war ein irritierendes Spektakel, das sich da vor meinen Augen abspielte.

Ich saß da und überlegte. Etwas störte mich. Etwas hier war völlig anders als erwartet, anders als man sich solch eine Zeremonie vorstellen würde. Nur was? Nie hatte ich Sorge, dass Voodoo auch mich besetzen könnte. Nein, so weit konnte ich die Situation schon einschätzen, das würde mir nicht passieren. Über zwei Stunden beobachtete ich das Treiben. Beobachtete den König, wie er inmitten all dieses Treibens mit dem Handy herumspielte, immer wieder aufstand, um kurzzeitig in einem Raum zu verschwinden. Beobachtete ihn, wie er sich auch immer mal wieder einen Schluck Schnaps in die Kehle schüttete. Wie er dasaß, unbeeindruckt, als ob er nicht dazugehörte. Das wusste ich ja schon, dass der König einen klaren Kopf bewahren sollte, um die Informationen der Geister zu deuten. Nein, das war es nicht. Der Voodoo-König war in Ordnung.

Es waren die Besetzten. Die hatte ich mir anders vorgestellt. Die waren doch nicht völlig von der Rolle, die taten doch bloß so, als ob sie nicht mehr bei Sinnen wären. Ja, auf den ersten Blick konnte man es glauben. Doch bei näherer Betrachtung wirkten die Besetzten auf mich wie schlechte Laienschauspieler. Wie Leute, die sich auf eine Rolle einließen und versuchten, dadurch irgendetwas auszudrücken oder auszuleben. Aber zugegeben, wer weiß schon, wie sich ein von Geistern Besetzter authentisch aufführt? Wer kann darüber urteilen? Doch war das ganze Treiben einigermaßen irritierend, das ganze Tamtam, das sich vor meinen Augen abspielte, wirkte auf mich wie ein Kostümschauspiel. Denn abwechselnd verschwanden einzelne Besetzte in irgendwelchen Hinterräumen, um dann in unterschiedlichen Kostümierungen wieder zu erscheinen, um etwas vorzutanzen oder sich sonst irgendwie zu produzieren. Die Götter würden sich auf diese Art und Weise ausdrücken, hieß es. War das jetzt ein Schauspiel? Oder war das ernst gemeint, das mit den Geistern? Mich erinnerte all das fast an eine Tourismusveranstaltung. Nur gab es hier keinen Tourismus und die ganze Aufführung fand wohl nicht für mich statt. Lächerlich. Auf die Anwesenheit von Geistern oder auf sonstige unerklärliche Phänomene wäre ich aber nicht gekommen, wenn man mich darüber nicht informiert hätte. Keine Spur von irgendetwas Spirituellem. Aber wer bin ich, dass ich darüber werten dürfte? Vielleicht war ich Opfer meiner Sozialisation und mir fehlte einfach die Fähigkeit, die afrikanische Geisterwelt wahrzunehmen.

Letztlich wollten die Geister aber auch mir etwas mitteilen. Eine Frau in weinroten, klerikal wirkenden weiten Gewändern baute sich vor mir auf, eigenartigerweise hielt sie Messer und Gabel in ihren Händen, offensichtlich war sie besetzt. Sie blickte über mich hinweg, machte zwei, drei Schritte zur Seite, blickte wieder in meine Richtung, stolz und unerreichbar, anmutig und theatralisch. Was wollte sie mir sagen? Für Momente glaubte ich, sie würde mit mir flirten. So ging es dahin für Minuten, ein kleiner Tabledance im Voodoo-Tempel für mich ganz persönlich. Wie ich auf Tabledance komme? Zwei Minuten nach dieser Szene setzte sich ein Abgesandter des Voodoo-Königs zu mir und flüsterte mir eine Information ins Ohr, die er direkt vom Geist erhalten haben wollte: »Fünfzigtausend CFA-Franc«, sagte er, »der Geist fordert fünfzigtausend CFA-Franc (dreiunddreißig Euro) für diese Darbietung.« Ich nickte und verdünnisierte mich bei nächster Gelegenheit, nicht ohne vorher zweitausend CFA-Franc (ein Euro fünfzig) auf dem Tisch des Voodoo-Königs abgelegt zu haben. Jene Summe, die Togbui mir zu geben empfohlen hatte, falls es zu einer Geldforderung kommen würde, denn dass es zu einer kommen würde, war so sicher wie das Amen im Gebet. Und ich war froh, dass ich diesen Richtwert von Togbui wusste, denn letztlich wollte ich es mir mit den etwaigen Geistern nicht verscherzen.

Mittlerweile hatte ich eine eigene Theorie zum Voodoo-Glauben aufgestellt. Anscheinend geht es bei Voodoo im Weitesten immer um eine Form von Bestechung. Die Götter und Geister im Voodoo gleichen von ihrer Mentalität her eher Mafiabossen als Heiligen. Sie erwarten Opfergaben von ihren Gläubigen so wie kriminelle Organisationen Schutzgelder von ihren Mitgliedern verlangen. Sie fordern von der Menschheit Gehorsam und wollen in einer Tour besänftigt und angehimmelt werden. Und nur wer sich an die Regeln hält, kann sich in Sicherheit wiegen und in Geborgenheit wähnen, weil die Götter für ein gutes Schicksal sorgen werden. Wer sich allerdings der Autorität der Götter widersetzt, muss mit dem Schlimmsten rechnen. Nur ein Gott ist von dieser Bestrafungsmentalität ausgenommen und straft meinen Vergleich mit den Mafiastrukturen Lügen. Mawu, der Schöpfer allen Seins. Ihn anzurufen oder um Gerechtigkeit zu bitten, kann sich der Gläubige allerdings abschminken, denn Mawu schwebt in anderen Sphären und gibt sich nicht ab mit Banalitäten wie menschlichen Schicksalen.

Meine Stimmung nach diesem Besuch dieser Zeremonie war auf unter null gesunken. Mein Vorhaben, hierherzukommen und auch nur einen klitzekleinen Funken Hoffnung auf

Heilung durch Voodoo zu erlangen, kam mir jetzt lächerlich vor. Und über meine Weigerung, mich im Vorhinein näher mit den Zugängen dieses Glaubens zu beschäftigen, bloß um keinem Nocebo-Effekt aufzusitzen, konnte ich nur den Kopf schütteln. Das war weder schlau noch couragiert, das war schlichtweg Realitätsverweigerung. Ich zweifelte an mir und meinem Umgang mit diesem Ding in meinem Schädel, das mein Leben auf den Kopf gestellt hatte. Es machte doch keinen Sinn, noch länger hierzubleiben? Selbst bei gröbster Realitätsverweigerung fehlten dafür doch längst jegliche seriöse Argumente. Mit wem konnte ich mich über mein Vorhaben, mich von afrikanischen Heilern behandeln zu lassen, austauschen? Gab es da jemanden? Jemanden, der den Voodoo-Glauben und seine Möglichkeiten in Sachen Heilung nüchtern betrachten konnte, weil er sich über Jahre damit beschäftigt hatte, aber anders als die Voodoo-Priester nicht durch seine Sozialisation von vornherein infiziert war? Einen unabhängigen Experten quasi? Einen Ombudsmann in Sachen Voodoo?

Da fiel mir Gert Chesi wieder ein. Gert Chesi: Ethnologe, Fotograf, Journalist, Filmemacher und Schriftsteller. Er gilt als Afrikaexperte und mit seinen zahlreichen Büchern über Voodoo und afrikanische Heiler sind ihm tiefe Einblicke in die afrikanische Seele gelungen. Zudem hat er in Tirol das international anerkannte »Museum der Völker« auf die Beine gestellt. Schon vor Wochen hatte ich ihn dort aufsuchen wollen, doch das misslang, denn Gert Chesi lebt das Leben eines Nomaden. Wenn er sich nicht gerade auf einer Erkundungsreise befindet, pendelt er zwischen seinen drei Wohnsitzen. Tirol, Bangkok, Togo. Ich tippte die Nummer des Museums in mein Handy. Und wo, sagte die Rezeptionistin, die ich gerade in der megateuren Leitung hatte, befinde sich Gert gerade? Bingo. In seinem Haus in Togo.

Gert Chesis Anwesen lag lediglich einen Katzensprung vom Meer entfernt, in zweiter Reihe einer Siedlung mit vorwiegend feudalen Häusern, da also, wo der Erfahrene lebt, der über die Zerstörungs- und Verwitterungskraft des Meeres Bescheid weiß und über die Vorteile (Schutzkraft) einer vor ihm liegenden Häuserfront. Hohe, schattenspendende Bäume und ausgewählte Pflanzen aus aller Welt wucherten weitestgehend unkultiviert und zügellos auf dem gesamten etwa zweitausend Quadratmeter großen Anwesen, das von hohen Mauern umgeben war. Frisch war die Luft, das Meer rauschte im Hintergrund und der Geruch des Salzwassers stieg einem in die Nase. Gert Chesi hatte sich wahrscheinlich einige kleine Paradiese geschaffen, aber eines lag mit Sicherheit hier in Togo. Zeige mir, wie du lebst, und ich sage dir, wer du bist.

Wie nicht anders zu erwarten, war mein Gastgeber ein weltoffener, unkonventioneller, gebildeter Weltbürger, der mit kleinbürgerlichem Denken oder Schrebergartenmentalität nicht viel anzufangen wusste. Ein Mann mit klarem Verstand und Interesse für Unerklärliches. »Sie müssen eines bedenken«, sagte er, »ich bin alleine schon meiner Sozialisation wegen meiner Ratio verpflichtet und versuche all die Phänomene, die ich im Laufe meines Lebens von außen beobachten konnte, nüchtern und wertfrei zu betrachten. Ich bin Wissenschaftler, und Offenheit, Nüchternheit und Unvoreingenommenheit begleiten somit fast zwangsläufig seit jeher mein Denken.« Treffendere Worte hätte er für mich und mein Anliegen, das ich ihm unterbreiten wollte, nicht finden können. Vor mir saß ein siebenundsiebzigjähriger Mann mit Bart und neugierigen Augen, der nach wie vor innerlich brannte und dessen Antrieb seit jeher und wahrscheinlich für immer das Entdecken und Festhalten neuer Erkenntnisse war und sein wird. Nach Stunden des Redens, längst wussten wir, dass wir aus ähnlichem Holz geschnitzt waren, längst waren wir per Du, richtete ich die entscheidende Frage an ihn. Und ich gestehe, ich hatte Sorge, mir damit eine Blöße zu geben, mich damit letztlich doch als Naivling zu outen. Doch so war es nicht. Gert kannte eine Menge Beispiele von Menschen, die von Voodoo-Priestern geheilt worden waren. Nein, er konnte meinem Bestreben durchaus etwas abgewinnen. Die Frage sei nur, ob man sich auf dieses magische Denken voll und ganz, ohne Wenn und Aber würde einlassen können. Er habe das nie gekonnt, da sei ihm immer sein Verstand im Weg gewesen. »Aber wenn du den richtigen Heiler findest, einen, dem du zu hundert Prozent vertrauen kannst, dann ist alles möglich«, motivierte er mich letzten Endes.

Wieder waren wir Brüder im Geiste. Diese Worte hätten durchaus auch aus meinem Munde stammen können. Zugegeben auch aus jenem meiner Freundin oder meiner Mutter, meines Vaters, aus den Mündern nahezu all meiner Bekannten. Wahrscheinlich wäre dieser Ansatz weltweit sogar mehrheitsfähig, knappe vier Milliarden Menschen hätten mir also diesen Tipp geben können. Ich weiß das natürlich. Trotzdem. Der Wert einer Aussage, die Kraft, die davon ausgeht, die Inspiration korreliert nun einmal immer mit der Persönlichkeit, die sie trifft. Es macht einen Unterschied, ob Mahatma Gandhi von passivem Widerstand spricht oder Mike Tyson, selbst dann, wenn beide dasselbe sagen. Und wenn Gert Chesi eine Heilung durch einen Voodoo-Priester nicht kategorisch ausschließt, fährt man nicht unverrichteter Dinge wieder nach Hause. Nein, dann nutzt man die Chance, wenn man schon mal da ist.

Jedenfalls war ich wieder guter Dinge. Meine Kurzzeitdepression war vorüber. Afrikas Himmel leuchtete wieder. Auch auf den Philippinen hatte ich erst nach einer Unzahl von Heilern den für mich passenden gefunden. Und auch in Brasilien hatte ich nicht an die Fähigkeiten und Möglichkeiten von João geglaubt und wurde letztlich eines Besseren belehrt. Warum sollte mir in Afrika nicht das Gleiche widerfahren? Zwei, drei Voodoo-Priester wollte ich noch aufsuchen. Doch schon der erste war eine Niete. Wobei das so nicht stimmt, denn wenn man es genau nimmt, war ich die Niete. Wir saßen in einem winzigen Raum vor dem Altar, der wie fast alle Altäre hier in Togo etwas heruntergekommen wirkte, unaufgeräumt, Tabak lag darauf herum, Rumflaschen, ein blutverschmiertes Schlachtmesser, und als ich den Priester fragte, ob er denn auch heilende Fähigkeiten habe, stellte sich heraus, dass ich in einer Art Gerichts-Voodoo gelandet war. Hierher kam man nicht wegen Gesundheitsproblemen, sondern bei rechtlichen Fragen oder wenn jemand glaubte, dass er übervorteilt worden war. Voodoo findet die Wahrheit, und die Konsequenz daraus ist letztlich auch die Lösung. Angeblich sind Irrtümer ausgeschlossen, Voodoo agiert absolut fehlerlos, immer. Und das kann man nur hoffen, denn die Methode der Glaubensfindung ist für die Beteiligten eine Herausforderung und die Konsequenzen für den Schuldigen sind, gelinde gesagt, verheerend.

Zur Veranschaulichung schüttelte der Voodoo-Priester auch gleich ein Beispiel aus dem Ärmel. Thema: Nachbarschaftsstreit. Zwei Männer beanspruchen dasselbe Stück Land für sich. Der Voodoo-Priester nahm ein Häufchen Erde in die Faust, leerte Palmschnaps darüber und bat in einem kurzen Ritual Voodoo um Mithilfe bei der Wahrheitsfindung. Anschließend mussten beide Männer ein wenig von diesem Brei aus Schnaps und Erde hinunterschlucken. Begleitet von folgender vom Priester verlautbarten und von den Göttern angeordneten Prophezeiung: »Derjenige von euch, der lügt, wird Bauchschmerzen bekommen und in spätestens sieben Monaten tot sein.« Angeblich kommt mit dieser Methode immer die

Wahrheit ans Licht. Tja, die Kraft der Gedanken, dachte ich. Tja, die Kraft der Götter, sagte der Priester. Wie auch immer, Voodoo ist nichts für Zartbesaitete.

Entstanden ist dieser seit 1996 in Togo als Religion anerkannte Glaube bereits rund zweihundert Jahre vor Christi Geburt im heutigen Nigeria. Ursprünglich handelte es sich dabei um eine Mischreligion aus Elementen des Yoruba-Glaubens und Anteilen afrikanischer Naturreligionen. Infolge des Sklavenhandels schummelten sich später auch noch allerlei afrikanische, islamische, katholische und auch hinduistische Elemente in die Glaubensrichtung. In Westafrika gibt es eine Vielzahl unterschiedlicher Ausprägungen des Voodoo-Kultes, aber keine einheitliche Glaubensgemeinschaft. Stellt man drei Voodoo-Priestern die gleichen Fragen über Voodoo, bekommt man garantiert drei verschiedene Antworten. Jeder verfolgt eine andere Tradition, verehrt eine andere Figur oder einen anderen Loa (Geist). Aber gemeinsam ist ihnen der Glaube an Wiedergeburt. Man kann zur Gottheit aufsteigen oder zum Tier degradiert werden, je nach Lebensführung. Voodoo-Götter besitzen sowohl positive als auch zerstörerische Kräfte. Opferhandlungen verstärken die Kräfte des Voodoo. Mit den Göttern kommuniziert wird zumeist mittels Fa-Orakel, jenes Orakel mit den halben Fruchtkernen, das auch bei mir angewendet wurde. Die Ausbildung zum Orakelpriester ist eine langwierige Geschichte, dauert sie doch bis zu sechs Jahre. Und in den Ländern Benin, Ghana und Togo gibt es wahrscheinlich keine einzige Laus, die vom Voodoo-Glauben nicht zumindest ein wenig beeinflusst ist. Voodoo zieht sich in diesen Ländern durch alle Glaubensrichtungen und alle Gesellschaftsschichten. Niemand ist immun dagegen. Nicht der Moslem, nicht der Katholik oder der Protestant und auch nicht der Glaubenslose, dessen Existenz ohnehin für unmöglich gehalten wird. Der

Mann von der Straße glaubt genauso daran wie der Politiker und der Intellektuelle.

Und ich? Was war mit mir? Wie stand ich nun zu Voodoo? Pause. Lange Pause. Nachdenken. Dann ein zermürbendes Eingeständnis. Mit Voodoo hielt ich so etwas wie die Arschkarte in Händen. Ich schoss mir damit ins eigene Knie. Denn permanent sah ich die Gefahren eher als die Möglichkeiten, die von diesem Glauben ausgingen. Auf den Punkt gebracht: Ich glaubte nicht an Heilungen, sondern bloß an Verwünschungen. Nogokpo, ein großer Heiler, der auch als Bocore galt, seine Kräfte also auch für Verwünschungen einsetzte und mit schwarzer Magie in Verbindung stand, führte mir das unmissverständlich vor Augen. Sobald sein Name fiel, waren alle aus dem Häuschen. Auf der Straße, im Fußballstadion, zu Hause bei Simon, auf dem Marktplatz. Jeder schien Angst vor ihm zu haben. Wer ihn aus unehrenhaften Gründen aufsucht, ist drei Tage später Geschichte, hieß es. Und Geschichte hieß in diesem Falle tot. Wie große, schwere Regentropfen prasselten Katastrophenschicksale auf mich ein, die angeblich Nogokpo verursacht hatte. Dieser Typ ließ niemanden kalt. Ich organisierte mir seine Adresse. Streunte stundenlang um sein Haus herum. Sprach mit unzähligen Leuten über mein Vorhaben, ihn wegen meines Gesundheitszustands aufzusuchen. Jeder riss die Augen auf, als wäre ich zum Gespenst geworden, und warnte mich mit eindringlichen Worten. Und suchte ich ihn auf? Tat ich den Schritt über seine Türschwelle? War ich ein würdiger Repräsentant des einundzwanzigsten Jahrhunderts? Nein, meine Vernunft streikte. Da war sie wieder, meine Schwäche, das Zaudern, das Alles-für-möglich-Halten aber letztlich An-nichts-zu-hundert-Prozent-Glauben. Anscheinend nicht einmal an die Wissenschaft, an die Physik und an die Kraft der Logik. Da war Gert Chesi schon ein anderes

Kaliber. Bei unseren Treffen hatte er mir davon erzählt. Von einem ähnlichen Vorfall in einem Dorf in Benin, schon vor Jahren. »Wer in diesen Kreis steigt, wird noch heute sterben«, demonstrierte ein berühmter Bocore seine Macht der zurückweichenden Menschenmenge. Und was tat Gert? Mit der Selbstverständlichkeit eines Aufgeklärten stieg er in den Kreis hinein. Das liegt fünfundzwanzig Jahre zurück. Gert lebt und der Schwarzmagier ist längst gestorben.

So, war's das dann in Sachen Voodoo? Mehr oder weniger schon. Bis auf die paar Tieropferungen, zu denen mich Togbui mitgenommen hatte. Aber was soll man dazu schreiben? Wie Tiere sterben? Wie einem Stier im festlichen Rahmen die Kehle durchgeschnitten wurde? Wie das Blut stoßweise aus seinem offenen Hals schoss? Oder wie er nach dem Ritual halb tot weggezerrt und mit der Hacke bearbeitet wurde? Wie er dabei röchelte und mit weit aufgerissenen Augen die Qualen über sich ergehen lassen musste, bevor er nach etwa einer halben Stunde den letzten Lebensfunken endlich aushauchen konnte, für das Glück und die Zufriedenheit irgendwelcher Götter? Oder wie die Gläubigen all das seltsam nüchtern wie Schaulustige verfolgten? Vier Worte reichen und jeder ist über das Treiben im Bilde: Spektakel, Blut, Tierleid, Aberglaube. Aber selbstverständlich sind dies Bewertungen aus dem Blickwinkel eines Europäers.

Fehlt noch der letzte Akt in meinem Voodoo-Schauspiel: Papa Noudedtito Ketechie III. Korpulent war er und mächtig, sein Gesicht wirkte fleischig. Bevor man mit ihm zu reden begann, musste man sich niederknien und ihm gesenkten Hauptes die Hand reichen. An den Wänden seiner überdachten Empfangsterrasse hingen Dekrete und Fotos von Geheilten, die seine Macht und Fähigkeiten demonstrierten. Hoch dotierte Minister waren darunter und zu meiner Überraschung auch eine weißhäutige Person. Anders als auf die Philippinen und nach Brasilien kommen nicht viele hellhäutige Menschen in der Hoffnung auf Heilung nach Afrika. Noudedtito bezeichnete sich selbst als den größten Heiler Afrikas. Auf drei Säulen bauten seine Heilungserfolge. Erstens: Kräuter. Zweitens: Ritual. Drittens: Tieropfer. Er lud mich zu einem Ritual ein, in dem er von Trancemedien Informationen der Götter über mich erhalten würde. Ohne Zweifel war dieser Mann eine große Nummer, vielleicht sogar ein Mensch mit enormer Heilkraft. Trotzdem lehnte ich ab und entschied mich gegen dieses Ritual. Voodoo und ich, wir passten einfach nicht zusammen. Zwei Wochen hatte ich gebraucht, um das zu begreifen und daran konnte nun auch der mächtigste Voodoo-Priester nichts mehr ändern.

Somit lag Voodoo hinter mir wie ein blutrünstiges Märchen, auf das ich mich nicht richtig einlassen konnte. Tatsächlich hatte aber die Beschäftigung damit meine Kopfschmerzen wenn auch nicht verschwinden, so doch in den Hintergrund driften lassen. Zwei, drei Tage wollte ich somit noch in Accra, der Hauptstadt Ghanas, bleiben, von wo aus auch mein Flug zurück nach Europa ging. Schon vor Jahren hatte ich mir angewöhnt, immer wieder länger an einem Ort zu bleiben, ohne fixes Vorhaben, ohne Verpflichtungen oder Ziele. Einfach nur durch die Straßen streifen, schauen, was passiert, einfach dem echten Leben eine Chance geben. Und zumeist widerfuhren mir dabei die seltsamsten Dinge. Frei von einengenden Vorstellungen sprang mich das Leben an wie ein ungezähmtes Tier. So auch in einem Vorort von Accra, wo diese ungezähmten Tiere Dämonen waren.

Lärm aus Lautsprecherboxen dröhnte von irgendwoher in meinen Ohren. Minuten später fand ich mich in einer handballfeldgroßen Wellblechhütte wieder. Ein Gotteshaus, wie es sie zu Tausenden in Westafrika gibt. Drinnen ein mannsgroßer Lautsprecher, eine schwergewichtige Frau, die zwischen leeren Plastikstühlen stand, und vorne ein schlanker, adrett gekleideter Mitdreißiger, der Psalme ins Mikrofon plärrte und dabei vor einem auf die Vorderwand gemalten Kreuz auf und ab lief, völlig in Rage. Es klang in etwa so, als würde der Frontsänger von Rage Against the Machine unkontrolliert ins Mikrofon grölen. Der Irrsinn war auf Dauer nicht auszuhalten, also tauchte ich ab, um fünf Stunden später ein weiteres Mal meinen Fuß über die Schwelle der Wellblechhütte zu setzen, nach wie vor dröhnten verstörende Geräusche aus diesem Gebäude heraus, hörbar noch in weiter Ferne.

Ich ging rein – und zack. Die Bude war jetzt voll. Gut vierzig Leute, die da mit ausgebreiteten Händen standen, als ob sie abheben wollten, den Blick zum Himmel gerichtet und mit einem Halleluja auf den Lippen. Vorne unterm Kreuz lagen drei Frauen und wanden sich vor Schmerzen. Zudem schrien drei Pastoren religiöse Worte in ihre Mikrofone. Wie losgelassene Kettenhunde wüteten sie durch die verängstigt wirkende Menschenmenge und pickten einzelne Personen heraus. Die Auserwählten waren »not amused«, reagierten aber trotzdem so, als hätten sie etwas verbrochen. Und das hatten sie ja auch, zumindest den Pastoren zufolge. Sie alle waren als Schuldige aufgeflogen, schuldig im Sinne der Anklage: besetzt vom Teufel. Und der musste ihnen ausgetrieben werden. Wie? Mit Gewalt.

Die Pastoren stürzten sich auf den jeweilig Besetzten, pressten die flache Hand auf die Stirn des nun Tobenden und drückten den spätestens jetzt panisch Schreienden mit roher Gewalt zu Boden, immer wieder schrien sie das Gleiche: »Im Namen des Herrn, Dämon weiche. Im Namen von Jesus Christus, Dämon verlasse diesen Körper!« Und irgendwann fing der Besessene zu schluchzen an und zu wimmern, gab seine Gegenwehr auf, entsagte dem Teufel, wurde zahm und lag schließlich auf dem Boden wie ein Häufchen Elend. »God bless you, God bless you!«, schrien die Pastoren daraufhin in die Mikrofone, um sich Sekunden später auf den nächsten Besessenen zu stürzen, um ihn vom Teufel zu befreien. Die Gottesmänner agierten wie Gewaltverbrecher. Doch für die Anwesenden waren die Pastoren Abgesandte Gottes, die in dieser Wellblechhütte Sünder bekehrten und Kranke heilten.

Und dann verpasste ich wieder einmal den richtigen Zeitpunkt abzuhauen. »Clap your hands for Jesus«, schrie mir einer der Pastoren aus einem Meter Entfernung ins Gesicht. Dreimal wiederholte er seine Aufforderung. Ich weiß nicht, ob ich schon erwähnt habe, dass ich seit jeher Probleme mit hierarchischen Strukturen und Autoritäten habe. Falls nicht, will ich es hier noch einmal kundtun. Sinnlose Befehle treiben mich in den Wahnsinn! Da bin ich wie ein Pubertierender und schalte auf stur. Wie ein provozierender Jugendlicher klatschte ich ein einziges Mal in die Hände und verschränkte daraufhin demonstrativ die Arme vor der Brust. Und da begann einer der Pastoren in mir einen Dämon zu sehen. Er schrie mir ins Gesicht, dass er den Dämon in mir sehe, dass er auch eine Krankheit in mir sehe, dass ich besetzt sei, und schon baute er sich vor mir auf, wirkte wie auf dem Sprung, um mich von Krankheiten und Dämonen zu befreien. Wie scharfe Rasierklingen rasselte das Adrenalin durch meine Blutbahnen, und zu meiner eigenen Verwunderung schoss mir zudem ausgerechnet ein Gedanke aus der internationalen Friedensforschung durch die Sinne. Regel zwei für ein gemeinsames, friedliches menschliches Miteinander, um genau zu sein. Regel eins lag längst hinter uns. Mein herzliches Lächeln hatte mein Gegenüber mit haltlosen Verdächtigungen und Bedrohungen erwidert.

Nein, meine kooperativen Signale liefen voll daneben. Somit war Regel zwei am Zug. Zeig deinem Gegenüber, dass du seine Sprache verstehst. Vergelte Gleiches mit Gleichem. Was hieß das in diesem Fall? Schreeeeeiiiiiieeeeen!! Und das tat ich. »You are a liar!«, schrie ich in die überraschte Fratze meines Gegenübers. »You are a liar! I don't believe in you!«, schrie ich immer wieder. Zugleich streckte ich meinen rechten Arm aus, um den ganzen Müll, den der Pastor über mich schütten wollte, auch per Handzeichen abzuwehren. Das Schreiduell dauerte mindestens zwei Minuten und endete damit, dass der Pastor langsam wieder von mir wich, um mich dem fassungslos dreinblickenden Publikum als Beispiel eines widerspenstigen Besessenen zu präsentieren. Die beiden anderen Pastoren forderten mich währenddessen auf, sofort die Kirche zu verlassen. Draußen schlotterten mir die Knie und über Stunden konnte ich sie nicht stillhalten, so aufgewühlt hatte mich das eben Erlebte.

Sowohl dieses Erlebnis als auch meine Erfahrungen mit Voodoo hinterließen tiefe Spuren in meinem Denken. Der in letzter Zeit von mir so oft als Hindernis für mystische Erfahrungen diskreditierte Verstand gewann wieder an Achtung. Nicht auszudenken was passiert, wenn man sich dem Glauben solcher Verrückten gedankenlos aussetzt. Nur der Verstand kann nüchtern selektieren und dann entscheiden, ob es ratsam ist, sich einem vorgegebenen Paradigmengerüst gedankenlos auszusetzen oder eben nicht. Die Wahrheit liegt hinter dem Denken, sagte mir einst der philippinische Heiler William Nonog. Ja, mag sein, aber hinter dem Denken lauern auch eine Menge Gefahren.

# JOÃO DE DEUS III

*Abadiânia, Brasilien*

Schon Tage vor meinem neuerlichen Flug nach Brasilien spürte ich ein Wiederaufflackern einer außergewöhnlichen Tiefe bei meinen Meditationen. Mittlerweile versuchte ich mich bereits seit rund einem Jahr beinahe täglich in dieser geistigen Übung, und nur allzu oft passierte dabei nicht mehr, als dass ich im Schneidersitz verharrend von der ersten bis zur letzten Minute ungeduldig das Ende dieses mir selbst auferlegten Innehaltens herbeisehnte. Nicht nur einmal zweifelte ich an der Sinnhaftigkeit dieser Übung, und wären nicht noch diese Grenzerfahrungen von den Meditationen aus Abadiânia in meinem Hinterkopf herumgegeistert, längst hätte ich mich wieder dem morgendlichen Zeitunglesen hingegeben oder notfalls auch simpler Langeweile, anstatt dem Lauschen nach einer Stimme, die aus meinem Herzen stammen sollte. Tage aber vor meiner Abreise schien ich wieder im Fluss zu sein, denn ein Weg lag vor mir, ohne jegliche verwirrende Abzweigungsmöglichkeiten, sondern klar und deutlich, wie eine breite, frisch geteerte, von Blumen gesäumte, verheißungsvolle Einbahnstraße. Die bevorstehende Reise nach Abadiânia, das Treffen mit John of God fühlte sich im Vorfeld wie eine Heimkehr an, als käme ich wieder nach Hause. Kein Funken Nervosität in mir, keine Ängste, keine Sorgen, bloß ein Gefühl der Verbundenheit und Vorfreude auf eine Zeit der Einkehr und der Heilung. Und auch wenn mein alter Kumpel Øystein, der illegale Taxifahrer vom Vorjahr, leider nicht mehr dort sein würde, weil er wenige Tage vor meiner Ankunft nach Indien abreisen wollte, organisierte er mir doch noch Unterkunft und Fahrt. Die Zeichen deuteten somit auf ungetrübten Sonnenschein.

Bei der Fahrt vom Flughafen nach Abadiânia legte sich der Himmel wieder mächtig ins Zeug, aber das war's dann auch schon wieder mit Friede, Freude, Eierkuchen, denn noch nicht einmal am Zielort angekommen, lag ich auch schon wieder mit jener Heerschar Gedanken im Clinch, die mir ein ruhiges Leben abseits kritischen Denkens, nicht und nicht gönnen wollten. Schon gar nicht hier in Abadiânia. Ich zählte mich doch zu den Gehirnnutzern und nicht zu den Gehirnträgern. Eigentlich ging mir all das auf die Nerven, das mir auch bei meinen ersten beiden Reisen hier an diesem Ort unangenehm aufgestoßen war. Die totale Unterwerfung unter einen Glauben und der in meinen Augen damit einhergehende Verrat an einer der wichtigsten Errungenschaften der Menschheit, nämlich der Aufklärung. Das spirituelle Getue, das Herumlaufen in weißen Klamotten, die Gruppendynamik, die Massenaufläufe, die Vielzahl nicht nachvollziehbarer Geschichten vor Ort, die Vielzahl von Regeln und Vorschriften, das Sich-einfügen-Müssen in eine Struktur, die mir nur allzu menschengemacht erschien. Sämtliche kritische Gedanken beherrschten mich ganz so, als wären all meine bisherigen Grenzerfahrungen hier an diesem Ort spurlos, ohne jegliche nachhaltige Veränderung in meinem Geiste an mir vorbeigedriftet. Und ganz so, als ob das Schicksal mich auf die Probe stellen wollte, schenkte es mir auch noch den vielleicht einzigen jemals von der Casa verstoßenen Besucher als Zimmernachbar. Chris aus Polen. Military-Hose, schwarzes T-Shirt, dunkle Haare und das Gemüt eines verletzten Zynikers. Über Jahre hinweg hatte er als Guide für die Casa de Dom Inácio gearbeitet. Hatte Menschen, die auf der Suche nach Heilung waren, zu João de Deus begleitet, sich um einen reibungslosen Ablauf für die hilfesuchende

Kundschaft gekümmert. Und dabei hin und wieder auch mal für besondere Sitzplätze in der Casa gesorgt oder auch die eine oder andere kleine Vorreihung in den endlosen Warteschlangen für seine Kunden bewirkt. Und hatte sich das, und das war das Problem, angeblich extra bezahlen lassen. Zumindest berichteten das einige Gäste. Als man in der Casa davon Wind bekam, wurde ihm der weitere Zugang verwehrt. Ohne Beweise, ohne dass man seine Sicht der Dinge überhaupt nur hören wollte, ohne also der Sache mittels weltlicher Methoden auf den Grund zu gehen. Angeblich wurden stattdessen die Geistwesen zu diesem Vorfall befragt, und die hätten ihn für schuldig befunden, erzählte Chris und sein Blick war leer wie jener eines Enttäuschten.

Natürlich schoss sogleich ein Gedanke meine Gehirnwindungen rauf und runter. Wo leben wir bitte? Im Mittelalter? Das klingt ja nach Vorverurteilung der schlimmsten Sorte. Aber die kritischen Worte blieben mir im Halse stecken. Wie ein jämmerlicher Opportunist schenkte ich Chris zwar mein Gehör, aber nicht meine Anteilnahme, und hielt eisern hinterm Berg mit meinen wahren Gedanken. Bald wurde mir das zu viel. Der Rebell in mir konnte die Kluft zwischen meinem Tun und meinen Gedanken nicht mehr ertragen. Bereits nach zwei Tagen zog ich in eine andere Unterkunft und mied Chris, so gut es ging, vollständig. War das egoistisch, vernünftig oder moralisch verwerflich? Oder sind die Wege des Herrn tatsächlich unergründlich? Wie zumeist im Leben wahrscheinlich von allem ein bisschen. Fakt ist, hätte ich meinen ohnehin viel zu kritischen Geist auch noch mit Chris' destruktiven Argumenten gefüttert, dann wäre das für meinen Versuch der Unterwerfung fatal gewesen. Nie und nimmer hätte ich mich auf die Welt von John of God einlassen können. Nein, Chris musste alleine mit seinem Schicksal fertig werden.

Ich ging zum heiligen Wasserfall der Casa und versuchte die negativen Energien von Chris und alle meine Zweifel bezüglich Geistwesen und João abzuwaschen. Bei diesem Platz handelt es sich um einen von den Geistwesen bestimmten, gesegneten Platz, der nur mit deren schriftlicher Erlaubnis aufgesucht werden darf. Während das kühle Nass über meinen Kopf und meinen Körper rann, sprach ich ein Gebet und bat um Kraft für meine Heilung. Für einige Minuten verharrte ich unter der heilenden Quelle. Natur um mich, grüne, erdige, starke, mächtige, lebendige Natur. Vögel zwitscherten, Schmetterlinge flatterten von einer Pflanze zur nächsten, und im Abstand von rund zwanzig Metern wartete bereits der nächste Heilsuchende in seinen Boxershorts, um seinem eigenen Schicksal unterm Wasserfall den richtigen Drall zu geben.

Tags darauf wartete ich stundenlang, um Joãos sichtbare Operationen aus nächster Nähe verfolgen zu können. Ich sah Altbekanntes. João rammte einem jungen Mann die Klemmschere in die Nasenlöcher, schnitt danach mit einem Skalpell einem etwa fünfzigjährigen Mann am Bauch herum, und er bot dabei den gewohnt abwesenden Eindruck, gab sich wie ein Mensch fern von dieser Welt. Und trotzdem konnte ich nicht ohne Zweifel glauben. Immer noch nicht. Also stellte ich mich in die endlos lange Schlange, um vor João zu treten und ihn um Hilfe wegen dieses Gewächses in meinem Kopf zu bitten. Nachmittags nahm er neuerlich eine unsichtbare OP im Rahmen einer Massenoperation an mir vor, sie verlief unspektakulär, dauerte rund zwanzig Minuten. Anders als bei meiner ersten Operation vor rund einem Jahr wusste ich dieses Mal über jede einzelne Sekunde genauestens Bescheid, ich war durchgehend hellwach, keine Fragezeichen, nichts Grenzwertiges und keine besonderen Vorkommnisse also. Auch müde war ich dieses Mal danach nicht. Ich lag die geforderten vierundzwanzig Stunden putzmunter im Bett und zweifelte. Und ärgerte mich über mich selbst, denn dass es trotz meiner bisherigen Erlebnisse möglich war, hier an diesem Ort noch zu zweifeln, empfand ich nun schon selbst als unverschämt.

Nach der von den Geistwesen verordneten Ruhezeit ging ich wieder in die Casa und versuchte mich, wie so oft in den letzten Tagen, im Meditieren. Doch auch dies klappte seit meiner Ankunft hier lediglich auf dürftigem Niveau. Was war da los? Warum konnte ich mich nicht darauf einlassen? Und wo waren die helfenden Engel, die mich bei meinem letzten Aufenthalt in fremde Welten geführt hatten? Waren sie meiner Skepsis überdrüssig? Es dauerte vier Tage, es war bereits Donnerstagabend und ich unterhielt mich gerade mit Angie, einer Deutschen, die am Restless-Legs-Syndrom litt, als ich mir einbildete, nicht mehr bloß die Person Angie wahrnehmen zu können, sondern ihr echtes Wesen, das hinter der in der Öffentlichkeit zur Schau getragenen Fassade steckte, das verletzte Kind in ihr, ihre Seele. Ich blickte auf und ließ meinen Blick durch das vollbesetzte Lokal wandern, und hinter jeder Person spürte ich klar und deutlich eine verletzte Seele schlummern. Kein Werten, kein Nörgeln oder Lästern, kein Interpretieren und auch kein Infragestellen quälten meinen Geist. Frieden war über mich gekommen, ich sah wieder mit meinem Herzen. Rosarot. Und fühlte mich mit allen tief verbunden. Wir sitzen doch alle im gleichen Boot und streben letztlich alle bloß das Gleiche an – äußeren und inneren Frieden. Doch genau in jenem Moment, als mein Herz das Kommando übernehmen wollte, jagte aggressives Knurren mit anschließendem Gejaule durch meine Gehörgänge. Ein Tisch und ein Stuhl knallten zu Boden. Keine zwei Meter von mir entfernt attackierte ein zähnefletschender schwarzer Straßenköter einen panisch flüchtenden, vierbeinigen Konkurrenten. Revierkampf. Maximale Aggressivität, maximale Anspannung, beinharte Realität. Und zack war mein Hirn auch schon wieder aktiviert. Willkommen im echten Leben. Die Gäste des Lokals beschimpften den triumphierenden Hund und versuchten diesen zu vertreiben und den unterlegenen Hund mittels liebevoller Zurufe und Streicheleinheiten zum Zurückkommen zu motivieren. Eine Schutzbrigade formierte sich, die den unsicher zurücktapsenden, unterlegenen Hund beschützte. Ich musste innerlich über dieses Vorhaben, Humanität ins Tierreich transferieren zu wollen, schmunzeln und fragte mich, welcher Grad an Weltfremdheit, Realitätsverweigerung oder auch Spiritualität zu solchem Denken führt.

Trotzdem markierten die Vorkommnisse in diesem Lokal die Wende. Ähnlich wie schon im Jahr zuvor begann ich die seltsamen Energien in Abadiânia in mich einzusaugen, Herzensenergie beherrschte wieder mein Sein. Das Leben in Abadiânia spielte sich auch außerhalb der Casa lediglich auf sehr überschaubarem Terrain ab. Man läuft einander ständig über den Weg, kennt bald jeden Pudel und kommt fast zwangsläufig mit einer Vielzahl von Menschen in Kontakt. Mittlerweile zählten auch einige seit Jahren in der Casa Diensttuende zu meinen Bekannten. Menschen, die João höchstpersönlich oder auch die Geistwesen ausgewählt hatten, weil sie besondere meditative Fähigkeiten besaßen oder sonstige Talente, mit denen sie den reibungslosen Ablauf in der Casa unterstützen konnten. Auserwählte quasi. Bei den Begegnungen mit ihnen fragte ich mich zumeist, ob es wohl einen kleinsten gemeinsamen Nenner bei diesen Menschen zu erkennen gäbe. Etwas, das sie in sich trugen, eine Besonderheit, die sie auszeichnete und ihre anscheinende Nähe zu den Geistwesen und João rechtfertigte. War da was? Eine außergewöhnliche Intelligenz? Oder Herzlichkeit? Reflektiertheit? Gutmütigkeit? Klar reichten aufmerksame Beobachtung plus psychologisches Grundwissen aus, um erkennen zu können, dass auch in der Casa der für hierarchische Gruppen übliche Querschnitt an Charakteren arbeitete. Da waren Laute und Leise, Extrovertierte und Introvertierte, Warmherzige und Überkorrekte, Angepasste und Hinterfragende, Dominante und Zurückhaltende, Genervte und Gewissenhafte, Machtversessene und Herzensgute, und mit ziemlicher Sicherheit wandelte auch das ein oder andere Arschloch durch die heiligen Räume der Casa, aber das, ich gestehe, ist reine Vermutung und entbehrt jeglichen Beweises. Und trotzdem entdeckte ich da etwas Offensichtliches und auch für den Verstand nicht Bestreitbares, das jeder einzelne Mitarbeiter der Casa wie ein Feuermal im Gesicht zu tragen schien. Wie ich bald entdeckte, zauberte sich dieses Zeichen ins Gesicht jeder Person, die einige Tage in Abadiânia verbrachte und dabei auch die Casa aufsuchte. Neuankömmllnge hatten es noch nicht. Zwei, drei Tage später, wenn ich sie wiedersah, zack, klebte es unverkennbar auch an ihrem Antlitz. Anfangs dachte ich an Einbildung. Doch nach unzähligen erlebten Beispielen musste ich es mir eingestehen. Unleugbar, mit Fotos beweisbar und auch an mir selbst erkennbar: Wir alle hatten nach wenigen Tagen in Abadiânia unnatürlich reine, strahlende Augen, ganz so, als hätte uns jemand innerlich angeknipst. Die Augen sind die Spiegel der Seele, heißt es im Volksmund. Aber das ist bloß ein Spruch, der stimmen kann oder auch nicht. Dass die Augen aber hier einen anderen Glanz annahmen, was selbst mein treuester Kumpane, mein Verstand, weder leugnen noch rationalisieren konnte, war Faktum. Dieser Beweis half mir bei meinem weiteren Streben nach Gesundheit, denn die klaren Augen brachten meinen Verstand in Argumentationsnot.

Von alten Hasen der Casa erfuhr ich, dass das Meditieren im Raum der Wesenheiten, in jenem Raum also, in dem João de

Deus während seiner Besetzungen, flankiert von ausgewählten Medien, sitzt, um die Hunderten täglich an ihm vorbeigehenden Hilfesuchenden durchzuchecken, so ziemlich das Beste sei, was man für seine Gesundung in Abadiânia tun konnte. Nirgends würden sich mehr Geistwesen aufhalten, nirgends sei die Energie höher und nirgends seien die Geistwesen aktiver als in diesem Raum. Laufend würden hier Wunder geschehen. Was mich bis dato davon abgehalten hatte, meine Zeit dort verbringen zu wollen? Zwei Gründe aus einer Liste von vielen.

Erstens: Vier bis fünf Stunden am Stück mit geschlossenen Augen auf einer engen, ungemütlichen Kirchenbank ruhig sitzen und meditieren zu müssen, überforderte alleine schon meine Vorstellungskraft.

Zweitens: João! Nach wie vor saß mir die Lehre, die er mir vor Jahren auf meine Herausforderung hin erteilt hatte, im Hinterkopf. Mich stundenlang in seinem unmittelbaren Blickfeld zu wissen – nein, danke.

Doch die Hoffnung auf Heilung plus die bevorstehende Kontrolluntersuchung daheim ließen mich Bequemlichkeit und Wehleidigkeit überwinden. Um sechs Uhr am Morgen stand ich tags darauf in der soeben erst geöffneten Casa und vor dem noch verschlossenen Raum der Wesenheiten. Längst hatte sich eine lange Schlange gebildet, Menschen, die wie ich stundenlang umgeben von Gleichgesinnten in besonderem Ambiente meditieren wollten. Wer nicht spätestens um sechs Uhr zwanzig hier war, konnte an diesem Tag garantiert keinen Sitzplatz mehr ergattern. Punkt sieben Uhr öffneten sich die Türen. Hunderte Menschen strömten in den Raum. Gedränge um die besten Plätze unter uns Erleuchtungssuchenden. Ich fand in der dritten Reihe Platz. Wie ich sofort registrierte, hatte ich von hier aus freie Aussicht auf den weißen Lederfauteuil, auf dem João de Deus in rund einer Stunde Platz nehmen würde. Ein hervorragender Platz zum Spionieren. Ich ärgerte mich sogleich über diesen unpassenden Gedanken. Okay, Meditationsbeginn.

Wertfrei versuchte ich jegliche Gedanken durch mich hindurchfließen zu lassen. Voilà, es klappte sogleich hervorragend. Lichter vor meinen geschlossenen Augen, orange, blau, letztlich füllte bloß noch weißes Licht meinen Kopf, strahlte hinaus wie der Heiligenschein in einer Kinderzeichnung. Die Zeit stand bereits still, als ich registrierte, dass ich meinen Nacken völlig entspannen und meinen Kopf nach vorne halb rechts fallen lassen sollte. Nein, regte sich Widerstand in mir, da verreiße ich mir garantiert das Genick. Ein innerer Monolog entstand. Ein innerer Monolog mit wem? Unbewusstem und Verstand? Vorerst war das meine Erklärung. Der Impuls in mir wurde stärker, und letztlich verließ jegliche Anspannung meinen Nacken und mein Kopf kippte nach vorne, ganz so, als hätte man die Fäden bei einer Marionette gekappt. Es knackste in meiner Halswirbelsäule und ein Blitz schoss von meinem Genick in meinen Hinterkopf hinauf. Es fühlte sich an, als würde sich in meinem Kopf etwas lösen. Und bald darauf fuhr mein Kopf auf meinem Nacken Achterbahn, meine Nackenmuskulatur entspannte sich zusehends, und in meinem Hirn leuchteten Blitzgewitter. Stundenlang praktizierte ich die wildesten Nackenentspannungsübungen, die eine Kirchenbank je gesehen hat. Übungen wie von einem anderen Stern, unter Einbindung aller in meiner Reichweite befindlichen Hilfsmittel. Die Ecken, Kanten und Flächen der Kirchenbanklehne vor mir wurden dabei für eigenartige Entspannungstechniken zweckentfremdet. Blitze schossen meinen Hinterkopf hinauf. Löste sich da etwas? Der Tumor? Mein Verstand war hellwach, beobachtete, kritisierte und mischte sich auch immer wieder mal ein, doch nach Stunden des nüchternen Analysierens schien plötzlich auch er von allen guten Geistern verlassen zu sein. Er verwarf die irgendwie noch nachvollziehbare innere Monologtheorie und tanzte mit etwas wahrlich Unglaublichem an. Der Monolog sei kein Monolog, meinte er, sondern ein Dialog. Und zwischen wem? Zwischen der Ratio selbst und einem Wesen von außen, signalisierte er. Allen Ernstes behauptete mein nüchterner, kritischer, von mir so geachteter Verstand, dass ich hier im Raum der Wesenheiten soeben eine Physiotherapie von einem Geistwesen erhielt. Wahrscheinlich von einem weiblichen Geistwesen. Keine Ahnung, wodurch er auf das Geschlecht schließen konnte und wozu dieses Detail überhaupt wichtig war. Aber egal, viereinhalb Stunden dauerte die Behandlung. Viereinhalb Stunden wohldosierte Vertrauensarbeit und Wohlgefühl. Die Zeit verflog im Nu, kein einziges Mal öffnete ich die Augen, kein einziges Mal beobachtete ich João de Deus, und vom Treiben um mich bekam ich nur sehr vage etwas mit. Ich befand mich in einer Art Zwischenwelt. Das laut gebetete Vaterunser signalisierte mir das Ende der Meditation. Dankbarkeit erfüllte mein Sein, und den Rest des Tages fühlte ich mich glückselig. Ich spürte das Blut anders als zuvor durch meinen Schädel rauschen, wie auf neuen Bahnen. Der Tumor war heute behandelt worden, das war so sicher wie das Amen im Gebet. Die seltsame Physiotherapie im Raum der Wesenheiten war die dritte persönliche Erfahrung, die mein Verstand bei aller Nüchternheit nicht einordnen und erklären konnte.

Nächster Morgen. Wieder saß ich im Raum der Wesenheiten. Ich hoffte, wieder behandelt zu werden und wollte natürlich das am Vortag Erlebte mit größtmöglicher Nüchternheit überprüfen. Sieben Uhr, also Augen zu und meditieren. Da kroch die Kehrseite des gestrigen Erlebnisses in meine Seele. Willkommen im Psychodschungel. Der Horror war in mir, schneller als ich denken konnte. Angst schnürte mir die Keh-

le zu, fester und fester, Fluchtgedanken, stinkender Schweiß
strömte aus meinen Poren. Kotzen, ich bildete mir ein, das
Übel in mir hinauskotzen zu müssen. Es muss raus aus meinem
Körper. Was muss raus? Und als in der Dämmerung meiner
Gedanken eine Antwort darauf greifbar wurde, raste mein Herz
derart schnell, als würde es nur noch flimmern. Ein Feind war
in mir. Seit Jahren. Eigentlich schon immer. Ich bildete mir
allen Ernstes ein, besetzt zu sein. Beim Erzengel Gabriel, ich
glaubte tatsächlich, besessen zu sein. Nicht von Dämonen oder
vom Teufel. Nein. Viel komplizierter. Die Besetzung schien
mein Verstand zu sein, mein Verstand höchstpersönlich. Er war
mein Übel, meine Hürde, der Gauner in mir, der mir immerzu etwas vorgaukelte und sich zum höchsten Maß allen Seins
erhob. Und wer, verdammt, dachte das gerade? Mein Verstand
selbst oder mein Unbewusstes oder meine Seele, oder flößte mir
vielleicht doch eine dämonische Energie derartige Gedanken
ein? Stimmen in mir, so viele Stimmen. Bin ich auf dem Weg
in andere Sphären? Oder werde ich einfach irre? Kein Fixpunkt
mehr. Keine Gewissheit. Nur Angst in mir, so viel Angst. Ich
versuchte, sie durch mich hindurchfließen zu lassen, es gelang
mehr schlecht als recht. Nach Stunden am Rande des Wahn-
sinns wurde die Meditation wieder mittels Gebet beendet.

Doch nicht der Konflikt in mir. Der war mit meinen Gedanken verhaftet, überwältigte mich von nun an in vielen Momen-
ten. Schien eingepflanzt in meine Seele. Ich knipste das Licht
aus, um mich schlafen zu legen, zack schon war die Furcht
wieder in mir. Ich lief gedankenverloren Richtung Casa, zack,
Panik in mir. Beim Ausruhen, beim kurz Innehalten, beim
Tagträumen, beim Versuch zu meditieren. Zack, zack, zack.
Hatte ich mir eine Psychose eingefangen?

Mein Zustand überforderte mich dermaßen, dass ich zahlreiche Menschen über meine Gedankenspiralen und Panik-

attacken seit diesem Aufenthalt im Raum der Wesenheiten informierte. Ich suchte nach Antworten im Außen, weil mein Innenleben erodierte. Jean, ein französischer Guide, sagte in etwa das Gleiche über meinen Zustand wie auch alle anderen hier in Abadiânia, aber er drückte sich eine Spur schöner aus. Er malte ein Bild für mich. Wir alle seien wie Eisberge, meinte er, der Großteil unserer echten Themen sei für uns nicht sichtbar, wie eben auch zwei Drittel eines Eisbergs auf den ersten Blick nicht sichtbar seien. Und die Wesenheiten würden uns helfen, mehr von diesem Nichtsichtbaren erkennen zu können, und das führe zur Heilung. Mit anderen Worten: Panikattacken, Ängste, Probleme und Sorgen seien Gründe zum Jubilieren und für Heiterkeit, weil sie Zeichen seien, dass man sich selbst auf der Spur sei, vergangene Leben aufarbeite und sich somit fern ablenkender Oberflächlichkeit bewege. Halleluja möchte man da fast in die Welt hinausrufen. Doch danach war mir nicht. Mir war eher flau in der Magengrube.

Ich wollte kein Eisberg sein und auch kein Typ mit Panikattacken. Ich hegte zudem Zweifel, dass vergangene, mir nicht mehr bewusste Leben tatsächlich Grund für diesen Tumor in meinem Kopf sein könnten. Am Tag meiner Abreise ging ich noch einmal in die Casa und bat um Befreiung von diesem in mir schwelenden Konflikt. Ich bat um Gesundheit und darum, nicht meinen Verstand opfern zu müssen. Ich kam mir dabei ein wenig lächerlich vor. Aber was hätte ich sonst tun sollen? Und vor allem, und das war und ist das Irritierende, es funktionierte, denn als ich nach einer Stunde die Casa wieder verließ, fühlte ich mich frei und unbelastet. Klares, nüchternes Denken füllte wieder meinen Geist und wich seither nicht mehr von meiner Seite. Die Rückkehr zu herkömmlichen Sinneswahrnehmungen schien ganz offensichtlich durch bloßes Bitten darum immer wieder möglich. Bei all meinen seltsamen bisherigen Erfahrungen hier in Abadiânia konnte ich diese Möglichkeit beobachten, eine Möglichkeit, die mir wie ein Rettungsanker erschien. Ein wichtiges Detail, das mir das Einlassen auf die seltsamen Vorkommnisse hier vor Ort überhaupt erst möglich machte. Zu wissen, bei Bedarf jederzeit zurückrudern zu können, ließ mich weiter in unbekannte Ebenen vordringen, als ich das je für möglich gehalten hatte. Ob sich meine Erfahrungen bloß in meinem Hirn abspielten oder tatsächlich mit fremdartigen Wesen zu tun hatten, dazu enthält sich meine Vernunft ihrer Stimme. Keine Ahnung, ob ich irgendwann einmal den Sprung ins Leere hinter meine Gedanken wagen werde. Vielleicht ist das aber auch gar nicht nötig.

Ich flog mit einem positiven Gefühl nach Hause und war guter Dinge, dass alleine die bisherigen Vorkommnisse und Erfahrungen hier in Abadiânia für eine Gesundung meines Körpers gereicht hatten. Die Operationen, die Vielzahl tiefgreifender Erfahrungen, die unerklärliche physiotherapeutische Behandlung, die Konfrontation mit seltsamen Ängsten in mir und die gefühlte, geballte Herzensenergie in meiner Brust, all das sollte doch nicht spurlos an diesem Gewächs in meinem Kopf vorübergedriftet sein. Schon in drei Tagen würde ich darüber Bescheid wissen, denn da sollte die nächste schulmedizinische Untersuchung stattfinden. Schon in drei Tagen war der Tag der Wahrheit.

# UNTERSUCHUNGSSTRESS UND WUNDERBEWEISE

*Wien und St. Pölten*

Bereits als ich in den Magnetresonanztomografen hineinge-schoben wurde, bemerkte ich, dass ich im Unterschied zu ähnlichen Untersuchungen in der Vergangenheit dieses Mal völlig ruhig blieb. Ich verzichtete erstmals auf den Aufsatz, der meinem Gehirn die erdrückende Enge der Röhre genommen hätte, indem er mir mittels Spiegelsystem die Sicht hinaus aus dem beengenden Tunnel gewährt hätte. Ich brauchte diese Vorrichtung nicht mehr. Die Erfahrungen der letzten Monate und die nun schon seit über einem Jahr praktizierten täglichen Meditationen gaben meiner klaustrophobischen Neigung auch ohne Vortäuschung falscher Tatsachen keine Möglichkeit, sich auszubreiten. Ich schloss die Augen und ließ meine Gedanken und Ängste seelenruhig an mir vorüberziehen. Die rund halb-stündige Untersuchung verflog wie im Nu, ohne besondere Vorkommnisse.

Zwei Tage musste ich auf Befund und Arztgespräch warten. Meditation hin oder her, es waren Tage des inneren Aufruhrs. Erstmals seit Jahren ereilte mich in dieser Zeit wieder eine Mi-gräne. Zudem drückten die bevorstehende Besprechung plus meine nüchternen Reflexionen die Vorkommnisse in Aba-diânia mehr und mehr in den Hintergrund. Klares Denken dirigierte wieder mein Leben. Und die Fakten sprachen eine deutliche Sprache. Ich konnte es drehen und wenden wie ich wollte, aber nie in meinem bisherigen Leben hatte ich öfter Kopfschmerzen gehabt als in den letzten dreihundertfünfundsechzig Tagen. Zudem gab es da eine Stelle hinter meinem Ohr, wenn ich mit dem Daumen fest auf die drückte, zog sich ein Schmerzstrahl meinen Hinterkopf hinauf, genau hin zu diesem Tumor. Eine grausige Vorstellung, die mir jedes Mal einen Schauer über den Rücken laufen ließ, wenn ich daran dachte. Trotzdem drückte ich ständig an dieser Stelle herum.

Bei der Fahrt zur Befundbesprechung, die im Landesklinikum St. Pölten stattfinden sollte, war mir flau im Magen. Mein Hausarzt, der mir auch Freund und Sportkollege ist, rief mich an. »Hast du den Befund schon gesehen?«, fragte er. Ich verneinte das und wusste, dass er ihn schon in Händen hielt. Es gab keinen Ausweg, die Diagnose würde ich am Telefon erfahren. »Also, was ist?«, fragte ich in möglichst nüchternem Ton.

»Na ja«, sagte er, »an und für sich nicht so schlecht.«

»Was heißt das? Sag schon, was ist los?«, machte ich Druck und musste schlucken vor lauter Nervosität.

»Alles gleich, bloß minimales Wachstum«, sagte er, und dann war es ruhig in der Leitung. Ich brauchte einige Sekunden, um die Aussage einordnen zu können. Wachstum. Was heißt Wachstum? Wachstum heißt größer, größer heißt Verschlechterung, Verschlechterung heißt Tragödie. Meine persönliche Tragödie. Eine stechende Flamme durchfuhr mein Herz. Mit einem Schlag war ich nur noch mit mir selbst beschäftigt. Die Worte meines Hausarztes verebbten irgendwo in meinen Gehörgängen, ohne mein Bewusstsein zu erreichen. »Martin, wir hören uns«, verabschiedete ich mich, drückte ihn weg und parkte mein Auto am Straßenrand. Ich umfasste das Lenkrad mit aller Kraft, neigte den Kopf nach vorne und drückte die Stirn fest gegen die Lenkhilfe. Ein dunkler, schwerer Stein saß in meinem Brustraum. »Scheiße«, sagte ich zu mir selbst. »Scheiße«, wiederholte ich immer wieder leise. Schwer fühlte sich das Leben an, mühsam wie ein kräftezehrender Marsch über Treibsand. Das Arztgespräch im Krankenhaus verlief wie jenes vor zwei Jahren. Die Kurzversion: Die Ärztin sagte: Operation, ich antwortete, ich müsse noch überlegen.

Etwa zwei Tage nach dieser Befundbesprechung, die man objektiv zweifelsohne als Niederlage bewerten musste, fiel mir etwas auf. Kopfschüttelnd registrierte ich es, aber es saß da tief in meinem Herzen. Ich fühlte mich nicht geschlagen, depressiv, frustriert oder verzweifelt, wie es die Umstände erwarten ließen. Im Gegenteil, ich war drauf wie ein indischer Yogi, der schon zu Lebzeiten im Nirwana eingecheckt hatte. Ich hätte die Welt umarmen können, in mir war pure Lebensfreude. Was war da los? War ich völlig von der Rolle, traumatisiert oder nur Meister der Verdrängung? Lange dachte ich darüber nach, spürte in mich hinein, versuchte, nüchterne Antworten zu finden. Mir war bewusst, dass sich aufgrund des Wachstums des Tumors meine Situation verschlechtert hatte, mir war klar, dass mir die Notwendigkeit einer nicht ungefährlichen OP im Nacken saß. Und die Traumfabrik Hollywood liegt auf einem fernen Kontinent, auch das wusste ich natürlich. Ich setzte mich mit den Risiken einer Operation akribisch auseinander, ich legte meine Finger in die offenen Wunden und rührte darin herum, ohne Wehleidigkeit und Selbstmitleid. Und trotzdem, völlig widersinnig, ich fühlte mich gut, um nicht zu sagen blendend. Zufriedenheit und Kraft ruhten in mir. War ich an den Herausforderungen, die mir die Tumordiagnose vor zwei Jahren gebracht hatte, gewachsen? Durch sie vielleicht sogar erwachsen geworden? Und welchen Anteil hatten die aufgesuchten Heiler und deren Fähigkeiten an meiner Entwicklung? Hatte mir John of God Kraft mitgegeben? Oder hatte ich unabhängig von alldem bloß eine gute Phase, einfach weil Jupiter in einem gewissen Winkel zum Mars stand und dies mein persönliches Sternzeichen positiv tangierte? Fragen, die unweigerlich meinen Verstand torpedierten. Doch der war aufgrund der zuletzt gemachten Erfahrungen kleinlaut geworden und strapazierte bloß einen Spruch, den mir vor Jahren ein schottischer Aristokrat und persönlicher Freund des Dalai Lama auf einem Indientrip mitgegeben hatte: »Hinter jeder Mystik steckt ein simpler Scherz«, hatte der uralte Mann gesagt und dazu weise gelächelt. Ob dieser Spruch auch in Sachen Wunder Gültigkeit besitzt?

Doch Wunder hin oder her, wie sollte ich wegen des Tumors weiter vorgehen? Setze ich meine Reise ins Ungewisse, in Ebenen, die nur allzu oft mehr Fragen aufwerfen als Antworten bringen und mich in den letzten beiden Jahren an meine persönliche Grenzen brachten, fort oder beschließe ich, mich nun der Schulmedizin zu unterwerfen und mich operieren zu lassen?

In Brasilien traf ich auf Menschen, die fünfundzwanzig Jahre lang jedes Jahr einige Wochen in Abadiânia verbrachten, um sich intensiv mit sich selbst und ihrer Herzensenergie zu beschäftigen und dann plötzlich geheilt wurden. William Nonog, der philippinische Wunderheiler wiederum operierte viele seiner Patienten zigmal, bevor die ersten lediglich homöopathisch anmutenden Verbesserungen passierten. Anderen wieder wurde der Krebs mit einem einzigen Handgriff genommen. Auf meinen Reisen erlebte ich so einige unerklärliche Phänomene, und hin und wieder war ich sogar Teil davon. Ganz offensichtlich ist der alternative Heilungsweg nur allzu oft ein langer, mühsamer, kaum logisch nachvollziehbarer und mit Sicherheit nicht immer von Erfolg gekrönter. Wer Gegenteiliges behauptet oder schlüssige Erklärungsmodelle vorbringt, erntet meine Skepsis. War ich bereit, diese Strapazen auf mich zu nehmen? Wollte ich diese Intensität weiterhin erleben? Die Unsicherheiten, die damit verbunden wären, das Verwirrspiel? Der schulmedizinische Zugang wäre da der vergleichbar einfachere und garantiert nachvollziehbarere Schritt. Hinein ins Krankenhaus, schnipp, und schon wäre der Tumor oder zumindest Teile davon Geschichte. Ein Jahr später wäre ich wieder fit. Inschallah. So Gott will. Welchen Weg will ich gehen? Welche Entscheidung bietet mehr Erfahrungsmöglichkeiten, tiefere Erlebnisse und somit ein erfüllteres und sinngebendes Leben? Das sind die Fragen, die ich für mich klären muss, die jeder für sich klären muss. Mit oder ohne Tumor. Tag für Tag. Letztlich sitzen wir ja alle im gleichen Boot. »Alles Leben ist Problemlösen«, nannte es der Philosoph Sir Karl Popper. Ich bin bereit dazu, auf meine ganz persönliche Art und Weise. Kopfgesteuert und offenen Herzens, auf der Suche nach Wundern.

# BÜCHER IM GEPÄCK

Pietro Bandini: Voodoo. Von Hexen, Zombies und schwarzer Magie. München 1999.

Paul Brunton: Yogis. Verborgene Weisheit Indiens. Berlin 1937.

Gert Chesi: Afrika – Die Magier der Erde. Innsbruck 2001.

Gert Chesi: Geistheiler auf den Philippinen. Wörgl 1981.

Heather Cumming, Karen Leffler: John of God. The Brazilian Healer who's touched the lives of millions. Abadiânia 1991.

Krassimira Dimova: Schneeglöckchenporträts. Eine Handauflegerin erzählt. Klagenfurt 2017.

Johannes Huber: Es existiert. Die Wissenschaft entdeckt das Unsichtbare. Wien 2016.

Allen Kardec: Das Buch der Geister. Medial empfangene Antworten auf unsere Daseinsfragen. Darmstadt 2004.

Clemens Kuby: Unterwegs in die nächste Dimension – Meine Reise zu Heilern und Schamanen. München 2003.

Kurt Langbein: Weißbuch Heilung. Wenn die moderne Medizin nichts mehr tun kann. München 2016.

Robert Pellegrino-Estrich: Der Wunderheiler. Die Lebensgeschichte von Joao de Deus. Peiting 2005.

Riti Sharma, Magali Jenny: Heilerinnen und Heiler in der Deutschschweiz. Magnetopathen, Gebetsheiler, Einrenker. Lausanne 2009.

O. Carl Simonton, Stephanie Matthews Simonton, James Creighton: Wieder gesund werden. Eine Anleitung zur Aktivierung der Selbstheilungskräfte für Krebspatienten und ihre Angehörigen. Reinbek 1999.

Tiziano Terzani: Noch eine Runde auf dem Karussell. Vom Leben und Sterben. München 2014.

Alberto Villoldo, David Perlmutter: Das erleuchtete Gehirn. Mit Schamanismus und Neurowissenschaft das Geheimnis gesunder Zellen entdecken. München 2011.

Harald Wiesendanger: Das große Buch vom geistigen Heilen. Möglichkeiten, Grenzen, Gefahren. München 1996.